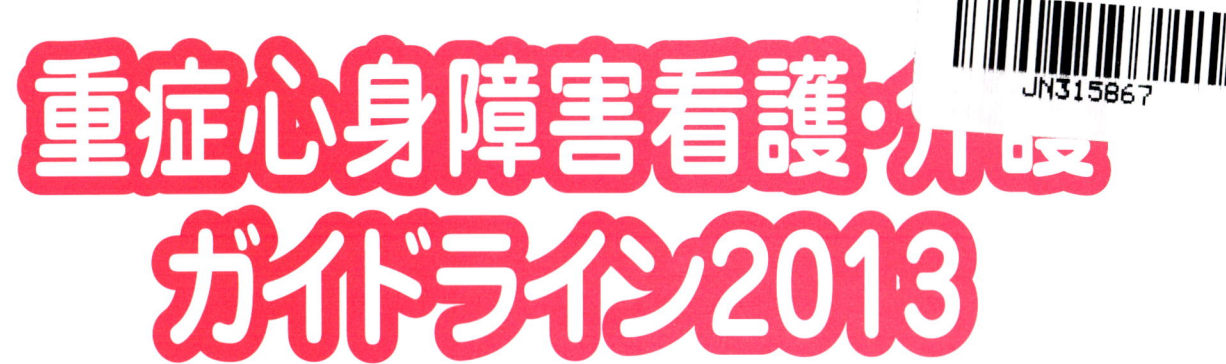

重症心身障害看護・介護ガイドライン2013

〔作成〕
国立病院機構福岡病院看護・介護ガイドライン作成委員会

〔監修〕
国立病院機構 福岡病院 院長
岩永 知秋

国立病院機構 福岡病院 看護部長
井手野 由美子

序（第2版）

　このたび、「重症心身障害児（者）看護ガイドライン2009」を改訂し、「重症心身障害看護・介護ガイドライン2013」を刊行することになりました。初版2009は国立病院機構福岡病院の前院長西間三馨先生が監修され、福岡病院の看護部を中心として作成されました。ときあたかも、障害者自立支援法にもとづく療養介護移行が2012年4月から開始し、多くの施設で療養介護職の導入が焦眉の急となっています。今回の改訂は福岡病院が2005年から導入（2006年に療養介護体制に移行）した介護士の役割についてもページを割き、看護と介護の協働が重症心身障害児・者のより良い生活とケアのために重要であることを示しました。また、国立病院機構では香川小児病院中川義信院長と南京都病院宮野前健院長を中心として、「国立病院機構における重症心身障害児・者プロフェッショナルナース（仮称）を養成するカリキュラム作成に関する事業」会議が発足し、専門看護師を育成しようとする動きが始まりました。

　重症心身障害の医療や看護に関する分野は、多くの施設がこれまで多くの工夫と経験を積み重ねてまいりました。しかし、その妥当性の検証や、検証に基づく医療・看護・介護・療育・リハビリテーションなどの標準化の作業はまだ十分に進んでいません。それとともに近年、重症心身障害者は中高年齢化が進み、がんや生活習慣病の出現、病態の重症化、親の高齢化などの問題が、新たな克服すべき課題として登場してきました。他方、NICUからの重症児の受入れもNHOの重症心身障害施設に期待されており、中高年齢化と合わせて二極化の様相を呈しています。このように新たな局面を迎えている重症心身障害医療の分野は、これまでの蓄積を将来につなぎ、生かす上で、その知識と経験、あるいは多数行われてきた臨床研究の成果を整理しておかねばなりません。しかるに、重症心身障害看護のテキストに相当する刊行物はきわめて少ないのが現状です。私どもは、福岡病院における長年の経験と工夫の蓄積をもとに、看護の現状と考え方を記述することにより、今後出てくるであろう多くのテキストの礎石となることを目指しております。第2版についても様々なご批評をいただきながら、今後のこの領域に関するパイロット的役割を担うことになれば、スタッフ一同望外の喜びとするところです。

　最後になりますが、本原稿のご校閲を賜りました国立病院機構南京都病院院長宮野前健先生、久山療育園施設長宮崎信義先生、国立病院機構肥前精神医療センター看護部長宮平幸子先生、柳川療育センター療育部長松尾久美子先生、ならびに国立病院機構福岡病院名誉院長（現、福岡女学院看護大学学長）西間三馨先生に深謝申し上げます。

2013年3月
国立病院機構福岡病院
病院長　岩永知秋

重症心身障害看護・介護ガイドライン2013

監　修
岩永　知秋　国立病院機構福岡病院(院長)

作成委員

【診療部】
- 小田嶋　博　国立病院機構福岡病院(副院長)
- 岡田　賢司　国立病院機構福岡病院(統括診療部長・療育指導科長)
- 網本　裕子　国立病院機構福岡病院(小児科)
- 新垣　洋平　前国立病院機構福岡病院(小児科)
- 古森　雅志　国立病院機構福岡病院呼吸器内科(内科)
- 田場　直彦　国立病院機構福岡病院(小児科)
- 西江　温子　国立病院機構福岡病院(皮膚科)
- 永利　義久　国立病院機構福岡病院(小児科)
- 法師山　絢　国立病院機構福岡病院(歯科)
- 本荘　哲　　国立病院機構福岡病院(小児科)
- 増本　夏子　前国立病院機構福岡病院(小児科)
- 松本　吉洋　国立病院機構福岡病院(歯科科長)
- 村上　洋子　国立病院機構福岡病院(小児科)
- 村上　至孝　前国立病院機構福岡病院(小児科)
- 本村知華子　国立病院機構福岡病院(小児科)
- 横田　欣児　国立病院機構福岡病院(診療内科)

【事務部】
- 松本　純一　前国立病院機構福岡病院(事務部長)
- 北見　学　　国立病院機構福岡病院(事務部長)

【看護部】
- 井手野由美子　国立病院機構福岡病院(看護部長)
- 友倉三千代　国立病院機構福岡病院(副看護部長)
- 高嶋　和子　国立病院機構福岡病院(看護師長)
- 富松久美子　国立病院機構福岡病院(看護師長)
- 平山美智子　国立病院機構福岡病院(看護師長)
- 田中　久美　国立病院機構福岡病院(教育担当師長)
- 大野　康子　国立病院機構福岡病院(看護師長)
- 馬場ユクノ　国立病院機構福岡病院(看護師長)
- 橋爪磨美子　国立病院機構福岡病院(副看護師長)

山口　晶子　国立病院機構福岡病院(副看護師長)
池田　友香　国立病院機構福岡病院(看護師)　　　石本　範子　国立病院機構福岡病院(看護師)
泉田　純子　国立病院機構福岡病院(看護師)　　　上田　礼子　国立病院機構福岡病院(看護師)
神代　幸枝　国立病院機構福岡病院(看護師)　　　鳥巣　可奈　国立病院機構福岡病院(看護師)
名本　和美　国立病院機構福岡病院(看護師)　　　長郷　敏樹　国立病院機構福岡病院(看護師)
中島　美香　国立病院機構福岡病院(看護師)　　　石橋　昌代　国立病院機構福岡病院(看護師)
仲山　美樹　国立病院機構福岡病院(看護師)

泉　　実希　国立病院機構福岡病院(介護福祉士)　向井　理香　国立病院機構福岡病院(介護福祉士)
津田　直美　国立病院機構福岡病院(介護福祉士)　松本　佳奈　国立病院機構福岡病院(介護福祉士)
倉持あゆみ　国立病院機構福岡病院(介護福祉士)

【医療安全管理室】
奥村　良子　国立病院機構福岡病院(医療安全係長)
宮原　史和　国立病院機構福岡病院(臨床工学士)

【療養指導室】
杉田　祥子　前国立病院機構福岡病院(療育指導室長)
中武　孝二　国立病院機構福岡病院(療育指導室長)
鬼束　浩子　国立病院機構福岡病院(主任保育士)
下川　誠之　国立病院機構福岡病院(主任児童指導員)
工藤麻由子　国立病院機構福岡病院(児童指導員)

【理学療法科】
足立　仁志　国立病院機構福岡病院(理学療法士主任)
西村　敏弘　国立病院機構福岡病院(理学療法士)
嶋田　清隆　国立病院機構福岡病院(健康運動指導士)

【栄養管理室】
宮崎　淑子　国立病院機構福岡病院(栄養管理室長)
上野佳代子　前国立病院機構福岡病院(管理栄養士)

【歯科】
井上　睦子　国立病院機構福岡病院(歯科衛生士)

作成協力者

西間　三馨　国立病院機構福岡病院(名誉院長)／福岡女学院看護大学(学長)
宮野前　健　国立病院機構南京都病院(院長)
宮崎　信義　重症心身障害児施設　久山療育園重症児者医療療育センター(施設長)
宮平　幸子　国立病院機構肥前精神医療センター(看護部長)
松尾久美子　社会福祉法人高邦福祉社会柳川療育センター(療育部長)

序（初版）

　重症心身障害児の長期入院・療養施設が日本にできて早や48年となる。国立では1966年に開始したので43年になるが、誠に残念なことであったが、当初より重症心身障害児の医療・看護に対する確たる方針がなかった。また、その指導、中核となるべき人材の育成も計画的に行われてこなかった。医学教育の面からみても、医学・看護教育の中に重症心身障害に関する教育・実習等はほとんどなされなかったことも、この領域への医学界・医療界の認識が未だに稀薄なことにつながっている。

　近年の医学・医療、とくに未熟児・新生児医療の進歩・発展に伴い、極めて重症な障害児が長く生存するようになり、障害児者医療・介護の均霑化等の必要性が高まってきた。そのようなことから重症心身障害の医療・介護に携わる看護者の学ぶマニュアル、ガイドラインが強く求められているが、必ずしも十分ではない。そこで、国立病院機構福岡病院では福祉的観点も十分に入れた看護ガイドラインを作成することを企画した。

　幸い、当院はＡ型通園事業、療養介助職（介護福祉士）の大量導入、障害者自立支援法の療養介護事業・療養介護サービス費（Ｉ）への移行、障害者看護7：1入院基本料取得をすでに行っており、多くの経験を積んできた。

　重症心身障害医療自体がまだ未熟なこともあるが、この看護ガイドラインは残念ながらかなり未完成なところが多く忸怩たるものがある。それを承知の上、現在、我々重症心身障害児・者医療・介護・福祉に関わっている全スタッフの有する知識と経験を集めて作成した。

　読者の方々の忌憚のない批評をいただければ幸いである。それをもって次回の改訂にはより納得のいく平均的、かつ良質で進化した看護ガイドラインにしたいと念じている。

2009年3月
著者を代表して
西間　三馨

重症心身障害児(者)看護ガイドライン2009　作成委員

監修
西間　三馨　国立病院機構福岡病院(院長)

作成委員

【診療部】
大野祥一郎　大野小児科医院(院長)
　　　　　　(前　国立病院機構福岡病院療養指導科長)
松本　吉洋　国立病院機構福岡病院(歯科医長)
法師山　絢　国立病院機構福岡病院(歯科医師)

【看護部】
三苫　知子　国立病院機構福岡病院(看護部長)
日高　裕美　国立病院機構熊本南病院(看護部長)
林田　千秋　国立病院機構福岡病院(副看護部長)
藤内　豊子　国立病院機構大分医療センター(副看護部長)
高嶋　和子　国立病院機構福岡病院(看護師長)
千住まり子　国立病院機構福岡病院(看護師長)
平田　順子　国立病院機構福岡病院(看護師長)
原　和子　国立病院機構福岡病院(副看護師長)
堀田佐和子　国立病院機構福岡病院(副看護師長)
伊藤　博子　国立病院機構福岡病院(副看護師長)
石本　範子　国立病院機構福岡病院(看護師)
上田　礼子　国立病院機構福岡病院(看護師)
米井　彩子　国立病院機構福岡病院(看護師)
前田寿栄子　国立病院機構福岡病院(看護師)
小金丸淳子　国立病院機構福岡病院(看護師)
池田　友香　国立病院機構福岡病院(看護師)
井釜　初美　国立病院機構福岡病院(看護師)
磯辺　鮎美　国立病院機構福岡病院(看護師)
今泉　友深　国立病院機構福岡病院(看護師)
植原　友美　国立病院機構福岡病院(看護師)
尾崎　千里　国立病院機構福岡病院(看護師)
木村　佳与　国立病院機構福岡病院(看護師)
坂本　玲華　国立病院機構福岡病院(看護師)
迫田　敦　国立病院機構福岡病院(看護師)
島添　充　国立病院機構福岡病院(看護師)
角田　芳美　国立病院機構福岡病院(看護師)
徳永　恭子　国立病院機構福岡病院(看護師)
鳥巣　可奈　国立病院機構福岡病院(看護師)
泊　由布子　国立病院機構福岡病院(看護師)
中村　恵美　国立病院機構福岡病院(看護師)
永木　厚司　国立病院機構福岡病院(看護師)
永田伊津子　国立病院機構福岡病院(看護師)
名本　和美　国立病院機構福岡病院(看護師)
西　祥平　国立病院機構福岡病院(看護師)
野田　琴里　国立病院機構福岡病院(看護師)
前田　梨沙　国立病院機構福岡病院(看護師)
松尾美恵子　国立病院機構福岡病院(看護師)
松向　明穂　国立病院機構福岡病院(看護師)
森　正泰　国立病院機構福岡病院(看護師)
山口　郁美　国立病院機構福岡病院(看護師)
横山　桂輔　国立病院機構福岡病院(看護師)

柳瀬　奈美　国立病院機構福岡病院(介護福祉士)
成松　興二　国立病院機構福岡病院(介護福祉士)
岡本　樹　国立病院機構福岡病院(介護福祉士)
増山　雅之　国立病院機構福岡病院(介護福祉士)
倉持あゆみ　国立病院機構福岡病院(介護福祉士)
福山　七重　国立病院機構福岡病院(介護福祉士)

【療養指導室】
杉田　祥子　国立病院機構福岡病院(療育指導室長)
能美　禎夫　国立病院機構福岡病院(主任児童指導員)
阿南三枝子　国立病院機構福岡病院(主任保育士)
工藤麻由子　国立病院機構福岡病院(児童指導員)

【理学療法科】
中川　真吾　国立病院機構福岡病院(理学療法士長)
西村　敏弘　国立病院機構福岡病院(理学療法士)
瀬津田　愛　国立病院機構福岡病院(作業療法士)

【栄養管理室】
池本美智子　国立病院機構福岡病院(栄養管理室長)
戸次真知子　国立病院機構福岡病院(管理栄養士)

【学校】
泊　秀明　福岡市立屋形原特別支援学校(教頭)

作成協力者
藤岡美代子　熊本セントラル病院(看護部長)
吉田　美月　国立病院機構宮崎東病院(看護師長)
岸川　理恵　国立病院機構東佐賀病院(副看護師長)

目　次

■ 序（第2版） ……………………………………………………………………………… i
■ 序（初版） ……………………………………………………………………………… iv

第1章　総　論

- Ⅰ　重症心身障害児・者施設 ……………………………………………………… 1
- Ⅱ　重症心身障害児・者について ………………………………………………… 1
- Ⅲ　超重症心身障害児・者および準超重症心身障害児・者について ………… 4
- Ⅳ　強度行動障害（いわゆる動く重症心身障害児・者）と行動障害について …… 6
- Ⅴ　重症心身障害児・者を守る環境と制度の歩み ……………………………… 7
- Ⅵ　障害者自立支援法下における重症心身障害児・者 ………………………… 9
- Ⅶ　重症心身障害児・者と福祉 …………………………………………………… 10
  - 1．社会資源の活用 …………………………………………………………… 10
  - 2．手帳の制度 ………………………………………………………………… 12
    - 1）身体障害者手帳 ………………………………………………………… 13
    - 2）療育手帳 ………………………………………………………………… 13
  - 3．医療費の助成 ……………………………………………………………… 14
    - 1）自立支援医療 …………………………………………………………… 14
    - 2）重度心身障害者医療費助成制度 ……………………………………… 14
  - 4．年金および手当等 ………………………………………………………… 15
    - 1）障害基礎年金 …………………………………………………………… 15
    - 2）特別児童扶養手当 ……………………………………………………… 16
    - 3）特別障害者手当 ………………………………………………………… 16
    - 4）障害児福祉手当 ………………………………………………………… 16
    - 5）福岡市重度心身障害者福祉手当 ……………………………………… 17
    - 6）心身障害者扶養共済制度 ……………………………………………… 17
  - 5．ノーマライゼーション …………………………………………………… 17

Ⅷ	重症心身障害児・者施設における入所ならびに退所		*18*
	1. 入所		*18*
	2. 退所		*19*
Ⅸ	重症心身障害児・者人権と権利擁護		*21*
	1. 近年の障害福祉施策にみる障害者の権利		*21*
	2. 障害者権利条約と重症心身障害児・者の支援		*22*
	3. 権利擁護のためのサポート制度		*24*
	4. 重症心身障害児・者支援における倫理		*25*

第 2 章　疾患と看護

Ⅰ	基本病態と看護		*26*
	1. 脳性麻痺		*26*
	1) 原因		*26*
	2) 症状		*27*
	3) 看護		*27*
	2. 精神遅滞		*28*
	1) 原因		*29*
	2) 症状		*29*
	3) 看護		*30*
	3. てんかん		*31*
	1) 原因		*31*
	2) 症状		*31*
	3) 看護		*33*
Ⅱ	原因疾患		*34*
	1. 出生前の原因		*34*
	1) ダウン症候群		*34*
	2) レット症候群		*36*
	3) 神経筋疾患		*38*
	2. 周産期・新生児期の原因		*40*
	3. 周産期以後の原因		*41*
	1) 髄膜炎		*41*
	2) 脳炎		*41*

vii

3）不慮の事故 ……………………………………………………… *41*

Ⅲ　主な合併症と看護 …………………………………………………… *42*

　1．呼吸障害 …………………………………………………………… *42*

　　　1）症状 ……………………………………………………………… *42*

　　　2）看護 ……………………………………………………………… *42*

　2．呼吸器感染症 ……………………………………………………… *43*

　　　1）原因 ……………………………………………………………… *43*

　　　2）看護 ……………………………………………………………… *44*

　3．気管支喘息 ………………………………………………………… *44*

　　　1）病因 ……………………………………………………………… *44*

　　　2）症状 ……………………………………………………………… *44*

　　　3）看護 ……………………………………………………………… *45*

　4．体温調節障害 ……………………………………………………… *46*

　　　1）高体温 …………………………………………………………… *46*

　　　2）低体温 …………………………………………………………… *47*

　5．消化器障害 ………………………………………………………… *47*

　　　1）胃食道逆流症 …………………………………………………… *47*

　　　2）便秘 ……………………………………………………………… *47*

　　　3）イレウス ………………………………………………………… *48*

　　　4）摂食機能障害 …………………………………………………… *49*

　6．免疫・アレルギー疾患 …………………………………………… *60*

　　　1）免疫機能障害 …………………………………………………… *60*

　　　2）アレルギー ……………………………………………………… *60*

　7．骨・関節疾患 ……………………………………………………… *61*

　　　1）原因 ……………………………………………………………… *61*

　　　2）症状 ……………………………………………………………… *62*

　　　3）好発部位 ………………………………………………………… *62*

　　　4）看護 ……………………………………………………………… *62*

　　　5）骨折予防の看護 ………………………………………………… *62*

　8．自律神経障害 ……………………………………………………… *63*

　　　1）原因と症状 ……………………………………………………… *63*

　　　2）看護 ……………………………………………………………… *63*

9. 婦人科疾患 ……………………………………………………… *64*
　　1) 月経異常 ……………………………………………………… *64*
　　2) 子宮筋腫 ……………………………………………………… *64*
　　3) 性器の形態異常 ……………………………………………… *65*
　　4) 看護 …………………………………………………………… *65*
10. 腎泌尿器疾患 …………………………………………………… *65*
　　1) 尿路感染症 …………………………………………………… *65*
　　2) 尿路結石症 …………………………………………………… *66*
11. 悪性疾患(がん) ………………………………………………… *67*
　　1) 子宮がん ……………………………………………………… *67*
　　2) 乳がん ………………………………………………………… *68*
　　3) 大腸がん ……………………………………………………… *68*
　　4) 精巣腫瘍 ……………………………………………………… *69*
12. 歯・口腔疾患 …………………………………………………… *70*
　　1) 口腔管理の難しさと重要性 ………………………………… *70*
　　2) 口腔内疾患を疑うときの所見 ……………………………… *71*
　　3) 口腔内疾患と看護 …………………………………………… *71*
　　4) う蝕 …………………………………………………………… *71*
　　5) 主な障害、疾患別の口腔内異常 …………………………… *75*
　　6) 主な口腔内疾患への対応 …………………………………… *75*
　　7) 口腔ケアの目的と期待される効果 ………………………… *75*
　　8) 口腔ケアの必要性 …………………………………………… *75*
　　9) 口腔ケアの実際 ……………………………………………… *75*
13. 皮膚疾患 ………………………………………………………… *76*
　　1) 重症心身障害児・者の皮膚症状が生じやすい理由 ……… *76*
　　2) 重症心身障害児・者病棟で多く見られる皮膚疾患 ……… *77*
　　3) スキンケア …………………………………………………… *78*
　　4) 予防的ケアのポイント ……………………………………… *79*

第 3 章　看護・介護の実際

I　重症心身障害児・者の看護の特徴 ……………………………… *80*
　1. 重症心身障害児・者の看護の特徴 …………………………… *80*

		2. 重症心身障害児・者の看護に共通する基本的理解 ……………………	*80*
Ⅱ	看護目標 ………………………………………………………………………………		*80*
Ⅲ	看護師の役割と求められる資質 ………………………………………………………		*80*
	1.	看護に必要な能力 ………………………………………………………………	*80*
		1) 知識 ………………………………………………………………………	*80*
		2) 技術 ………………………………………………………………………	*81*
		3) 態度 ………………………………………………………………………	*81*
	2.	看護師の役割 ……………………………………………………………………	*81*
Ⅳ	看護過程の展開 ………………………………………………………………………		*81*
	1.	看護過程 …………………………………………………………………………	*81*
	2.	重症心身障害児・者の看護過程の展開における目標 ………………………	*81*
	3.	看護過程の5つの段階からなる構成要素 ……………………………………	*82*
		1) アセスメント ……………………………………………………………	*82*
		2) 看護診断 …………………………………………………………………	*82*
		3) 計画立案 …………………………………………………………………	*82*
		4) 実施 ………………………………………………………………………	*82*
		5) 評価 ………………………………………………………………………	*82*
Ⅴ	日常生活の看護・介護援助 ……………………………………………………………		*83*
	1.	食事 ………………………………………………………………………………	*83*
		1) 目的 ………………………………………………………………………	*83*
		2) 必要物品 …………………………………………………………………	*83*
		3) 方法 ………………………………………………………………………	*83*
		4) 注意事項 …………………………………………………………………	*84*
		5) 経鼻経管栄養 ……………………………………………………………	*84*
	2.	排泄 ………………………………………………………………………………	*85*
		1) オムツ交換 ………………………………………………………………	*85*
		2) トイレ及びポータブルトイレ介助 ……………………………………	*86*
		3) 尿器 ………………………………………………………………………	*87*
	3.	清潔 ………………………………………………………………………………	*88*
		1) 入浴の目的 ………………………………………………………………	*88*
		2) 必要物品 …………………………………………………………………	*88*
		3) 方法 ………………………………………………………………………	*88*

4) 入浴介助時の注意事項 …………………………………… 89
　　　5) 清拭 …………………………………………………………… 90
　　　6) 口腔ケア …………………………………………………… 92
　4. 衣類 …………………………………………………………………… 93
　　　1) 目的 …………………………………………………………… 93
　　　2) 方法 …………………………………………………………… 93
　　　3) 注意事項 …………………………………………………… 94
　5. 散髪 …………………………………………………………………… 94
　　　1) 目的 …………………………………………………………… 94
　　　2) 必要物品 …………………………………………………… 95
　　　3) 方法 …………………………………………………………… 95
　　　4) 注意事項 …………………………………………………… 95
　6. 整容 …………………………………………………………………… 95
　　　1) 身だしなみ ………………………………………………… 95
　　　2) 爪切り ……………………………………………………… 96
　　　3) 髭剃り ……………………………………………………… 96
　7. 運動／移動 …………………………………………………………… 97
　　　1) 目的 …………………………………………………………… 97
　　　2) 必要物品 …………………………………………………… 97
　　　3) 方法 …………………………………………………………… 97
　　　4) 注意事項 …………………………………………………… 97
　8. 睡眠 …………………………………………………………………… 98
　　　1) 目的 …………………………………………………………… 98
　　　2) 姿勢 …………………………………………………………… 98
　　　3) 睡眠障害の原因 …………………………………………… 98
　　　4) 注意事項 …………………………………………………… 98
　　　5) 対策 …………………………………………………………… 98
　9. 遊び …………………………………………………………………… 99
　　　1) 遊びとは …………………………………………………… 99
　　　2) 目的 …………………………………………………………… 99
　　　3) 発達と遊び ………………………………………………… 99
　　　4) 留意点 ……………………………………………………… 99

- 5) 遊び場 …… 99
- 6) 姿勢 …… 99
- 7) 玩具 …… 100
- 8) 遊びの方法 …… 100
- 10. リラクセーションとポジショニング …… 100
  - 1) リラクセーションについて …… 100
  - 2) ポジショニングについて …… 101

Ⅵ 栄養管理 …… 102

1. 栄養設定方法 …… 102
   - 1) 基礎代謝量の算定方法 …… 102
   - 2) 1日のエネルギー必要量の計算 …… 102
2. 栄養状態の評価 …… 104
3. 体格及び体組成と摂取エネルギー量の評価 …… 105
   - 1) 栄養所要量設定とエネルギー充足率の評価 …… 105
   - 2) 摂取エネルギー量の調節と体脂肪率の目標設定 …… 105
4. 経口栄養摂取 …… 106
   - 1) 食事基準と食形態 …… 106
   - 2) 食事内容 …… 107
5. 重症心身障害児・者に不足しやすい栄養素 …… 107
   - 1) 鉄 …… 107
   - 2) 銅 …… 107
   - 3) 亜鉛 …… 108
   - 4) セレン …… 108
   - 5) カルシウム …… 108
   - 6) ナトリウム …… 108
6. 摂食嚥下機能に合わせた食事の工夫 …… 109
7. QOLを高める食事の工夫 …… 109
8. 経腸栄養剤の特徴 …… 109

Ⅶ リスク管理 …… 113

1. 与薬 …… 113
   - 1) 目的 …… 113
   - 2) 要点 …… 113

- 2. 環境整備 …… *113*
  - 1)室温調整 …… *113*
  - 2)清掃 …… *113*
  - 3)整理整頓 …… *114*
  - 4)臭気 …… *114*
  - 5)騒音 …… *114*
  - 6)害虫駆除 …… *114*
  - 7)感染予防 …… *114*
- 3. 院内感染 …… *114*
  - 1)重症心身障害児・者の感染症の特殊性 …… *114*
  - 2)感染対策 …… *115*
    - (1)スタンダードプリコーション(標準予防策) …… *115*
    - (2)感染経路別予防策 …… *115*
    - (3)予防接種の実施 …… *116*
    - (4)家族指導 …… *116*
  - 3)重症心身障害児・者病棟で注意すべき病原体 …… *116*
    - (1)MRSA …… *116*
    - (2)緑膿菌 …… *116*
    - (3)ノロウイルス …… *117*
    - (4)ロタウイルス …… *117*
    - (5)O-157 …… *118*
    - (6)肝炎ウイルス …… *118*
    - (7)RSウイルス …… *119*
    - (8)インフルエンザウィルス …… *119*
- 4. 事故防止 …… *120*
  - 1)転倒・転落 …… *120*
  - 2)骨折 …… *120*
  - 3)熱傷 …… *121*
  - 4)窒息 …… *121*
  - 5)誤薬 …… *122*
  - 6)行動障害 …… *123*
- 5. 災害時の対応 …… *123*

- 1) 地震 ……………………………………………… *123*
- 2) 火災 ……………………………………………… *124*
- 3) 停電 ……………………………………………… *124*
- 4) 被害を最小限にとどめるための対策 ……………… *125*
- 5) まとめ …………………………………………… *125*

6. 身体拘束 …………………………………………… *126*
- 1) 目的 ……………………………………………… *126*
- 2) 必要物品 ………………………………………… *126*
- 3) 方法及び注意事項 ……………………………… *126*

7. 外科手術における術前、術後の看護 ……………… *126*
- 1) 胃瘻造設 ………………………………………… *126*
- 2) 気管切開術後の看護 …………………………… *131*

Ⅷ 超重症心身障害児・者の看護の特徴 …………… *135*

1. 超重症心身障害児・者の概要 ……………………… *135*
2. 超重症心身障害児・者の看護 ……………………… *135*
3. 呼吸管理 …………………………………………… *135*
- 1) 呼吸管理とは …………………………………… *135*
- 2) 重症心身障害児・者の呼吸管理 ……………… *135*
- 3) 呼吸障害 ………………………………………… *135*
- 4) 気道の確保 ……………………………………… *135*
- 5) 酸素投与 ………………………………………… *136*
- 6) 体位と呼吸管理 ………………………………… *136*

4. 救急処置 …………………………………………… *137*
5. 気管内挿管患児・者の看護 ………………………… *137*
- 1) 呼吸障害への対策 ……………………………… *138*
- 2) 気管内挿管の適応 ……………………………… *138*
- 3) 挿管チューブの種類と管理 …………………… *138*
- 4) 換気の維持 ……………………………………… *140*
- 5) 気道の維持 ……………………………………… *140*
- 6) 気道内分泌物 …………………………………… *140*
- 7) 自己抜管 ………………………………………… *140*
- 8) 換気の監視 ……………………………………… *140*

　　　　9）換気状態 …………………………………………………… *140*

　　　　10）ウィーニング …………………………………………… *141*

　　6. 気管切開患児・者の看護 …………………………………… *141*

　　　　1）気管切開の適応 …………………………………………… *141*

　　　　2）気管切開の利点と問題点 ………………………………… *141*

　　　　3）気管カニューレの種類 …………………………………… *141*

　　　　4）気管切開児・者に対して注意すること ………………… *141*

　　　　5）気管切開の合併症 ………………………………………… *142*

　　7. 人工呼吸器装着患児・者の看護 …………………………… *143*

　　　　1）人工呼吸器の目的 ………………………………………… *143*

　　　　2）人工呼吸器の種類 ………………………………………… *143*

　　　　3）人工呼吸器のモード ……………………………………… *143*

　　　　4）人工呼吸器の設定法 ……………………………………… *144*

　　　　5）人工呼吸器装着の適応 …………………………………… *144*

　　　　6）人工呼吸器の管理 ………………………………………… *144*

　　　　7）人工呼吸器装着時の看護 ………………………………… *144*

IX　身体計測 ……………………………………………………………… *146*

　　　　1）身長とは …………………………………………………… *146*

　　　　2）身体計測の目的 …………………………………………… *147*

　　　　3）必要物品 …………………………………………………… *147*

　　　　4）計測方法 …………………………………………………… *147*

　　　　5）記載事項 …………………………………………………… *147*

　　　　6）注意事項 …………………………………………………… *148*

X　病棟の構造と設備 …………………………………………………… *148*

　　1. 病室の構造と設備 …………………………………………… *148*

　　　　1）病室の環境条件 …………………………………………… *148*

　　　　2）換気 ………………………………………………………… *148*

　　　　3）採光 ………………………………………………………… *148*

　　　　4）騒音 ………………………………………………………… *149*

　　　　5）空間 ………………………………………………………… *149*

　　　　6）色彩 ………………………………………………………… *149*

　　　　7）窓 …………………………………………………………… *149*

　　　　2. 設備 ･･ *149*

第 4 章　療育支援

Ⅰ　療育とは ･･ *151*
　1. 日中活動支援としての療育支援 ････････････････････････････････････ *151*
　2. 療育の目標 ･･ *151*
　3. 発達の評価と療育 ･･ *151*

Ⅱ　療育内容 ･･ *152*
　1. 療育形態 ･･ *152*
　2. 療育実践 ･･ *152*
　　　1) 個別療育 ･･ *152*
　　　2) グループ療育(少人数) ････････････････････････････････････ *152*
　　　3) 集団療育(大人数) ･･ *153*
　3. 療育行事 ･･ *153*

Ⅲ　療養介助職の役割 ･･ *154*
　1. 業務内容 ･･ *154*
　2. 業務範囲 ･･ *155*
　3. 重症心身障害児・者介護の特徴 ･･････････････････････････････････ *155*
　4. 重症心身障害児・者介護に共通する基本的理解 ･･････････････････ *155*
　5. 介護の基本的な目的 ･･ *156*
　6. 介護目標 ･･ *156*
　7. 期待される療養介助職の資質(努力目標) ････････････････････････ *156*
　8. 療養介助職の役割 ･･ *156*
　9. 介護過程の展開 ･･･ *157*

第 5 章　施設と家庭のつながり

Ⅰ　家庭への働きかけ ･･ *159*
　1. 面会 ･･ *159*
　2. 外出 ･･ *159*
　3. 外泊 ･･ *159*

Ⅱ　保護者の会・守る会 …………………………………………………………… 160
　　　　1. 保護者(父母)の会 ……………………………………………………………… 160
　　　　2. 全国重症心身障害児・者を守る会 …………………………………………… 160

第 6 章　在宅支援

　　Ⅰ　通所支援 ……………………………………………………………………………… 161
　　Ⅱ　短期入所 ……………………………………………………………………………… 162

第 7 章　学校教育

　　Ⅰ　学校教育の歴史 ……………………………………………………………………… 163
　　Ⅱ　重症心身障害児・者の教育のあり方 ……………………………………………… 163
　　Ⅲ　学校との関係 ………………………………………………………………………… 164
　　　　1) 医教連携 ………………………………………………………………………… 164
　　　　2) 医療的ケア ……………………………………………………………………… 164
　　　　3) 医療的ケアの公的見解 ………………………………………………………… 164
　　Ⅳ　学校との会議 ………………………………………………………………………… 165
　　　　1) 定例会議 ………………………………………………………………………… 165
　　　　2) 必要に応じて開催される会議 ………………………………………………… 165

第 8 章　勤務者の健康管理

　　Ⅰ　腰痛対策 ……………………………………………………………………………… 166
　　　　1. 作業姿勢の基本：ボディメカニクスの原理を活用する …………………… 166
　　　　2. 予防 ……………………………………………………………………………… 166
　　Ⅱ　感染症に対する対策 ………………………………………………………………… 166

第 9 章　その他

　　Ⅰ　実習生の受け入れ …………………………………………………………………… 168
　　　　1. 看護学生 ………………………………………………………………………… 168
　　　　2. 介護福祉士 ……………………………………………………………………… 169

		3. 社会福祉士 ……………………………………………………………………	*169*
		1)契約、行政機関との連携 …………………………………………………	*169*
		2)院内各部門との連携 …………………………………………………………	*170*
		3)利用者の個別の支援計画管理 ……………………………………………	*170*
		4)実習指導者の資格要件 ……………………………………………………	*170*
		4. 保育士 ……………………………………………………………………………	*170*
Ⅱ	ボランティアについて ……………………………………………………………………		*171*
	1. 病院がボランティアを受け入れる意義と効果 …………………………………		*171*
	2. ボランティアの受け入れシステム ……………………………………………		*171*
	1)受け入れ手順 ………………………………………………………………		*171*
	2)オリエンテーション ………………………………………………………		*171*
	3)コーディネーターの役割 …………………………………………………		*171*
	4)活動内容 ……………………………………………………………………		*172*
	5)受け入れ承認後の取り消し ………………………………………………		*172*
	3. ボランティアへの感謝 …………………………………………………………		*172*
Ⅲ	施設見学について …………………………………………………………………		*172*
	1. 見学前準備 ………………………………………………………………………		*172*
	2. 見学者説明 ………………………………………………………………………		*172*
	3. 説明事項 …………………………………………………………………………		*172*
Ⅳ	重症心身障害児・者看護エキスパートナース研修 …………………………………		*172*
	1)研修目的 ……………………………………………………………………		*172*
	2)対象 …………………………………………………………………………		*173*
	3)研修要領 ……………………………………………………………………		*173*
Ⅴ	重症心身障害児・者看護の認定制度の構築について ……………………………		*173*
Ⅵ	福岡県内重症心身障害児・者施設間交流について ………………………………		*173*
Ⅶ	福岡県在宅重症児連携会議について ………………………………………………		*173*

本書の患児・者の写真に関しては、ご家族に掲載の許可をいただいています。

第1章 総論

I. 重症心身障害児・者施設

　現在、重症心身障害児・者施設は、障害者自立支援法施行、児童福祉法改正等の近年の福祉制度改革によって大きな変革期を迎えている。

　重症心身障害児・者施設とは、1969年の児童福祉法の改正によって定められたもので(第43条の4)、重度の知的障害および重度の肢体不自由が重複している子どもを入所させて、それを保護するとともに、治療および日常生活の指導をすることを目的とした施設で、児童福祉施設であると同時に医療法で規定する病院でもある。また、児童福祉法上の施設であるが、重症心身障害児・者は障害の程度が重いことと医療ケアが必要な人が多いため、18歳を超えても入所できることになっており、それぞれの病態に応じた細やかな医療・療育の在り方がこれまで模索、実践されてきた。

　しかし、制度改正によって平成18年からは(平成24年3月で経過措置期間終了)、18歳未満と18歳以上の入所者については制度上の取扱いが異なることになった。また、児童福祉法改正により従来の重症心身障害児・者施設は医療型障害児入所施設へ移行し、「重症心身障害児施設」という施設種別は制度上なくなった。18歳未満の入所者に対しては児童福祉法上の医療型障害児入所施設として、18歳以上の入所者に対しては他の障害者と同様に障害者施策(障害福祉サービス)による対応となり、障害者自立支援法における療養介護施設として入所事業が実施されることとなった。この新体系では、重症心身障害児・者は成長した後でも本人をよく知る職員が継続して関わる必要性等が考慮され、一施設が医療型障害児入所施設と療養介護施設の両方の指定を同時に受け一体的に実施できるとする「児者一貫した支援の確保」がなされている。

　今後は、入所者の高齢化や超重症児・者の増加、短期入所や通所事業といった在宅支援、重症心身障害児・者の地域移行の推進、地域の一社会資源としてネットワークの構築に施設としてどのように取り組んでいくかが大きな課題となってくるであろう。

II. 重症心身障害児・者について

　重度の肢体不自由と重度の知的障害とが重複した状態を重症心身障害、そしてその状態の子ども(18歳未満)を重症心身障害児と規定している。さらに成人した重症心身障害の人を含めて重症心身障害児・者と定めている[1]。重症心身障害を「重心」と略して呼ぶことが多かったが、現在では「重症心身障害」と略さず呼ぶことになっている。これは狭義の医学的診断名ではなく児童福祉での行政上の措置を行うための定義(呼び方)である。しかし、近年の支援費制度や障害者自立支援法施行、児童福祉法改正等に見られる障害保健福祉施策の見直しによって、福祉サービス利用の形態は措置から契約へと移行し、これまで重症心身障害児・者においては、成人期以降も児童福祉法を根拠とした福祉施策で対応していたが、平成24年4月以降は18歳以上は他の障害者と同様に障害者施策(障害者自立支援法)による対応となった。さらに、障害種別等で分かれていた施設は一元化されたことから、従来のように「児童福祉での行政上の措置を行うため」として、重症心身障害児・者施設の用語が使用されることはなくなった。

　重症心身障害の発生原因は様々である。現在広く

用いられている原因分類には、生理的要因、病理的要因、心理・社会的要因の三つの分別する考え方がある。また、出生前の原因（先天性風しん症候群・脳奇形・染色体異常等）、出生時・新生児期の原因（分娩異常・低出生体重児等）、周生期以後の原因（脳炎などの外因性障害・てんかんなどの症候性障害）に分類することがある[1]。重症心身障害児・者の患者は、医学・医療の進歩、充実により、減少するよりもむしろ増加している。その理由として、超低出生体重児や重症仮死産などで、以前は死亡していた例が救命できるようになったことが大きな要因と考えられている。幼児期の溺水事故や交通事故の後遺症に起因するものも多くなっている。

重症心身障害児の規程（定義）については、旧厚生省・文部省や専門家により定められたが、前記の解説通り規定が困難である。現在よく使用されている3つの規定を紹介する。

【児童福祉法の規定（第7条の2）】

この法律で、障害児入所支援とは、障害児入所施設に入所し、又は指定医療機関に入院する障害児に対して行われる保護、日常生活の指導及び知識技能の付与並びに障害児入所施設に入所し、又は指定医療機関に入院する障害児のうち知的障害のある児童、肢体不自由のある児童又は重度の知的障害及び重度の肢体不自由が重複している児童（以下「重症心身障害児」という）に対し行われる治療をいう。

【厚生省の分類（身体障害者実態調査における身体障害児の分類）】

身体障害の程度1級、2級と知的障害の程度が重度（知能指数35以下）の重複者を重症心身障害児・者と規定している（図1）。

【大島分類】

「大島の分類」として知られている重症心身障害児・者の区分法は、現在施設現場で広く用いられている。重症心身障害児・者の全体像を捉えるために障害の程度を分かりやすくした区分法である。これは故大島一良医学博士（元東京都衛生局技監・元秋津療育園園長）が家族の方でも分かるようにと作成したものである。分類は、運動面と知的面を5段階に区分し、計25の枠に順に番号をつけたものである。重症心身障害児・者は、分類の区分1〜4（運動機能が歩行困難で知的指数35以下）に該当する人たちである（図2）。

【横地分類（改訂　大島分類）】

横地分類（改訂　大島分類）[2]は、大島分類だけでは運動機能・知能機能とも幅が広すぎることから、その分類の項目数を増やし具体性を持たせることにより、障害区分の枠組みを明確にしたものである（図3、表1）。

		身体障害の程度					
		軽度		中度		重度	
	その他	6級	5級	4級	3級	2級	1級
知的障害の程度	軽度	知的障害児施設	知的障害児通園施設	肢体不自由児施設 盲児施設 ろうあ児施設		重症身体障害者	
	中度 IQ35						
	重度		重度知的障害児			重症心身障害児	

図1　身体障害者実態調査における身体障害児の分類（厚生省分類）

21	22	23	24	25	80
20	13	14	15	16	70
19	12	7	8	9	50
18	11	6	3	4	35
17	10	5	2	1	20
走る	歩く	歩行障害	座れる	寝たきり	0(IQ)

図2　大島の分類　　※区分1〜4を重症心身障害児とする

第1章　総　論

表1　横地分類　記載マニュアル

Ⅰ．移動機能レベル（1〜6）
 1：寝返りもできない（寝返り不可）
 2：寝返りはできる（寝返り可）　以下の1）と2）を満たすことによって判定する
  1）どんな方法でもよいので、意識性を持って、仰向けからうつ伏せになり、手が抜ける。バタバタ動いて、偶然成功したといった場合は不可とする。
  2）座位保持、ハイハイはできない。
 3：座位保持はできる（座位保持可）　以下の1）と2）を満たすことによって判定する
  1）床上に座位をセットして、少なくとも30秒は手を床から離しても倒れない。自力で、臥位から座位に移行できなくてもよい。
  2）ハイハイ、伝い歩きはできない。寝返りはしないのに、座位保持ができることが例外的にあるが、その場合はこのレベルにする。
 4：室内をハイハイ・伝い歩きなどで移動できる（室内移動可）　以下の1）と2）を満たすことによって判定する
  1）ハイハイ（肘ばい、四つばい）でも、物につかまって（伝い膝歩き、伝い歩き）もよいので、平坦な床上を、少なくとも10mは移動できる。寝返りでゴロゴロ動くだけでは不可とする。
  2）独歩はできない（レベル5の室内歩行可能に達しない）。座位保持はできないのに室内移動ができることが例外的にはあるが、その場合はこのレベルにする。
 5：歩行が限定的に可能（室内歩行可）　以下の1）と2）を満たすことによって判定する
  1）平坦な床上を、物につかまらずに、少なくとも20mは移動できる。
  2）レベル6の戸外歩行可能に達しない。
 6：戸外で介助なく歩ける（戸外歩行可能）　以下の1）を満たすことによって戸外歩行可能とみなす
  1）少なくとも2階までは、手すりなしで、階段の昇降が可能である。
 注1）補装具の有無でレベルが変わる場合は、補装具を付けた状態で判定する。
 注2）視覚障害がある場合は、視覚障害がないと仮定した場合の移動機能を類推して判定する。

Ⅱ．知能レベル（A〜E）
 A：日常生活に関する簡単な言語理解もできない
 B：日常生活に関する簡単な言語理解はある（簡単な言語理解可）　以下の1）あるいは2）の基準で判定する
  1）「ごはん」「さよなら」「おやすみ」といった簡単な日常生活語を、2語以上は理解する。
  2）発達年齢では、1歳以上とみなす（聴覚言語理解で判定できない場合）。
  ＊対象が成人ならば、知能指数は6以上（約10以上）に相当する。
   発達年齢／暦年齢＝1歳／17歳9か月＝0.06（全訂版田中ビネー知能検査（1987年）に準拠して算出）
 C：色や数が、少しはわかる（簡単な色・数の理解可）　以下の1）あるいは2）の基準で判定する
  1）赤、黄、青のうち、少なくとも2色はわかる。かつ、2以上の数がわかる（例えば、「・・を2個取って」で2個がわかる）。
  2）発達年齢では、3歳以上とみなす（上述の基準では判断できない場合、他の領域から判断した結果）。
  ＊対象が成人ならば、知能指数は20以上に相当する（知能指数20は、最重度精神遅滞と重度精神遅滞の境界である。）
   発達年齢／暦年齢＝3歳6か月／17歳9か月＝0.20
 D：文字・数字が、少しはわかる（簡単な文字・数字の理解可）　以下の1）あるいは2）の基準で判定する
  1）ひらがな（濁音・拗音・撥音は除く）と数字（ひと桁）が読める。
  2）発達年齢では、6歳以上とみなす（上述の基準では判断できない場合、他の領域から判断した結果）。
  ＊対象が成人ならば、知能指数は35以上に相当する（知能指数35は、重度精神遅滞と中等度精神遅滞の境界である）。
   発達年齢／暦年齢＝6歳／17歳9か月＝0.34（約0.35）
 E：おつりの計算ができる（簡単な計算可）　以下の1）あるいは2）の基準で判定する
  1）千円札で複数の物を買って、おつりの計算ができる。
  2）発達年齢では、9歳以上とみなす（上述の基準では判断できない場合、他の領域から判断した結果）。
  ＊対象が成人ならば、知能指数は50以上に相当する（知能指数50は、中等度精神遅滞と軽度精神遅滞の境界である）。
   発達年齢／暦年齢＝9歳／17歳9か月＝0.51（約0.5）
   注1）視覚・聴覚障害がある場合は、その障害がないと仮定した場合の能力を類推して判定する。

Ⅲ．特記事項
 以下に該当する特記事項があれば、イニシャルを記す（該当する分だけ、複数記載）。この項目は、移動機能レベルと知能レベルだけでは、実際より軽症とみなされるのを防ぐことを意図している。B・DはA1では省き、UはA1・B1・C1・D1・E1・A2・B2では省くのは、このためである。
 C：眼瞼固定で睡眠・覚醒リズムなし（概日リズムなし：absent circadian rhythm）
  有意な眼瞼運動が見られず（開眼位で固定が多い）、睡眠・覚醒リズムが明らかではない。この場合は、眼球運動も見られず（表情・体動による有意な表出もない。「A1」の人工呼吸器使用者が多いはずであり、A1の中での特に重症者を想定している。
 B：盲（盲：blindness）
  有意な視覚行動がない。ただし、この原因が中枢性視覚障害による場合は、これに該当しないものとする。なお、「A1」の場合は省略する。
 D：盲（難聴：deafness）
  有意な聴性行動がない。ただし、この原因が中枢性聴覚障害による場合は、これに該当しないものとする。なお、「A1」の場合は省略する。
 U：両上肢機能全廃相当　（上肢：upper extremities）
  食事に、全面的な介助が必要である。上肢機能の運動障害の原因疾患が、頸髄損傷・アテトーゼ・神経筋疾患などとして特定されている病態を指している。
  ただし、全介助となる理由が知的障害や視覚障害であるとみなされる場合は、これに該当しないものとする。なお、移動機能レベルが「1」の場合と、「A2」「B2」の場合は、両上肢機能全廃相当とみなし、省略する。

```
「移動機能」、「知能」、「特記事項」の3項目で分類し、以下のように表記する。
（例；A1-C、B2、D2-U、B5-5、C4-D）
```

<知能レベル>

E6	E5	E4	E3	E2	E1	簡単な計算可
D6	D5	D4	D3	D2	D1	簡単な文字・数字の理解可
C6	C5	C4	C3	C2	C1	簡単な色・数の理解可
B6	B5	B4	B3	B2	B1	簡単な言語理解可
A6	A5	A4	A3	A2	A1	言語理解不可
戸外歩行可	室内歩行可	室内移動可	座位保持可	寝返り可	寝返り不可	

<特記事項>
C：有意な眼瞼運動なし
B：盲
D：難聴
U：両上肢機能全廃

<移動機能レベル>

図3　横地分類

Ⅲ．超重症児・者および準超重症児・者について

　重症心身障害児・者の判定基準には、運動と知能の機能障害を基準とした大島の分類がよく用いられている。重症心身障害児・者医療が進む中、常時濃厚な医療介護を必要とする、従来の機能分類では評価できないような重度の障害児・者が生まれてきたことから、医療的介護度の分類によって重症度を測ることが必要となった。そこでその判定基準として"超重症児スコア"が提案された。1996年からは診療報酬の中で超重症児・者入院診療加算として設定され現在に至っている[1]。

　現在、超重症児スコアが最初に提案されてから15年以上が経過し、医療介護現場でのケア内容は当時よりも進歩、改善されてきた。中でも、呼吸管理の進化や栄養管理の発展に伴う内容・困難度の分化が指摘されている。このような状況から、スコア項目の内容についても変更の必要性が求められ、2010年4月1日には超重症児スコアの改訂がなされた[3]。表2は、旧超重症児スコアと改訂後の現在使用されている超重症児スコアを示したものである。

　改訂されたスコアでは、機械的補助呼吸、ネブライザーや吸引、栄養法、重症心身障害児・者特有の緊張管理などの項目で旧スコアからの変更があった。判定基準においては変更なく、1の運動機能が座位までであり、かつ、2の判定スコアの合計が25点以上の場合を超重症児・者、10点以上25点未満である場合を準超重症児・者としている。判定基準では知能については触れておらず、精神遅滞を伴わない児・者も超重症児・者に含まれるため、超重症児・者と重症心身障害児・者は必ずしも完全には一致しない。また、平成24年4月より超重症児・者および準超重症児・者入院診療加算は、出生時、乳幼児期または小児期等の15歳までに障害を受けた児・者で、当該障害に起因して超重症児・者または準超重症児・者の判定基準を満たしている児・者に対して算定できるものと変更になった。なお、スコア表を利用するにあたっての注意点として、鈴木ら（2008）[2]がまとめたものを表3に示した。

　超重症児・者は従来の重症心身障害児・者と比較して呼吸管理を中心とした継続的濃厚医療、濃厚ケアを必要とし、モニタリングや細やかな観察を要し人手がかかる、急変しやすい等の特徴が挙げられる。

表2　旧超重症児スコアと現在の超重症児スコア

旧超重症児スコア		超重症児スコア（現在）	
1. 運動機能：座位まで 2. 判定スコア		1. 運動機能：座位まで 2. 判定スコア	
（1）レスピレーター管理	10	（1）レスピレーター管理	10
（2）気管内挿管、気管切開	8	（2）気管内挿管、気管切開	8
（3）鼻咽頭エアウェイ	8	（3）鼻咽頭エアウェイ	5
（4）O₂吸入またはSpO₂ 90％以下の状態10％以上	5	（4）O₂吸入またはSpO₂ 90％以下の状態10％以上	5
（＋インスピロンによる場合の加算）	3	（5）1回／時間以上の頻回の吸引	8
（5）1回／時間以上の頻回の吸引	8	6回／日以上の頻回の吸引	3
（または6回／日以上の頻回の吸引）	3	（6）ネブライザー6回／日以上または継続使用	3
（6）ネブライザー常時使用	5	（7）IVH	10
（またはネブライザー3回／日以上使用）	3	（8）経口摂取（全介助）	3
（7）IVH	10	経管（経鼻・胃瘻含む）	5
（8）経管，経口全介助	5	（9）腸瘻・腸管栄養	8
（胃・十二指腸チューブ等を含める）		持続注入ポンプ使用（腸瘻・腸管栄養時）	3
（9）姿勢制御、手術、服薬等で改善しない 　　コーヒー様嘔吐	5	（10）手術、服薬にても改善しない過緊張で、 　　発汗による更衣と姿勢修正を3回／日以上様嘔吐	3
（10）血液透析	10	（11）継続する透析（腹膜灌流を含む）	10
（11）定期導尿（3回／日以上）または人工肛門	5	（12）定期導尿（3回／日以上）	5
（12）体位交換（6回／以上）	3	（13）人工肛門	5
（13）過緊張により3回／週以上の臨時薬	3	（14）体位交換6回／日以上	3

表3　超重症児スコア評価の視点（鈴木、2008）

＊スコア内容が若干変動しても、スコア合計が基準点を6か月以上超えていることが、判定基準である。
　このため毎日の評価と記録が必要である。
（1）レスピレーター使用例は、必ずしも気管切開施行例ではない。しかし、体位変換や適切な肺理学療法による排痰を行っているにもかかわらず、呼吸維持のために、気道加圧を要するカフマシン・NIPPV・IPVなどを毎日施行する必要がある場合は、レスピレーター管理に含む。
（2）気管内挿管は、洗浄や吸引などで一時的に行うものは含まれない。
（3）鼻咽頭エアウェイに関して、夜間のみであっても、毎日定期的に施行している場合は加算される。
（4）気道管理や適切な肺理学療法を行い、排痰でされているにもかかわらず、酸素を使用しなければ、1割以上の時間、SpO₂が90％以上の酸素濃度が維持できない場合、酸素療法の適応となる。
　　過剰な酸素投与は、気道粘膜にとって有害であることにも配慮が必要である（過剰な酸素投与：SpO₂　100％が続く場合）。
（5）頻回の吸引：去痰薬投与や体位排痰を含め、十分な肺理学療法などを行っていても、一定以上の吸引回数が必要な場合。したがって、肺理学療法と並行する。
（6）ネブライザー：吸気を湿潤させることで、排痰を促進する目的で使用するネブライザーを対象とする。薬液の有無は問わない。レスピレーター回路内の加湿器は除外する。また、持続使用とは、1日に2時間以上の場合をいう。ネブライザー使用については、ネブライザー使用で点数がアップして、超重症児になることが多々ある。加湿については不快感を伴うことや、痰をかえって増加させるという場合があり、ネブライザーの適応は慎重でなければならない。
（7）中心静脈から毎日、栄養輸液を必要としている場合。不定期に利用している場合（ポートも同様）は含まれない。
（8）経口摂取、経管栄養、腸ろうを利用しての栄養に関しては、重複せずどれか1つを選択する。
（9）腸ろうは、幽門機能が低下している症例に適応され、その必要性を評価することが望ましい。ただし、腸瘻からの注入に関して持続に一定期間を要するために、持続注入ポンプを使用している場合は、さらに3点加算する。
　　胃部へのポンプ使用は含まない。
（10）GERは、呼吸障害とともに障害憎悪の主要因子である。その背景には姿勢変形・消化管機能障害とその原因である筋緊張の異常がある。その対応には、姿勢矯正、消化管運動改善薬（ガスモチン®など）、Nissen術施行、腸ろうなどで対応するが、なお発汗やコーヒー様嘔吐で更衣を要するほどの場合、スコア評価する。
（11）腹膜透析・血液透析を含む。
（12）定期導尿には人工膀胱を含む。

超重症児・者の施設内での医療介護に要する時間は、1日4～6時間を占め、特に呼吸管理に関する介護度の比率が高いとされる[1]。医療技術の進歩や重症心身障害児・者の高齢化に伴う機能退行等から、今後も超重症児・者、準超重症児・者の数は増加していくものと予想される。

Ⅳ. 強度行動障害（いわゆる動く重症心身障害児・者）と行動障害について

「動く重症心身障害児・者」の多くは要介護で歩行可能な最重度知的障害児・者であるが、重症心身障害児・者の施設処遇の歴史的経緯から重症心身障害児・者施設や国立病院機構の重症心身障害病棟に入所しており、その一部は「強度行動障害」（表5参照。10点以上が「強度行動障害」の適応）に該当する。今後「動く重症心身障害児・者」対策を進めるためには、「強度行動障害」との概念的関係を整理し、共通理解をはかっていく必要がある。「動く重症心身障害児・者」は、大島の分類では、5、6、10、11、17、18に該当する（図4）。また、動く重症心身障害児・者の状態像を表4に示した。

平成22年4月より、強度行動障害基準を満たし、且つ一定以上の医療必要度のある患者の医学管理（医療度判定基準スコア24点以上）に係る、強度行動障害入院医療加算が新設された（表6）。

21	22	23	24	25	80
20	13	14	15	16	70
19	12	7	8	9	50
18	11	6	3	4	35
17	10	5	2	1	20
走る	歩く	歩行障害	座れる	寝たきり	0(IQ)

図4 大島の分類

表4 「動く重症心身障害児・者」の類型（重度精神遅滞に加えて）

1型	かなり歩行障害があり、集団生活での安全保護に困難をきたす
2型	感覚障害が著しく、集団生活上、きわめて危険である（視覚障害など）
3型	発達レベルがきわめて低く（精神年齢1歳半以下の最重度者）、危険回避行動に欠け、かつ身辺処理に介助を要する
4型	難治性てんかんの頻発（発作による転倒、発作の頻発、重積）、身体虚弱、易感染性、栄養障害などのために慢性的に入院加療を要する
5型	行動異常が著しく（自傷、他傷、異食など）、しかも入院による精神科的医療や常時の介護が必要である
6型	その他

表5 強度行動障害スコア

行動障害の内容	1 点	3 点	5 点
1. ひどい自傷	週に1、2回	1日に1、2回	1日中
2. 強い他傷	月に1、2回	週に1、2回	1日に何度も
3. 激しいこだわり	週に1、2回	1日に1、2回	1日に何度も
4. 激しいものこわし	月に1、2回	週に1、2回	1日に何度も
5. 睡眠の大きな乱れ	月に1、2回	週に1、2回	ほぼ毎日
6. 食事関係の強い障害	週に1、2回	1日に1、2回	ほぼ毎日
7. 排泄関係の強い障害	月に1、2回	週に1、2回	ほぼ毎日
8. 著しい多動	月に1、2回	週に1、2回	ほぼ毎日
9. 著しい騒がしさ	ほぼ毎日	1日中	絶え間なく
10. パニックがひどく指導困難			あれば
11. 粗暴で恐怖感を与え指導困難			あれば

表6 医療度判定スコア

```
1. 行動障害に対する専門医療の実施の有無
    ①向精神薬等による治療                                                            5点
    ②行動療法、動作法、TEACCHなどの技法を取り入れた薬物療法以外の専門医療              5点
2. 神経・精神疾患の合併状態
    ①著しい視聴覚障害(全盲などがあり、かつ何らかの手段で移動する能力をもつ)             5点
    ②てんかん発作が週1回以上、または6か月以内のてんかん重積発作の既往                  5点
    ③自閉症等によりこだわりが著しく対応困難                                            5点
    ④その他の精神疾患や不眠に対し向精神薬等による治療が必要                            5点
3. 身体疾患の合併状態
    ①自傷・他害による外傷、多動・てんかん発作での転倒による外傷の治療(6か月以内に)      3点
    ②慢性擦過傷・皮疹などによる外用剤・軟膏処置(6か月以内に1か月以上継続)              3点
    ③便秘のため週2回以上の浣腸、または座薬(下剤は定期内服していること)                3点
    ④呼吸器感染のための検査・処置・治療(6か月以内にあれば)                            3点
    ⑤その他の身体疾患での検査・治療                                                   3点
      (定期薬内服による副作用チェックのための検査以外、6か月以内にあれば)
4. 自傷・他害・事故による外傷等のリスクを有する行動障害への対応
    ①行動障害のため常に1対1の対応が必要                                               3点
    ②行動障害のため個室対応等が必要(1対1の対応でも開放処遇困難)                       5点
    ③行動障害のため個室対応でも処遇困難(自傷、多動による転倒・外傷の危険)             10点
    ※)いずれか一つを選択
5. 患者自身の死亡に繋がるリスクを有する行動障害への対応
    ①食事(異食、他害につながるような盗食、詰め込みによる窒息の危険など)              3,5点
    ②排泄(排泄訓練が必要、糞食やトイレの水飲み、多動による転倒・外傷の危険)           3,5点
    ③移動(多動のためどこへ行くか分からない、多動による転倒・外傷の危険)               3,5点
    ④入浴(多動による転倒・外傷・溺水の危険、多飲による水中毒の危険)                   3,5点
    ⑤更衣(破衣・脱衣のための窒息の危険、異食の危険)                                   3,5点
    ※)次により配点
      ・常時1対1で医療的観察が必要な場合及び入院期間中の生命の危機回避のため個室対応や個別の
        時間での対応を行っている場合                                                  (5点)
      ・時に1対1で医療的観察が必要な場合                                              (3点)
```

V. 重症心身障害児・者を守る環境と制度の歩み

表7は、社会福祉制度と重症心身障害児・者施設創設の歩みを中心に、重症心身障害児・者処遇の歴史をまとめたものである[1)4)]。これまでの歴史を戦後から振り返ってみると、重症心身障害児・者を守る環境や制度は最初から恵まれていたわけではなかった。重症心身障害児問題の黎明期(1946～1955)、問題提起の時代(1956～1958)、施設実現に向けての努力(1958～1960)、わが国初の重症心身障害児施設「島田療育園」の誕生(1961)、指定施設の時代(1963～1966)、重症心身障害児施設の法制化(1967)、新たな支援の模索期(1970年代半ば以降)、通園事業の登場(1989～)、超重症児問題の登場(1990～)、支援費制度の実施(2003)、障害者自立支援法施行(2006)と、いくつもの転換期を経て現在に至っている。特に、社会福祉基礎構造改革の基で行われた従来の措置制度から契約への転換の支援費制度の実施以降、障害者施策はめまぐるしく変遷している。2006年に施行された障害者自立支援法はその後の政権交代によって廃止が決定しており、現在は2013年施行予定の新法(障がい者総合支援法)制定に向けて、政府は内閣府に「障がい者制度改革推進本部」を設置、その下に「障がい者制度改革推進会議」を置き、さらに具体的な検討を行う場として「総合福祉部会」が設置され検討が進められている。この背景にあるのは、障害者権利条約の批准であり、そのための国内法の整備という抜本的な改革がまさに今進められているのである。以上のこ

表7　重症心身障害児・者処遇の歴史

1947	児童福祉法施行　　重症児に対する法的規制なし
1951	高木憲次　「療育の根本理念」の論文にて療育の呼名、解説
1958	全国社会福祉協議会内にて重症心身障害児対策委員会設置 国民健康保険法公布
1961	島田療育園開設　　委託研究費の名目で初の国庫補助事業
1963	びわこ学園開設 社会的関心の高まり 　　　作家　水上　勉　「拝啓　池田総理大臣殿」(中央公論，6月号) 　　　黒金官房長官　「拝復　水上　勉殿」(中央公論，7月号) 厚生省事務次官通達 　　行政として初めて重症児を明確 　　重症心身障害児療育実施要綱により、施設の定義、入所基準、国庫補助等を規定
1964	全国重症心身障害児・者を守る会結成
1967	全国重症心身障害児施設運営団体連合会(現在、社団法人日本重症福祉協会)結成 児童福祉法一部改正　　重症心身障害児施設を児童福祉施設と規定し、法律上の制度化 国立(80施設)、法人立(公立・民営)施設が随時開設
1970	心身障害者対策基本法公布 心身障害児家庭奉仕員派遣事業について通達
1971	児童手当法施行 　　特別福祉手当→福祉手当→障害福祉手当・特別障害者手当
1972	心身障害児通園事業について通達
1976	緊急一時保護(後の短期入所)制度の実施
1979	養護学校教育の義務制実施 　　重症児への訪問指導が各地で始まる
1984	身体障害者福祉法改正
1986	障害基礎年金制度、特別障害者手当制度創設
1989	厚生省児童家庭局通知　「重症心身障害児通園モデル事業の実施について」
1990	重症心身障害児通園モデル事業が全国5か所で実施 福祉関係八法改正 地域療育拠点施設事業スタート
1992	医療法改正　　特定機能病院、療養型病床群の制度化 障害者基本法(旧　心身障害者対策基本法)改正
1994	障害者プラン　　7カ年戦略、リハビリテーション、ノーマライゼーションの理念
1997	児童福祉法改正 　　障害名・施設名の改名、児童福祉から児童家庭福祉へ、ウェルフェア(福祉)の充実と 　　ウェルビーイング(健幸)の開発、こどもの権利保障の更なる充実など 医療法改正　　特定機能病院、療養型病床群を機能別に分類
1999	社会福祉基礎構造改革 　　公的介護保険・支援費制度の導入、医療法・保険法改正、社会事業法・年金法改訂、苦情解 　　決事業・第三者による施設サービス評価、後見人制度の施行、施設サービス評価基準の施行
2003	障害者基本計画施行 支援費制度施行
2004	障害保健福祉施策の改革案　「グランドデザイン案」発表
2005	国立療養所で初の重症心身障害児・者通園事業開始(福岡病院)
2006	障害者自立支援法施行 国連総会にて障害者権利条約が採択　　日本政府は2007年に署名 療養介護事業開始(福岡病院)
2008	児童福祉法・障害者自立支援法改正法案提出するが廃案となる 障害者施設等入院基本料7対1取得(福岡病院)
2009	閣議決定により障がい者施策推進本部が設置、内閣府に障がい者施策推進会議が設置される
2010	障がい者制度改革推進本部等における検討を踏まえて障害保健福祉施策を見直すまでの間において障害者等の地域生活を支援するための関係法律の整備に関する法律(略称「つなぎ法」)成立
2011	障害者虐待の防止、障害者の養護者に対する支援等に関する法律(障害者虐待防止法)　成立 障害者基本法の一部を改正する法律　成立 障害者総合福祉法の骨格に関する総合福祉部会の提言が出される
2012	改正児童福祉法および改正障害者自立支援法　施行 　・重症心身障害児施設は年齢によって医療型障害児入所施設と療養介護に移行するが、児者一貫体制は維持 　・重症心身障害児・者通園事業は法定化 障害者の日常生活及び社会生活を総合的に支援するための法律(障害者総合支援法)　成立

とから、今後も障害者福祉施策の動向に、さらに注目していく必要があるであろう。

VI. 障害者自立支援法下における重症心身障害児・者

障害保健福祉施策は、平成15年度からノーマライゼーションの理念に基づいて導入された支援費制度により、飛躍的に充実したが、以下のような問題点が指摘されていた。

①身体障害・知的障害・精神障害といった障害種別ごとに縦割りでサービスが提供されており、施設・事業体系が分かりにくく使いにくいこと。

②サービスの提供体制が不十分な地方自治体も多く、必要とする人々すべてにサービスが行き届いていない（地方自治体間の格差が大きい）こと。

③支援費制度における国と地方自治体の費用負担のルールでは、増え続けるサービス利用のための財源を確保することが困難であること。

こうした制度上の課題を解決するとともに、障害者がその有する能力及び適性に応じ、自立した日常生活又は社会生活を営むことができるよう、必要な障害福祉サービスに係る給付その他の支援を行い、もって障害者福祉の増進を図るとともに、障害の有無にかかわらず国民が相互に人格と個性を尊重し安心して暮らすことのできる地域社会の実現に寄与することを目的として、平成18年10月に障害者自立支援法が制定された。障害者自立支援法のポイントは以下の通りである。

①障害の種別（身体障害・知的障害・精神障害）にかかわらず、障害のある人々が必要とするサービスを利用できるよう、サービスを利用するための仕組みを一元化し、施設・事業を再編。

②サービスを利用する人々もサービスの利用量と所得に応じた負担を行う。国と地方自治体が責任をもって費用負担を行うことをルール化して財源を確保し、必要なサービスを計画的に充実。

③障害のある人々に、身近な市町村が責任をもって一元的にサービスを提供。

④就労支援を抜本的に強化。

⑤支給決定の仕組みを透明化、明確化。

障害者自立支援法におけるサービスは、個々の障害のある人々の障害程度や勘案すべき事項（社会活動や介護者、居住等の状況）を踏まえ、個別に支給決定が行われる「障害福祉サービス」と、市町村の創意工夫により、利用者の方々の状況に応じて柔軟に実施できる「地域生活支援事業」に分けられている。それらの新しいサービス内容については、第1章「VII. 重症心身障害児・者と福祉」の表9を参照。

平成18年10月から障害者自立支援法が施行され、重症心身障害児・者は、措置入院から契約入院に移

表8　国立病院機構版個別支援プログラム

領　域	内　容
1. 疾病の治療	病名、合併症、薬の管理
2. 健康管理	健康管理全般、超重症児
3. 身体能力および日常生活能力の維持向上	ADL・身体能力の維持向上、二次障害の予防、対人関係
4. 行動障害	行動障害の予防と改善
5. 療育・QOLの維持・向上	ニーズと療育・行事活動
6. 家族・社会	面会、外泊、家族交流
7. 日課・住環境	日々の過ごし方
8. 将来設計	本人の思い、暮らしの設計

行した。障害者自立支援法の施行前までは、重症心身障害児・者施設は、児童の福祉増進を目的とする施設であったため保護者からの申請により、児童福祉の観点から措置権者である都道府県知事、または指定都市の市長が必要であると認めた場合に措置入院がとられていた。障害者自立支援法の施行に伴い、前述したように措置入院から契約入院になったため、平成24年4月1日より、18歳以上の重症心身障害者は「療養介護サービス」、18歳未満の重症心身障害児は「医療型障害児入所施設」での契約となった。

「療養介護」は障害者自立支援法第5条の5において下記のように定義されている。

『この法律において「療養介護」とは、医療を要する障害者であって常時介護を要するものとして厚生労働省令で定めるものにつき、主として昼間において、病院その他の厚生労働省令で定める施設において行われる機能訓練、療養上の管理、看護、医学的管理の下における介護及び日常生活上の世話の供与をいい、「療養介護医療」とは、療養介護のうち医療に係るものをいう。』

きわめて重度(障害程度区分5、6)の障害者を対象に医療的ケアと介護を提供するもので、日中活動のみは想定されておらず、医療機関に設置され、夜間ケアもセットになっている。このサービスの利用者は、重症心身障害児施設の成人の入所者、進行性筋萎縮症者や筋萎縮性側索硬化症(ALS)等の療養等給付事業の対象者等である。

療養介護のサービスを提供するにあたって、個別支援計画の作成が義務づけられている。厚生労働省が示した「療養介護個別支援計画標準案」に提供するサービス内容の案が示されているが、国立病院機構の重症心身障害児・者病棟では、国立病院機構の臨床共同研究班で作成した、「機構版個別支援プログラム」(**表8**)を基にサービス計画を立案しサービス提供を行っている。

障害者自立支援法では、サービスの管理をする専従のサービス管理責任者の配置が義務づけられているが、自立支援法の「3. 運営基準」の項で、「①サービス管理責任者を配置し、個々の利用者について、アセスメント、個別支援計画の作成、継続的な評価等を通じ、サービスの内容と実施の手順に係る責任を明確化する」と謳われている。サービス管理責任者の専従配置や個別支援計画の作成は必須事項で、専従で配置されていない場合や、個別支援計画が未作成の場合は、介護給付が減算される措置が講じられる。介護給付については、人員配置によって段階が設けられており、配置人数に不足があった場合も同様に、減算措置が講じられることになる。

Ⅶ. 重症心身障害児・者と福祉

1. 社会資源の活用

社会資源とは、ソーシャルニーズを充足するために動員される施設・設備、資金や物資、さらに集団や個人の有する知識や技能を総称していう。提供主体をもとに社会資源を分類すると、フォーマルな分野とインフォーマルな分野、あるいはその中間的なものに分けることができる。

フォーマルな分野としての社会資源は、行政、社会福祉法人・医療法人、企業、民間非営利法人(NPO)等、公的サービスを中心とするもの、インフォーマルな分野としては、家族、親類、近隣、友人・同僚、ボランティア等が挙げられる。また、フォーマルなものとインフォーマルなものとの中間としては、地域の団体や組織がある。

フォーマルな社会資源のうち公的サービスを中心とするものは、法制度に基づいてサービスを提供している。2003年の支援費制度の施行によりサービスの利用形態は従来の措置から契約へと移行し、2006年の障害者自立支援法では障害種別等で分かれていたサービス体系は一元化され、新たに導入された障害程度区分によって介護給付サービスの利用対象者は規定された。そして現在は、2013年施行

第1章 総論

表9 支援（サービス）の体系

障害者自立支援法のサービス体系	障がい者総合支援法における支援体系	
	全国共通の仕組みで提供される支援	地域の実情に応じて提供される支援
介護給付 ・ホームヘルプ ・重度訪問介護 ・行動援護 ・重度障害者等包括支援 ・児童デイサービス ・ショートステイ ・療養介護 ・生活介護 ・施設入所支援 ・ケアホーム **訓練等給付** ・自立訓練（機能訓練・生活訓練） ・就労移行支援 ・就労継続支援（A型・B型） ・グループホーム **地域生活支援事業** ・移行支援 ・地域活動支援センター ・福祉ホーム ・日中一時支援	1．就労支援 （障害者就労センター等の創設、モデル事業の実施検証を経て見直し） 2．日中活動等支援 （デイアクティビティセンターの創設、ショートステイ、日中一時支援等） 3．居住支援 （グループホーム・ケアホームの一本化と機能整理等） 4．施設入所支援 （セーフティネット機能等の明確化を行い、地域基盤整備10か年戦略終了時に検証） 5．個別生活支援 （パーソナルアシスタンスの創設、居宅介護【身体介護、家事援助】、移動介護【移動支援、行動援護、同行援護】） 6．コミュニケーション支援及び通訳・介助支援 7．補装具・日常生活用具 8．相談支援 9．権利擁護	市町村独自支援 ・福祉ホーム ・居住サポート ・その他（支給決定プロセスを経ずに柔軟に利用できる支援等）

予定の新法（障がい者総合支援法）においてまた新たなサービス体系を構築しようと検討が進められている。障がい者制度改革推進会議総合福祉部会がまとめた障がい者総合福祉法の骨格に関する提言では、新たな支援（サービス）体系は、障害者権利条約を踏まえ、障害者本人を主体（自己選択・自己決定）として、地域生活が可能（施設・病院から地域自立生活への移行を含む）となるように構築される必要があるとしている（**表9**）[7]。

障害児支援においても、より一層の強化を図るため、現行の障害種別ごとに分かれた施設体系を、2012年4月より通所・入所の利用形態別に一元化された（**表10**）[7]。

通所支援では、身近な地域の障害児支援の専門施設（事業）として、通所利用の障害児への支援だけではなく、地域の障害児・その家族を対象とした支援や、保育所等の障害児を預かる施設に対する援助等にも対応できるよう想定されている。そして、現行の障害児通所施設・事業は、医療の提供の有無によって「児童発達支援」または「医療型児童発達支援」のどちらかに移行することになっている。また、予算事業であった重症心身障害児・者通園事業は法定化され、「児童発達支援」に含まれることになるが、18歳以上の利用者についても児者一貫した継続した支援が必要とされていることを踏まえ、事業所は児童発達支援と障害者サービスの両方の指定を同時に取れるように特例的な取扱いになった。さらに、新たなサービスとして保育所等訪問支援、放課後等デイサービスが設置されることになっている。

障害児の入所支援では、現行の障害児入所施設を、

表10　障害児支援（サービス）の体系

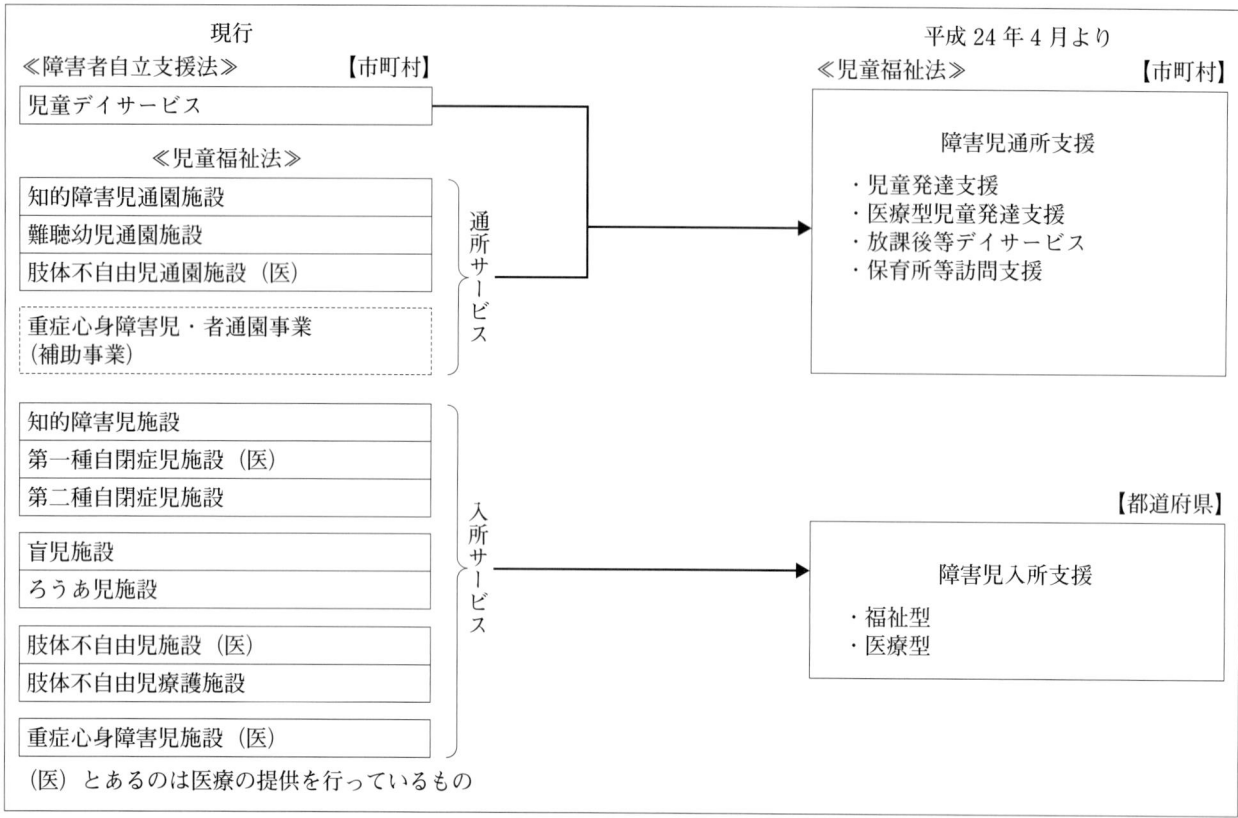

医療の提供の有無によって「福祉型」と「医療型」に分け、重度・重複障害や被虐待児への対応を図るほか、自立（地域生活移行）のための支援が充実するよう想定されている。

このように、フォーマルな社会資源の中心となる公的サービスは、法制度に基づいて提供されることから、法制度の改正や改革によってサービスの種類や形態は大きく変化していくのである。

フォーマル、インフォーマルな社会資源には、それぞれに長所と短所がある。フォーマルなものは、提供するサービスに一定の水準や専門性があるものの、個々の障害児・者に応じたきめ細やかな対応が難しいという面がある。一方、インフォーマルなものは、個人に応じた柔軟な対応が可能であり、特に情緒面での支援に大きく貢献できるが、専門性が低く、安定したサービスの供給が難しいという面がある。

実際の支援では、これらの長所と短所を把握し、フォーマルとインフォーマルな社会資源を最適に組み合わせることで、提供主体が多数となり、障害児・者やその家族の多様なニーズに対応することが可能となる。また、元来社会資源は既存のものが多く、具体的なサービスや支援を障害児・者に直接提供できるが、社会資源それ自体は、障害児・者の立場になって各種のサービスや支援を調整する機能を本来持ち合わせてはいない。さらに、フォーマルな社会資源とインフォーマルな社会資源の関係には連続性がないため、それらを連続的なものにし、サービスや支援を個々の障害児・者の実態に合わせて調整するコーディネーター的役割を果たす担当者の存在が重要となる。この担当者を中核として、個々の障害児・者のニーズに即した社会資源を活用することが必要である。

2. 手帳の制度（政令指定都市の福岡市の例による）

障害者手帳には、身体障害者手帳、療育手帳、精神障害者保健福祉手帳の3種がある。重症心身障害児・者は、身体障害者手帳と療育手帳の両方を所持している。

現在、障害者手帳については、新法(障がい者総合支援法)制定に向けた障がい者制度改革推進会議総合福祉部会でその在り方が議論されている。[7]部会では障害者基本法を踏まえ、障害者の定義を「身体的または精神的な機能障害(慢性疾患に伴う機能障害を含む)を有する者と、この者に対する環境に起因する障壁との間の相互作用により、日常生活又は社会生活に制限を受ける者をいう」とし、特定の障害名に着目し例示列挙するのではなく包括的な規定としたことで、従来の障害者の定義についての考え方から転換を図っている。それに伴い、障害者手帳制度についても「今後その在り方は慎重に検討されるべきである」と提言にまとめられており、手帳制度の今後の方向性に注目していく必要があるであろう。

1) 身体障害者手帳[8]
(1) 内容

身体障害者(児)が手帳の交付を受けることにより、様々な福祉サービスを受けることができる(提供される各種サービスは、障害区分、等級等によって異なる)。手帳は、障害の程度により1級～6級まである。また、運賃割引等の種別として1種、2種がある。

(2) 対象障害

視覚障害、聴覚・平衡機能障害、音声・言語・そしゃく機能障害、肢体不自由、心臓機能障害、じん臓機能障害、呼吸器機能障害、ぼうこう又は直腸機能障害、小腸機能障害、免疫機能障害

(3) 窓口

各区保健福祉センター(福岡市)、市町村障害者福祉担当課(福岡市外)

(4) 変更

転居した場合は、必ず新しい居住地の市(区)町村に手帳を添えて届け出る必要がある。また、氏名等が変わった場合も届け出が必要である。

(5) 返還

手帳の交付を受けた者が死亡したとき、対象事項に該当しなくなったときは、手帳と手続きをする者の印鑑を持参の上、窓口へ届け出が必要である。

(6) 申請時に必要なもの

①身体障害者手帳交付等申請(届出)書、②身体障害者診断書・意見書(所定の用紙があり指定医師が記載)、③写真(縦3.5cm×横2.5cm、最近1年以内の胸から上・無帽のもの)、④印鑑(本人が申請する場合は、なくても可)

手帳の紛失・破損等による再交付申請の場合は、上記①、③、④及び手帳(紛失の場合は不要)

2) 療育手帳[8]
(1) 内容

知的障害者(児)が手帳の交付を受けることにより、様々な福祉サービスを受けることができる(提供される各種サービスは、障害区分、等級等によって異なる)。手帳は、障害の程度によりA(重度)とB(その他)がある。さらにAはA1(最重度)、A2(重度)、A3(重度身体障害と中度知的障害の重複)、BはB1(中度)、B2(軽度)に区分される。

(2) 対象

Aの判定基準は、知能指数が概ね35以下(身体障害1～3級と重複障害の場合は50以下)、Bは、その他の知的障害者(児)。

(3) 窓口

18歳未満は、こども総合相談センター、各区保健福祉センター(福岡市)、児童相談所、市町村障害者福祉担当課(福岡市外)。18歳以上は、障害者更生相談所、各区保健福祉センター(福岡市)、市町村障害者福祉担当課(福岡市外)。

(4) 再判定
　　手帳の中の「次の判定年月」の欄に記載されている年月までに判定機関に申し込み、再判定を受ける。
(5) 変更
　　転居した場合は、必ず新しい居住地の市(区)町村に手帳を添えて届け出る必要がある。また、氏名等が変わった場合も届け出が必要である。
(6) 返還
　　手帳の交付を受けた者が死亡したとき、対象事項に該当しなくなったときは、手帳と手続きをする者の印鑑を持参の上、窓口へ届け出が必要である。
(7) 申請時に必要なもの(福岡市の場合)
　　①療育手帳交付等申請(届出)書、②写真(縦3.5cm×横2.5cm、最近1年以内の胸から上・無帽のもの)、③印鑑(本人が申請する場合は、なくても可)
　　手帳の紛失・破損等による再交付申請の場合は、上記①、②、③及び手帳(紛失の場合は不要)

3. 医療費の助成

1) 自立支援医療[8]

(1) 内容
　　障害者自立支援法施行により、これまでの「更生医療」「育成医療」「精神障害者通院費公費負担制度」が一つの制度となったもの。「更生医療」は、18歳以上で身体障害者手帳の交付を受けている者で、身体上の障害を治療することにより障害の進行を防ぎ、障害の軽減が可能である場合に必要な医療の給付を行う制度。医療機関が指定されている。「育成医療」は、18歳未満の児童で身体に障害を有し、治療することにより障害の進行を防ぎ、障害の軽減が可能である場合に必要な医療の給付を行う制度。医療機関が指定されている。「精神障害者通院費公費負担制度」は、精神障害者が通院により治療を行う場合の費用の一部を公費負担する制度。医療機関が指定されている。

(2) 窓口
　　更生医療は、各区保健福祉センター(福岡市)、市区町村障害福祉担当課(福岡市外)。育成医療は、各区保健福祉センター(福岡市)、県保健福祉環境事務局(福岡市外)。精神通院医療は、各区保健福祉センター(福岡市)、各市町村生活支援課(福岡市外)。

(3) 費用負担
　　自己負担については、原則として医療費の1割負担。ただし、世帯の所得水準等(育成医療の場合は、保護者の収入)に応じてひと月当たりの負担に上限額を設定。また、入院時の食費(標準負担額)相当については、原則自己負担。

2) 重度心身障害者医療費助成制度[8]

(1) 内容
　　重度の障害者が医療機関で要する保険診療の対象となる医療費の自己負担分を助成する制度。ただし、健康保険が適用されない費用や入院中の食事代は対象外。この制度は、国の制度ではなく地方自治体の事業として実施されている。

(2) 対象
　　制度を実施している地方自治体に居住し、健康保険の加入者で下記のいずれかに該当する者。ただし、生活保護を受けている者、3歳未満で乳幼児医療費助成を受けることができる者を除く。
①身体障害者手帳1級、2級を有している者。
②IQ35以下の知的障害者(福岡市は、療育手帳A判定の者)
③身体障害者手帳3級でIQ36～50以下の知的障害者(福岡市は③はなし)

(3) 窓口
　　各区(出張所)保険年金課(福岡市)

(4) 費用負担

初診料、往診料の自己負担分相当額のみ自己負担(福岡市は自己負担なし)

4. 年金および手当等

障害児を扶養する父母あるいは養育者、または障害児・者に対して支給される年金や手当等はいくつかあるが、それぞれに内容や受給要件、支給額が異なっている。年金には、障害基礎年金(国民年金)、特別障害者給付金、障害厚生年金、障害共済年金があるが、重症心身障害児・者病棟の20歳以上の入所者が受給している年金は障害基礎年金である(本項では、障害基礎年金のみ解説)。手当については、特別児童扶養手当、特別障害者手当、障害児福祉手当があるが、これらは在宅の障害者、在宅で障害児を保護・養育している養育者を対象としたものである(福岡市重度心身障害者福祉手当は施設入所者も対象)。

1)障害基礎年金[9]

(1)内容

国民年金被保険者期間中あるいは60歳から65歳未満の間に初診日がある傷病により障害者となったとき、または初診日が20歳未満の

表11 障害等級表

程度	番号	障害の状態
1級	1	両眼の視力の和が0.04以下のもの
	2	両耳の聴力レベルが100デシベル以上のもの
	3	両上肢の機能に著しい障害を有するもの
	4	両上肢のすべての指を欠くもの
	5	両上肢のすべての指の機能に著しい障害を有するもの
	6	両下肢の機能に著しい障害を有するもの
	7	両下肢を足関節以上で欠くもの
	8	体幹の機能に座っていることができない程度又は立ちあがることができない程度の障害を有するもの
	9	前各号に掲げるもののほか、身体の機能の障害又は長期にわたる安静を必要とする病状が前各号と同程度以上と認められる状態であって、日常生活の用を弁ずることを不能ならしめる程度のもの
	10	精神の障害であって、前各号と同程度以上と認められる程度のもの
	11	身体の機能の障害若しくは病状又は精神の障害が重複する場合であって、その状態が前各号と同程度以上と認められる程度のもの
2級	1	両眼の視力の和が0.05以上0.08以下のもの
	2	両耳の聴力レベルが90デシベル以上のもの
	3	平衡機能に著しい障害を有するもの
	4	咀嚼の機能を欠くもの
	5	音声又は言語機能に著しい障害を有するもの
	6	両上肢のおや指及びひとさし指又は中指を欠くもの
	7	両上肢のおや指及びひとさし指又は中指の機能に著しい障害を有するもの
	8	一上肢の機能に著しい障害を有するもの
	9	上肢のすべての指を欠くもの
	10	一上肢のすべての指の機能に著しい障害を有するもの
	11	両下肢のすべての指を欠くもの
	12	一下肢の機能に著しい障害を有するもの
	13	一下肢を足関節以上で欠くもの
	14	体幹の機能に歩くことができない程度の障害を有するもの
	15	前各号に掲げるもののほか、身体の機能の障害又は長期にわたる安静を必要とする病状が前各号と同程度以上と認められる状態であって、日常生活が著しい制限を受けるか、または日常生活に著しい制限を加えることを必要とする程度のもの
	16	精神の障害であって、前各号と同程度以上と認められる程度のもの
	17	身体の機能の障害若しくは病状又は精神の障害が重複する場合であって、その状態が前各号と同程度以上と認められる程度のもの

傷病で障害者となった場合に支給される。重症心身障害者病棟の入所者は、20歳未満時の傷病により障害者となったため後者に該当する。

(2) 受給要件

障害基礎年金の障害等級表(**表11**)で定められた障害状態であること

(3) 支給額(2、4、6、8、10、12月支給)

1級：月額　82,175円

2級：月額　65,741円(平成23年度)

(4) 窓口

市区町村国民年金担当課

(5) 根拠法令・通知

国民年金法、国民年金法施行令別表

2) 特別児童扶養手当[9]

(1) 内容

心身に障害のある児童の扶養のために、その父母または養育者に対して手当を支給する制度。

(2) 対象

次のいずれかに該当する20歳未満の障害児(障害の程度は国民年金障害基礎年金と同程度)を養育している者。ただし、児童が児童福祉法の施設に入所している場合、児童が病院または診療所に継続して3か月以上入院している場合、対象となる児童が他の公的年金を受給している場合、本人及び扶養義務者などの前年の所得が限度額以上の場合を除く。

① 身体障害者手帳1～4級(一部)または療育手帳を所持するもの。(知的障害の軽度の程度該当する場合、その一部は対象とならない)

② 上記と同程度の疾病または精神の障害があるもの

(3) 支給額

1級：月額　50,550円

2級：月額　33,670円　(平成23年度)

(4) 窓口

各区の福祉・介護保険課(福岡市)、市町村担当課(福岡市外)

3) 特別障害者手当[9]

(1) 内容

著しく重度の障害があるために日常生活において常時特別の介護を必要とする20歳以上の在宅の重度障害者に対して手当を支給する制度。

(2) 対象

20歳以上の重度障害者で次のいずれかに該当する者。ただし、本人が重症心身障害児施設等の児童福祉法の施設、障害者自立支援法の施設に入所している場合、病院または診療所に継続して3か月以上入院している場合、本人及び扶養義務者などの前年の所得が限度額以上の場合を除く。

① 身体障害者手帳1、2級の障害がある

② 療育手帳の重度に該当し身体障害が重複している

③ 上記の障害と同程度の疾病または精神の障害がある

(3) 支給額(2、5、8、11月支給)

月額　26,340円(平成23年度)

(4) 窓口

各区保健福祉センター(福岡市)、市町村担当課(福岡市外)

4) 障害児福祉手当[9]

(1) 内容

日常生活に常時の介護を要する20歳未満の重度障害児に対して手当を支給する制度。

(2) 対象

20歳未満の重度障害児で、次のいずれかの障害を有する者。ただし、児童が児童福祉法の施設に入所している場合、対象となる児童が他の公的年金を受給している場合、本人及び扶養義務者などの前年の所得が限度額以上の場合を除く。

① 身体障害者手帳1、2級(一部)または療育手帳の重度の程度で、日常生活において常時介護を必要とする者

②上記と同程度の疾病または精神の障害があるもの
(3) 支給額(2、5、8、11月支給)
月額　14,330円　(平成23年度)
(4) 窓口
各区役所福祉・介護保険課(福岡市)住所地の福祉事務所または町村担当課(福岡市外)

5) 福岡市重度心身障害者福祉手当[8]
(1) 内容
重度の心身障害児・者の福祉増進のために、市独自で実施している手当
(2) 対象
以下のいずれも満たす者。
①身体障害者手帳1級または療育手帳A1・A2を所持する者。もしくは、判定機関において知的障害の程度は重度と判定された者。
②9月1日現在で市内に居住し、かつ住民基本台帳に記録されている者。あるいは本市の介護給付費等による支給決定または措置により障害児・者の施設等に入所している者(以上の要件は、11月30日まで継続することが必要)
(3) 支給額(毎年12月支給)
在宅者：年額　20,000円
施設入所者：年額　15,000円(平成23年度)
(4) 受付期間
9月1日〜10月31日
(5) 窓口
各区の福祉・介護保険課

6) 心身障害者扶養共済制度[9]
(1) 内容
心身障害者を扶養している保護者が加入者となり、一定の保険料掛金を納めて、加入者が死亡または重度の障害者となったときに、心身障害者に対し年金を支給し、保護者亡き後の心身障害者の生活の安定を図る。任意加入方式で、障害者1人につき2口まで加入できる。

(2) 加入対象
・保護者要件(いずれにも該当)
①実施主体である道府県(政令指定都市)に住所を有する者
②65歳未満であること
③特別の疾病、または障害を有せず、心身障害者扶養共済の対象となることができる者(加入審査有)
・障害児・者の要件(いずれかに該当)
①知的障害児・者
②身体障害者手帳1、2、3級所持者
③精神または身体的に永続的な障害を有する者で①②と同程度の障害を有する者
(3) 掛金額
保護者の加入時の年齢により異なり、平成20年4月1日以降の加入者については、1口加入の場合9,300円(加入時35歳未満)〜23,300円(加入時60〜65歳)となっている。
(4) 給付金
・年金額　1口につき月額20,000円
・弔慰金　障害者が加入者の生存中に死亡した場合に支給。加入期間により異なり、平成20年4月1日以降の加入者については、50,000円(1〜4年加入)〜250,000円(20年以上加入)、平成20年3月31日以前の加入者については、30,000円(1〜4年加入)〜150,000円(20年以上加入)となっている。
(5) 窓口
各区の福祉・介護保険課(福岡市)、市区町村障害者福祉担当課

5. ノーマライゼーション

ノーマライゼーションとは、「障害者を排除するのではなく、障害を持っていても健常者と均等に当たり前に生活できるような社会こそがノーマル(普通)な社会である」という考え方をいう。　その発端

は、1950年代、デンマークの知的障害者の親の会が、巨大な知的障害者施設(コロニー)の中で、入所者が非人間的な扱いを受け、多くの人権侵害が行われていることを知り、この状況を改善しようと運動を始めたことにある。どのような障害があろうと、一般の市民と同等の生活と権利が保証されなければならないという考え方が、デンマークのバンク・ミケルセンにより初めて提唱され、デンマークの法律として1959年に成立した。今日では、これが福祉の考え方の基本原点になっているが、このように考えられるようになるまでには、多くの歴史的変遷があり、日本でも従来は「福祉」といえば「収容保護」が当然と考えられてきた。

日本では、1992年にノーマライゼーションの思想に基づき策定された「障害者基本法」や、1994年に策定された「障害者プラン　ノーマライゼーション7ヵ年戦略」により、障害のある人々が社会構成員として地域で共に生活を送れるように、住まいや活動の場の保障、安全な暮らしの確保と自由な社会参加を可能にしようというバリアフリーの促進などが取り組まれた。そして、2003年4月にはこれらを踏まえながら支援費制度の導入、2006年には障害者自立支援法が施行された。現在では、ノーマライゼーションの考え方は障害者福祉に限定されることなく、広範囲の福祉の理念として発展している。

Ⅷ. 重症心身障害児・者施設における入所ならびに退所

1. 入所

平成24年4月から、すべての重症心身障害児・者施設、病棟は、障害者自立支援法および児童福祉法の改正に伴い、18歳以上の重症心身障害者は「療養介護サービス」、18歳未満の重症心身障害児は「医療型障害児入所支援」を受けることとなった(経過措置が平成30年まで)。行政機関への基本的な入所手続きを下記に示す。

近年、新たに入所を希望される児・者は、以前よりも重症化している傾向があり、病態や入所後の状態も想定して慎重に対応することが必要である。特に、最近NICUからの入所希望が増加しているが、家族に入院環境の違いをよく理解してもらうことや、入院病院を訪問し病態の把握を十分に行う等、慎重な対応が求められる。また、福岡病院の療養介護移行後は、従来の児童相談所の管轄から市町村の管轄へ移ることとなったが、入所の申込みや問い合わせを、直接病院で受けるケースが見られるようになってきている。入所希望者のリスト作成なども行う必要が生じてきたので、院内で検討委員会を開催し、入所希望連絡から、待機リスト作成、入所決定に至るまでの会議を行っている。地域の施設の情報を共有し、入所を決定するシステムのある地域もあるが、スムーズに機能していない地域は、行政も含めた地域のネットワーク作りが求められる。

○「療養介護サービス」の申請(18歳以上)

①療養介護サービス利用を市町村に申請する。

↓

②認定調査員による本人の状況の調査をもとに市町村は障害程度区分の一次判定を行う。

↓

③医師に意見書を作成してもらい提出する。

↓

④市町村の審査会で二次判定(医師の意見書を考慮)を行い、障害程度区分を決定する。重症心身障害児・者を対象とした療養介護施設への入所には障害程度区分5以上の認定が必要。

↓

⑤市町村は市町村審査会の意見を聴取し、サービス支給決定のおこない、受給者証を交付する。加えて「療養介護医療受給者証」を交付する。

↓

⑥病院とサービス利用契約を結ぶ。

第1章　総論

○「医療型障害児入所支援」の申請（18歳未満）
①医療型障害児入所支援サービスの利用を居住地域の児童相談所に申請する。
↓
②児童相談所が障害の種類や程度の把握のために調査を行った上で支給の要否を決定。
↓
③児童相談所は「障害児入所受給者証」を交付する。加えて「障害児入所医療受給者証」を交付する。
↓
④病院とサービス利用契約を結ぶ。

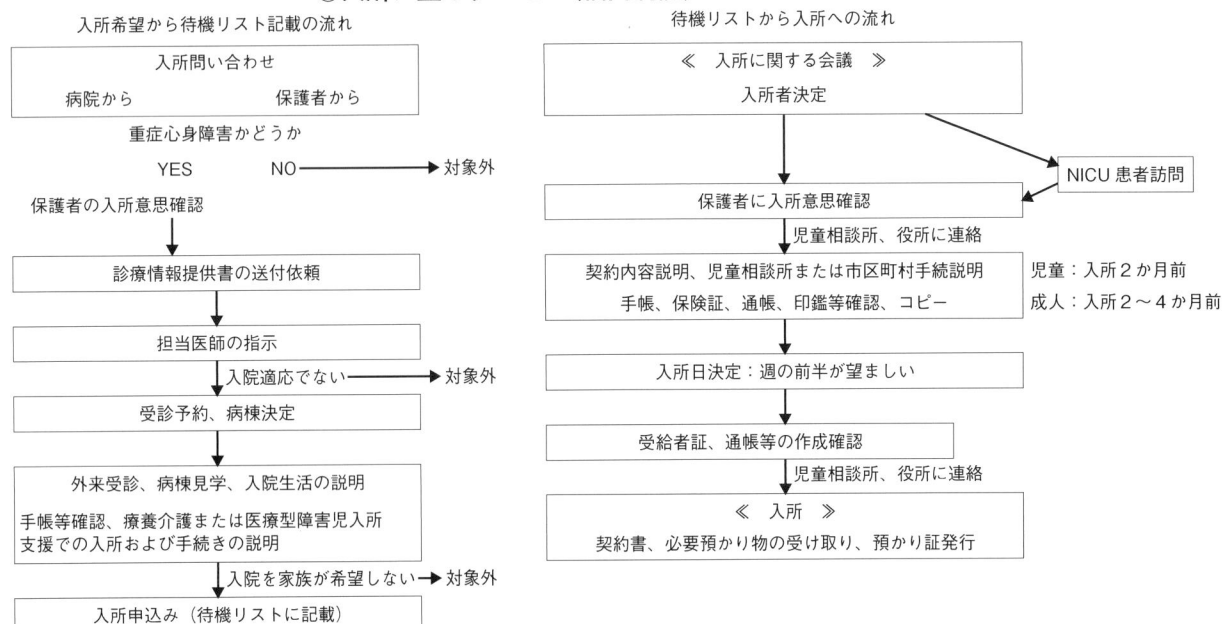

○**入所に至るプロセス（福岡病院）**

入所希望から待機リスト記載の流れ

入所問い合わせ（病院から／保護者から）
↓
重症心身障害かどうか　YES／NO→対象外
↓
保護者の入所意思確認
↓
診療情報提供書の送付依頼
↓
担当医師の指示
↓
入院適応でない→対象外
↓
受診予約、病棟決定
↓
外来受診、病棟見学、入院生活の説明
手帳等確認、療養介護または医療型障害児入所支援での入所および手続きの説明
↓
入院を家族が希望しない→対象外
↓
入所申込み（待機リストに記載）

待機リストから入所への流れ

《　入所に関する会議　》
入所者決定
↓（NICU患者訪問）
保護者に入所意思確認
↓
児童相談所、役所に連絡
↓
契約内容説明、児童相談所または市区町村手続説明
手帳、保険証、通帳、印鑑等確認、コピー
（児童：入所2か月前／成人：入所2〜4か月前）
↓
入所日決定：週の前半が望ましい
↓
受給者証、通帳等の作成確認
↓
児童相談所、役所に連絡
↓
《　入所　》
契約書、必要預かり物の受け取り、預かり証発行

2．退所

　退所の理由には、在宅移行、他の施設へ変更、死亡等がある。

　在宅移行（地域移行）の場合は、早期から退所に向けた取り組みを計画的に行なうことが必要である。個別支援計画に将来の退所に向けた取り組みを、段階的、計画的に記載して、家族支援も含めてチームで実行していくことが重要である。時間をかけてきめ細かい援助や指導（詳しくは第3章のⅧ「退院指導」参照）を行っていくことが鍵である。また計画的に指導プランを立てて行われた地域移行に関しては、地域移行加算が付けられている。

　今後の福祉の動向として、ノーマライゼーションの考えを基本とした在宅生活への支援に重点が置かれており、脱施設化、地域移行が推進されてきている。長期的な視野に立ち、医療的重症度も考慮して地域移行のプログラムを実践していくことも考えていく必要があると思われる。

　退所については、施設から児童相談所または管轄の市町村福祉事務所へ、退所や死亡の連絡、手続きを行う必要がある。施設変更は変更先の施設や事業所により給付が異なるため、児童相談所または福祉事務所に新たなサービス利用申請等を行う必要がある。

　在宅等で利用できる、現在の（障害者自立支援法下での）様々な福祉サービスに関しては、**表12、13、14、図5**に概略を示す。

表12　介護給付

居宅介護(ホームヘルプ)	自宅で、入浴、排せつ、食事の介護等を行う。
重度訪問介護	重度の肢体不自由者で常に介護を必要とする人に、自宅で、入浴、排せつ、食事の介護、外出時における移動支援などを総合的に行う。
行動援護	自己判断能力が制限されている人が行動するときに、危険を回避するために必要な支援、外出支援を行う。
重度障害者等包括支援	介護の必要性がとても高い人に居宅介護等複数のサービスを包括的に行う。
児童デイサービス	障害児に、日常生活における基本的な動作の指導、集団生活への適応訓練等を行う。
短期入所(ショートステイ)	自宅で介護する人が病気の場合などに、短期間、夜間も含め施設で、入浴、排せつ、食事の介護等を行う。
療養介護	医療と常時介護を必要とする人に、医療機関で機能訓練、療養上の管理、看護、介護及び日常生活の世話を行う。
生活介護	常に介護を必要とする人に、昼間、入浴、排せつ、食事の介護等を行うとともに、創作的活動又は生産活動の機会を提供する。
障害者支援施設での夜間ケア等(施設入所支援)	施設に入所する人に、夜間や休日、入浴、排せつ、食事の介護等を行う。
共同生活介護(ケアホーム)	夜間や休日、共同生活を行う住居で、入浴、排せつ、食事の介護等を行う。

表13　訓練等給付

自立訓練(機能訓練・生活訓練)	自立した日常生活又は社会生活ができるよう、一定期間、身体機能又は生活能力の向上のために必要な訓練を行う。
就労移行支援	一般企業等への就労を希望する人に、一定期間、就労に必要な知識及び能力の向上のために必要な訓練を行う。
就労継続支援(A型＝雇用型、B型)	一般企業等での就労が困難な人に、働く場を提供するとともに、知識及び能力の向上のために必要な訓練を行う。
共同生活援助(グループホーム)	夜間や休日、共同生活を行う住居で、相談や日常生活上の援助を行う。

表14　地域生活支援事業

移動支援	円滑に外出できるよう、移動を支援する。
地域活動支援センター	創作的活動又は生産活動の機会の提供、社会との交流等を行う施設です。
福祉ホーム	住居を必要としている人に、低額な料金で、居室等を提供するとともに、日常生活に必要な支援を行う。

第1章　総論

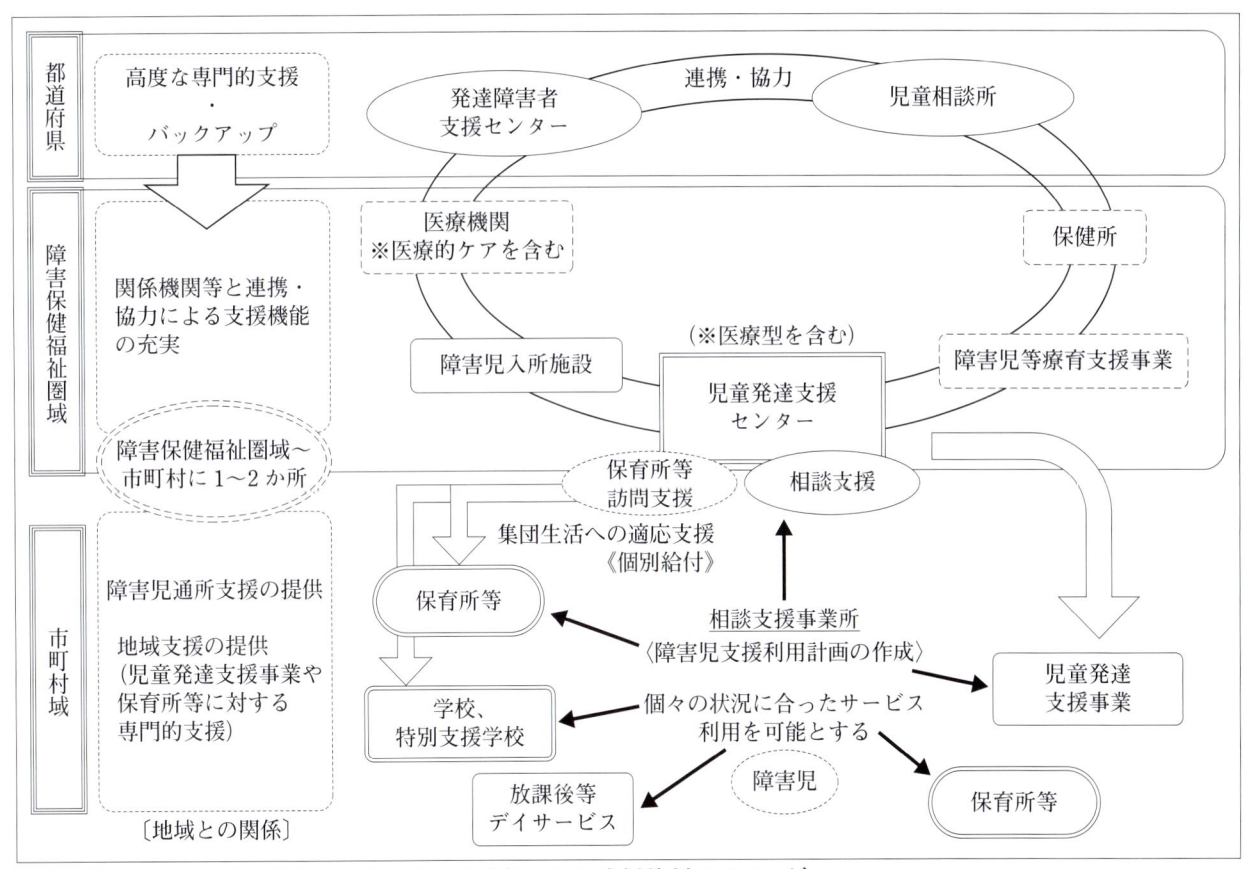

図5　地域における児童発達支援センターを中核とした支援体制のイメージ

IX. 重症心身障害児・者の人権と権利擁護

1. 近年の障害福祉施策に見る障害者の権利

障害者の人権、権利擁護の考え方、在り方は、2006年の国連における障害者権利条約の採択により大きなうねりとなってその後の障害福祉施策に影響を与えている。日本政府は2007年に条約に署名し、現在は批准に向けて国内法の整備という抜本的な改革をしているところである。条約は、憲法に次ぐ効力、一般法よりも優位にあるとされ、条約に違反する法律は理論上無効ということになる。そのため、条約と国内法との間に整合性を持たせなければならない[15]。つまり、現在検討が進められている、障害者自立支援法に代わる新たな法律、障害者総合支援法(2013年施行予定)が必要となった大きな背景には、まさに障害者権利条約への批准があるのである。

障害者権利条約は、すべての障害者によるあらゆる人権及び基本的自由の完全かつ平等な享有を促進し、保護し、及び確保すること並びに障害者の固有の尊厳の尊重を促進することなどを目的としている[16]。特に、第5条(平等及び差別されなこと)において合理的配慮の確保が求められている。また、第19条では、「すべての障害者が他の者と平等の選択の機会をもって地域社会で生活する平等の権利を認める」とし、「(a)障害者が、他の者と平等に、居住地を選択し、及びどこで誰と生活するかを選択する機会を有すること並びに特定の居住施設で生活する義務を負わないこと」、「(b)地域社会における生活及び地域社会への受入れを支援し、並びに地域社会からの孤立及び隔離を防止するために必要な在宅サービス、居住サービスその他の地域社会支援サービ

ス（人的支援［personal assistance］を含む）を障害者が利用することができること。」を締結国は確保するとしている。このように条約では、障害者を保護の客体から権利の主体へと転換し、インクルーシブな共生社会を創造することを目指している点が大きな特徴といえる[16]。

障害者総合支援法の制定に向けて検討を重ねている障がい者制度改革推進会議総合福祉部会では、障害者権利条約の内容を基礎に、障害者総合支援法が目指すべきポイントとして以下の6つを提言している[16]。第一は、「障害のない市民との平等と公平」であり、障害があっても市民として尊重され、誇りを持って社会に参加するための平等性と公平性が確保されるよう、法はそれを裏打ちするものでなくてはならないということである。第二は、「谷間や空白の解消」であり、従来の障害者福祉施策においてみられた障害種別間による制度の谷間や制度間の空白を解消していくことである。第三は、「格差の是正」であり、障害者はどこに暮らしていても一定の水準の支援が受けられるよう、地方自治体間の限度を超え合理性を欠くような格差について是正していくということである。第四は、「放置できない社会問題の解決」である。精神障害者の「社会的入院」や地域での支援不足による知的や重複の障害者等の長期施設入所、障害者の介助について家族への大部分の依存といった問題に対して、これらを解決するために地域での支援体制を確立するとともに、効果的な地域移行支援プログラムを実施するということである。第五は、「本人のニーズに合った支援サービス」であり、個々の障害とニーズが尊重されるような新たな支援サービスの決定システムを開発し、サービスを決定する際には本人の希望や意思が表明でき、それが尊重される仕組みを整えるということである。第六は、「安定した予算の確保」であり、現在の国・地方における深刻な財政状況の中でも、制度を実質化させていくための障害福祉予算確保のため、給付・負担の透明性、納得性、優先順位を明らかにしていくということである。

このように、今後の障害福祉施策は障害者権利条約の中で謳われている障害者の権利を基本に大きく変革していくものと予測される。

2. 障害者権利条約と重症心身障害児・者の支援

障害者権利条約（以下、権利条約）には、私達が日頃、重症心身障害児・者への支援を行うにあたり、基本的なこととして踏まえておかなければならない点がある。以下は、北住（2011）が権利条約との関連から重症心身障害児・者への支援について述べたものを基にまとめた[15]。

権利条約第10条「生命に対する権利」[16]では、「締結国は、すべての人間が生命に対する固有の権利を有することを再認識し、また、障害のある人が他の人との平等を基礎として当該権利を効果的に享有することを確保するためのすべての必要な措置をとる」とされている。また、第25条「健康」において、「締結国は、障害のある人が障害に基づく差別なしに到達可能な最高水準の健康を享受する権利を有することを認める」と述べられている。これらは、どのような障害があっても障害のある人々の生命を支え、健康を保つための最大限の努力を国が行うべきであると示している。超重症児や準超重症児あるいは医療的支援が必要な重症心身障害児・者の生命を守り支え、障害がありながらもその人なりの健康が保てるよう様々な職種で連携し支援にあたることは、重症心身障害児・者の生きるための権利を守るという点において最も基盤となるのである。

権利条約第24条「教育」[16]では、「障害のある人が、その人格、才能、創造力並びに精神的及び身体的な能力を可能な最大限度まで発達させること」と述べられている。また、第30条「文化的な生活、レクリエーション、余暇及びスポーツへの参加」では、締結国は、障害者が他の者と平等に文化的な生活、レクリエーション、余暇及びスポーツの活動に参加する権利を認めるものとし、そのためのすべての適当な措置をとることとしている。重症心身障害児・者

への支援においては、生命と健康を守り支えるというだけではなく、教育や文化的活動、レクリエーションや余暇活動等によって、重症心身障害児・者の発達を支え、生活の質を高めて豊かに生きるための支援も併せて行うことが、重症心身障害児・者への支援を行う者にとっての責務であるということを忘れてはならない。

権利条約第19条「自立した生活及び地域社会に受け入れられること」[16]では、「締結国は、すべての障害者が他の者と平等の機会をもって地域社会で生活する平等の権利を認めるものとし、障害者が、この権利を完全に享受し、並びに地域社会に完全に受入れられ、及び参加することを容易にするための効率的かつ適当な措置をとる」と述べられている。これは、日常的に医療的支援を必要とする重症心身障害児・者であっても、地域社会で生活していけるように必要な支援を行わなければならないということである。しかし、現実問題として重症心身障害児・者の地域社会での生活は、本人の医療度の高さや主な介護者となる家族の状況、地域で利用可能な社会資源の状況等により難しい場合も多いといえる。これまで重症心身障害児・者施設は、通園や短期入所、日中一時支援等で、重症心身障害児・者の在宅生活を支えるための支援を発展させてきた。しかし、質、量ともに十分であるとは言えないのが現状であり、どのような状態の重症心身障害児・者であっても安全に安心して地域社会で豊かに生活するためには、地域での社会資源のさらなる充実が大きな課題といえよう。

権利条約第23条「家庭及び家族の尊重」[16]におい

表15 成年後見制度のしくみ

		補助開始の審判	保佐開始の審判	後見開始の審判
要件	対象者（判断能力）	精神上の障害等（認知症・知的障害者・精神障害など）により事理を弁識する能力が不十分な者	精神上の障害等により事理を弁識する能力が著しく不十分な者	精神上の障害等により事理を弁識する能力を欠く常況にある者
開始の手続	申立権者	本人、配偶者、4親等内の親族、検察官など 任意後見受任者、任意後見人 任意後見監督人（市町村長）		
機関の名称	本人の同意	必要	不要	
	本人	被補助人	被保佐人	成年被後見人
	保護者	補助人	保佐人	成年後見人
	監督人	補助監督人	保佐監督人	成年後見監督人
同意権・取消権	対象	申立の範囲内で家庭裁判所が定める「特定の法律行為」	民法13条1項各号所定の行為	日常生活に関する行為以外の行為
	手続	補助開始の審判＋同意権付与の審判＋本人の同意	保佐開始の審判	後見開始の審判
	取消権者	本人・補助人	本人・保佐人	本人・成年後見人
代理権	対象	申立の範囲内で家庭裁判所が定める「特定の法律行為」		財産に関するすべての法律行為
	手続	補助開始の審判＋代理権付与の審判＋本人の同意	保佐開始の審判＋代理権付与の審判＋本人の同意	後見開始の審判
	本人の同意	必要		不要
責務	身上配慮義務	本人の心身の状態および生活の状況に配慮する義務		

ては、「締結国は障害のある児童が家庭生活について平等の権利を有することを確保する」、また「いかなる場合にも、児童は、自己が障害を有すること又は父母の一方若しくは双方が障害を有することを理由として父母から分離されない」と述べられている。障害者総合福祉法の制定に向けて設置された障がい者制度改革推進会議総合福祉部会では、この第23条の条文が論点となり、重症心身障害児・者の施設入所は人権侵害であり、地域移行させるべきという意見が出されたとの報告がある[17]。これについては北住(2011)が、同じ条文の中に「子の最善の利益は至上である」とあるように、重症心身障害児・者にとっての「最善の利益」とは何かを生命への権利、健康への権利、人格を尊重される権利を基本としつつ、家族と暮らす権利、地域で暮らす権利、教育を受ける権利、個人の発達を達成することの権利、文化的な生活を送る権利などを総合的に考慮して判断すべきであると述べているように、地域生活が可能となるよう社会資源の充実化を図るとともに、画一的な対応ではなく個々の重症心身障害児・者に応じた柔軟な対応が望まれる。

3. 権利擁護のためのサポート制度

1) 成年後見制度[18)19)]

成年後見制度とは、判断能力の不十分な人(本人)を法律的に保護し、支えるための制度である(表15)。制度は、本人の判断能力の程度によって、成年後見、保佐、補助の3つに区分され、家庭裁判所が判断能力の十分でない人のために援助者を選び、この援助者が、医療や介護に関する契約、預金の払戻や解約、遺産分割の協議、不動産の売買など本人のために活動する。

成年後見制度には、任意後見と法定後見がある。任意後見は、将来自分の判断能力が低下し、日々の暮らしや財産管理が不自由になった場合に備え、その世話や事務を代行する後見人を前もって指定し、援助してもらう内容についてあらかじめ具体的に定めておく制度である。法定後見は、任意後見の準備がなく、判断能力が失われたときに家族や市長村長等が家庭裁判所に後見人の選任を申し立てるものである。いずれも申立先は家庭裁判所となっている。

平成24年4月からは、成年後見制度利用支援事業が必須事業化となる[20)]。事業では、障害福祉サービスの利用の観点から成年後見制度を利用することが有用であると認められる障害者で、制度利用に要する費用について補助を受けなければ成年後見制度の利用が困難であると認められるものに対して、申立てに要する経費(登記手数料、鑑定費用等)及び後見人等の報酬の全部または一部を行政が助成する仕組みとなっている。

2) 第三者の訪問による権利擁護(オンブズパーソン)制度[20)]

現在整備が進められている障害者総合支援法(2013年施行予定)では、障害者の権利侵害に対して、障害者本人の側に立って権利侵害の調査や改善を行うことを目的とする「第三者の訪問による権利擁護(オンブズパーソン)制度」の創設が検討されている。制度では、国が、都道府県ないし政令指定都市単位で、障害者それぞれの生活領域(入所施設等における生活、日中場面や就労の場等)や場面(地域移行等)において、障害者の求めに応じ、障害者本人を含む権利擁護サポーター等の第三者が訪問面会を行う権利擁護のための整備を行うことを定めようとしている。

3) 障害者虐待防止法[21)]

平成24年10月より障害者虐待防止法が施行された。この法律の目的は、障害者に対する虐待は障害者の尊厳を害するものであることを鑑み、虐待の防止、早期発見、虐待を受けた障害者に対する保護や自立の支援、養護者に対する支援等を行うことにより障害者の権利利益の擁護に資すること、とされている。

法律では「障害者虐待」を、①養育者による障

害者虐待、②障害者福祉施設従事者等による障害者虐待、③使用者による障害者虐待と定義し、虐待の類型として、①身体的虐待、②性的虐待、③心理的虐待、④放棄・放任、⑤経済的虐待の5つを示している。重症心身障害児・者の支援に関わる職員は、特に「障害者福祉施設従事者等による障害者虐待」について、その内容を十分に把握しておくことが必要であろう。

障害者支援施設等では、利用者の自傷行為や他傷行為等の問題行動への対策、安全への配慮の面から、やむを得ず利用者の身体を拘束したり居室に隔離したりする等の行動抑制をすることがある。障害者虐待防止法では、「正当な理由なく障害者の身体を拘束すること」は身体的虐待とされ、車椅子やベッド等に縛り付けること、手指の機能を制限するためにミトン型の手袋を付けること、行動を制限するために介護服(つなぎ服)を着せること、支援者が自分の体で利用者を押さえつけて行動を制限すること、行動を落ち着かせるために向精神薬を過剰に服用させること、自分の意思で開けることのできない居室等に隔離することは身体拘束に該当するとされている。身体拘束はやむを得ず行う場合であっても、その必要性を慎重に判断するとともに、その範囲は最小限にしなければならない。具体的には、利用者本人または他の利用者の生命、身体、権利が危険にさらされる可能性が著しく高いのかの「切迫性」、身体拘束その他の行動制限を行う以外に代替する方法がないのかの「非代替性」、身体拘束その他の行動制限は一時的なものであるのかの「一時性」といった、これら3要件についてすべて該当するかどうかを慎重に判断しなければならない。また、判断にあたっては、支援方針について権限を持つ職員が出席しての会議等で検討し組織として決定すること、個別支援計画に身体拘束の様態や時間、緊急やむを得ない理由等を記載すること、利用者本人や家族へ十分に説明し了解を得ること、身体拘束を行った場合の様態とその時間、その際の利用者の心身の状況、緊急やむを得ない理由等の必要事項を記録に残すこと等の適切な手続きを踏むことが必要である。同時に、身体拘束の解消に向けての道筋を明確にして職員全体で取り組むことが必要である。

4. 重症心身障害児・者支援における倫理

障害者の権利、権利擁護の重要性が強く謳われている近年の障害福祉施策の動向は、障害者の直接支援に関わる施設、職員にとってこれまで以上に人権意識、倫理観が問われてくるといえる。特に、重症心身障害児・者は、何らかの権利侵害にあってもこれを被害と認識することは難しい。また、被害として認識できたとしても、周囲の者に訴える能力を持っていない場合が多い。それだけに障害者の人権や倫理的側面についての認識やモラルが施設全体の組織として、また職員一人ひとりに常に問われているということを自覚することが重要である。また日頃から、重症心身障害児・者との関わりにおいて、自分だけ、施設内だけのルールではなく、客観的あるいは社会的に見て妥当な関わり方であるのかどうかを考え、職員間でも意見交換等を定期的に行い振り返ることが必要である。そして、個々の重症心身障害児・者への総合的な支援の方針や生活全般の質を向上させるための課題等を記載した個別支援計画を作成し、それに基づいて個々のニーズに応じた個別的な支援を日々実践することが、重症心身障害児・者一人ひとりの尊厳を保ちながら彼らが自分らしく生活できる環境を作ることにつながるであろう。

第2章 疾患と看護

Ⅰ．基本病態と看護

1．脳性麻痺

脳性麻痺は厚生省脳性麻痺研究班定義によれば受胎から新生児(生後4週間以内)までの間に生じた脳の非進行性病変に基づく永続的な、しかし変化しうる運動及び姿勢の異常である。その症状は、満2歳までに発現する。進行性疾患や一過性の運動障害、または将来正常化されるであろうと思われる運動発達遅延は除外するとされている。運動発達の遅れ、筋緊張低下や亢進、体重増加不良、音への敏感さなどがきっかけに診断されることが多い。脳性麻痺は運動機能障害を主とし、高率に精神遅滞やてんかんを合併するが、それらはあくまで合併症であり、精神遅滞を合併しない脳性麻痺児・者も少なからず存在する。発生頻度(出生1,000人あたり)は、1950年代後半2.5、1970年代0.6、1981年以降1.0で、近年増加傾向にある。

治療としては、抗痙攣薬(痙攣発作のコントロール)、筋弛緩薬(筋緊張緩和・不随運動)などの薬物療法などの対症療法を行う。変形拘縮をできるだけ予防し、残存機能を最大限に引き伸ばす機能訓練が重要である。

生命の予後については、医療や看護の進歩により以前より改善されていると推定される。死亡原因として、呼吸器感染が最も多い。

1)原因

出生前、周産期、出生後の様々な脳への障害が原因となりうる。患児の3割以上は出生時の体重が2,500g未満の低出生体重児であり、脳の無酸素症や出生時の頭部外傷などが大きな原因と考え

表16 重症心身障害の原因疾患とその発生率

発生時期	主要な原因	発生率(年齢別人口1,000あたり)
Ⅰ．胎生期 (受精から周産期直前)	遺伝子異常 染色体異常(ダウン症候群など) 脳血管障害 低酸素症 脳形成異常	0.6前後
Ⅱ．周産期から新生児期 (生後4週まで)	低酸素性脳症、未熟児 脳循環障害、頭蓋内出血 低血糖症、髄膜炎、脳炎 高ビリルビン血症(核黄疸)	0.4前後
Ⅲ．生後5週から18歳まで	脳炎、髄膜炎、脳症 頭部外傷、脳血管障害 てんかん重積発作 不慮の事故(溺水・窒息など)による低酸素性脳症の後遺症	0.3前後(推定)

(江草安彦監修、重症心身障害療育マニュアルより抜粋、一部改変)

られる。過去、新生児高ビリルビン血症の治療が行えなかった時代には、それが脳性麻痺の大きな原因であったが、現在は稀である。先天性の脳奇形や胎児期の脳血管閉塞が原因のこともあるが、原因不明である場合も少なくない。

2）症状

症状は、軽い運動機能障害（麻痺）や姿勢の異常のみのこともあるが、知的な障害やてんかん、言語・視覚・聴覚・知覚障害、嚥下障害、便秘など多彩な随伴症状を伴う。

(1) 分類

①筋緊張の状態による分類

a．痙直型（脳性麻痺全体の80〜90％）
- 強度の筋緊張
- 病理学的には錐体路障害で、皮質の運動中枢を中心としてその経路・周辺部が侵されている
- 伸展反射の亢進に伴う腱反射の亢進
- 受動運動に対する抵抗
- 両側性の場合下肢交叉が多い
- 後弓反張緊張性頸反射を伴い知能障害を伴う
- 痙攣発作を伴うことが多い

b．アテトーゼ型（10％程度）
- 四肢顔面など筋群の不随運動で、精神の緊張や体を動かそうとした時に増強する
- 深部腱反射は亢進しているが安静睡眠時には正常
- 知能は比較的高い
- 拘縮はしにくい
- 病変部は主として基底核にある

c．強剛型
- 筋の緊張が全体として亢進し、関節運動に際し持続的・全体的に抵抗がある
- 重度の知能障害
- 基底核の障害を主とした脳の広範囲に見られる障害

d．失調型
- 目的にかなった運動が正しくできない状態・バランスの喪失
- 小脳病変

e．振戦型
- 四肢の細かい律動的な不随運動を示す
- 基底核・小脳の障害

f．無緊張
- 低緊張型
- 筋緊張の低下を症状とするもの、筋の刺激を与えても反応性が低下している

g．混合型

h．分類不能

②麻痺の状態による分類

a．単麻痺……………一肢のみの運動麻痺
b．対麻痺……………両下肢の運動麻痺、大部分は痙性麻痺
c．両麻痺、片麻痺…一側の上下肢の運動麻痺
d．三肢麻痺…………三肢が障害を呈するもの、両下肢と一肢上肢の組み合わせが多い
e．四肢麻痺…………四肢の運動麻痺、片麻痺が両側性に起こった場合、痙性麻痺、対麻痺がさらに上方へ広がった場合、弛緩性四肢麻痺の形をとる
f．両側片麻痺………四肢痙直性麻痺で両上肢の方が両下肢よりも随意運動麻痺筋緊張の亢進が強いもの

3）看護

(1) 観察項目

運動機能障害の程度　麻痺の程度　姿勢の異常（変形・拘縮の程度）　日常生活動作　知的障害の程度

言語障害・視覚障害・聴覚障害・知覚障害、嚥下障害、便秘などの随伴症状の有無
　　　小児の成長・発達の程度
　　　情緒的・社会的発達の状況
(2) 個人に応じた日常生活の援助を行う。
　①食事の援助
　　　摂食嚥下機能の判定を行い、体位を調整し、個人個人に応じた食事の形態（ペースト、キザミなど）を選択し、スプーンなどの自助具を使用し、できない部分のみ介助する。食事は、安全に配慮し楽しめるように援助する。
　②排泄の援助
　　　意思表示ができる重症心身障害児・者は、尿器やゴム便器を使用するなど自力排泄を援助する。座位保持ができる重症心身障害児・者は、洋式トイレを使用し自立に向けた援助をする。おむつ着用している患者の排泄パターンを考慮し、援助する。
　③衣類の援助
　　　着脱しやすい季節に応じた衣類の調整を行う。
　　　体温調整が上手くできない重症心身障害児・者が多いので、寒暖の差が激しい時期は衣類や寝具、室温の調整を行う。
(3) 意思疎通の方法を明記して、個人に応じた対応ができるようにする。
　①目の動きや瞬き、表情の変化等患児・者の示す反応を把握しておく。
　②全身の緊張緩和として、呼吸法・マッサージ等のリラクセーションを試みる。リラックスする体位を把握しポジショニングをとるが、安定し安全な体位となるように枕、クッションを利用する。
(4) リハビリテーション（筋肉の緊張コントロールと歩行を含めたADL動作の改善）
　　　筋緊張亢進の緩和、関節可動域（ROM）訓練、変形の予防と進行の緩除化
(5) 肺炎・気管支炎・脱水・痙攣等の合併症を予防する。
　　　意識状態、バイタルサイン、痰の性状などの一般状態を観察・記録し、異常の早期発見に努める。

2. 精神遅滞

　重症心身障害児・者は、その定義にもあるように知的障害を有する。個別的に施行された知能検査でIQがおおよそ70以下である。意思伝達、身辺処理、家庭生活、社会的／対人的技能、地域社会資源の利用、自律性、学習能力、労働、余暇活動、健康、安全等の多くの領域において障害がある。

　発達検査には、田中・鈴木ビネー式、ウェクスラー、遠城寺式乳幼児発達検査、津守・稲毛式発達スクリーニング検査がある。

　IQは平均100、標準偏差15の正規分布をするため、現在一般的に採用される標準偏差以下（IQ70未満）に相当するのは、統計学的におおよそ2.2％である。成長につれて適応能力が身に付き、軽度遅滞の一部は精神遅滞の診断基準を満たさなくなることより、精神遅滞の一般集団における有病率は約1％と考えられている。男女比は、1.5：1である。重症度分類では、軽度が全体の85％、中等度10％、重度3～4％、最重度1～2％の分類である。

　平成11年4月1日以降、わが国では「精神薄弱」という名称を変更して、「知的障害」が公用語となったが、これは、福祉あるいは学校教育分野においてである。学術論文や医学的診断名には、「知的障害（精神遅滞）」あるいは単に「精神遅滞」とする。

　治療は、合併症であるてんかんに対する抗てんかん薬、注意の被転導性（注意散漫であること）に対してメチルフェニデイト、あるいは行動異常を伴うものに対する抗精神病薬や、一部の原疾患に対する遺伝子治療の試みや骨髄移植、先天性代謝異常症における食事療法などがあるが、根本的治療は現時点では実際上困難である。

第2章 疾患と看護論

表17 IQによる精神遅滞の分類

水準	IQ 田中・鈴木ビネー式	IQ ウェクスラー検査法
軽度遅滞（教育可能）	52～67	55～69
中等度遅滞（訓練可能）	36～51	40～54
重度遅滞	20～35	25～39
最重度遅滞	19以下	24以下

表18 精神遅滞とその他の発達障害の早期診断の時期

発見の時期	障害の種類	発見の主な指標
0歳代	染色体異常、先天性代謝異常などに起因する精神遅滞	生物学的検査所見
0～1歳代 1～2歳代	精神遅滞（軽～重度） 精神遅滞（重度～中等度） 自閉症	運動発達の査定表 対人行動言葉の遅れ・遊び
3～5歳代	精神遅滞（軽度） 広汎性発達障害 発達性言語障害 学習障害 注意欠陥多動性障害	社会的行動言葉の遅れ

- 知能指数（IQ＝知能年齢÷生活年齢×100）
- 発達指数（DQ＝成熟年齢÷生活年齢×100）
- ICD-10：精神および行動の障害
  ①軽度　（IQ50～70未満）
  ②中等度（IQ35～50未満）
  ③重度　（IQ20～35未満）
  ④最重度（IQ20未満）

1）原因

(1) 出生前（受胎前、早期胚、胎生期）
　①単一遺伝子病（先天性代謝異常症、変性疾患、神経筋疾患など）
　②染色体異常症（ダウン症候群、5p－症候群、脆弱X症候群、クラインフェルター症候群など）
　③奇形症候群（Cornelia de Lange症候群、Sotos症候群、Pierre Robin症候群など）
　④脳形成障害（小頭症、神経管閉鎖障害、神経細胞遊走障害、髄鞘化傷害など）

　⑤胎内環境の影響
　　a．感染症（サイトメガロウイルス、風疹、トキソプラズマなど）
　　b．催奇形因子（アルコール、薬物、放射線など）
　⑥多因子遺伝性（生理型、家族性）

(2) 周生期
　①子宮内の異常（胎盤機能不全、多胎、超早産児、胎内栄養障害など）
　②新生児期の異常
　　a．低酸素性虚血性脳症（頭蓋内出血、脳室周囲白質軟化症など）
　　b．代謝性疾患（低血糖、高ビリルビン血症など）
　　c．感染症（単純ヘルペス、化膿性髄膜炎など）

(3) 出生後
　①頭部外傷（脳挫傷、頭蓋内出血など）
　②感染症（化膿性髄膜炎、脳炎、脳症）
　③てんかん
　④中毒（鉛など）
　⑤栄養障害
　⑥低酸素性脳症（溺水、窒息など）
　⑦療育不備、社会的要因

(4) 不明

2）症状

　病理型は基礎疾患に特異的な身体症状を伴うが、染色体異常や奇形症候群のみならず生理型精神遅滞であっても小奇形を持つことが多く、顔貌を中心として手指、皮膚などに見られる小奇形の数は精神遅滞の存在や重度の判定に参考となる。

(1) 粗大な運動発達、巧緻な運動発達の遅れ、不器用である。
(2) 言葉による意思伝達の遅れ、人と関わることの乏しさ、感情がコントロールできない。
(3) 注意の被転導性（落ち着きのなさ）と固執性（こだわり）がある。

　精神遅滞児・者は、情報が注意を転導させる

源となり、注意を向けるべき刺激に対して選択力が弱い。
(4) 精神遅滞児・者は、融通性、柔軟性に欠け、いくつかの選択肢があるときでも一つのやり方にとらわれ、こだわることが多い。
(5) 合併症
　①てんかん
　　精神遅滞の20％前後にてんかんを合併する。精神遅滞の重度なものほど、てんかんの合併率が高く、器質的な脳障害をもつものではさらに高い。原疾患にかかわらず、発作の頻発や重積の反復によって精神遅滞が重度化していくことが多い。
　②行動異常
　　重度の遅滞児・者に見られることが多く、判断力の乏しさ、言語による表現能力の困難さ、感情のコントロールの困難さによるものと思われる。爪かみや抜毛、異食、性器いじり、便こね、嘔吐、かんしゃく、自傷行為など一部は遅滞児でなくとも起こりうるものではあるが、遅滞児ではその程度が強く統制が難しい。

3) 看護
(1) 観察項目
　①コミュニケーション
　　言葉による意思伝達、人との関わり方、感情の出し方
　②身辺整理
　　排泄　食事　衣服の着脱　身だしなみなどの技能
　③家庭生活
　　衣類の整理、食事の準備・後片づけ、家の安全など家で生活するための技能
　④社会的技能
　　人と人とのやりとり
　⑤地域社会との技能
　　買い物　交通機関利用
　⑥自己指南性
　　自分で選択出来る　スケジュールに従って行動できる　適切な行動ができる
　⑦実用的学業
　　日常生活に最低限必要となる読み、書き、計算する技能
　⑧健康と安全
　　余暇　仕事
　⑨固執性（こだわり）
　⑩行動異常
(2) 日常生活活動(食事、排泄、衣服の着脱など)の援助
　①食事の援助
　　基本的生活習慣の一環として正しい食習慣を身につけ適切な食事形態の選択や自助具などによる工夫を行い、自分で食べることを目指す。
　　個別性に合わせ自助具（介助スプーンや皿など）を使用する。
　　食事に集中できる環境を整える。
　②排泄の援助
　　発達状況、機能障害を把握しその患児・者に応じた援助を行う。
　　排泄訓練の段階によりおむつ、トレーニングパンツ、パンツを選択する。
　　座位が可能で安定して座れるなら便座に座らせ排泄習慣を作る。
　③衣服の援助
　　衣類の着脱は、介助を要するが少しでも可能な部分があれば自分で行うように見守る。
　④意思伝達の援助
　　日常生活の中で、人との関わり方、感情の出し方を訓練し意思伝達ができるように援助する。
(3) コミュニケーション能力を高めるための援助
　多面的な専門家で構成されたケアを受けるのが最善。家族とともに一人ひとりの子供に児に合わせた包括的な治療、援助を行う必要がある。

ことばの理解を促すために理学療法、作業療法(感覚統合療法を含む)を遅滞児・者の発達年齢に合わせたプログラムのもとに、目標設定を行い支援する。
(4) 在宅精神遅滞児・者の援助
　①保護者(母親)の援助を行う。
　　保護者(母親)の障害受容を促すよう働きかける。親や兄弟姉妹も精神的な支援を受ける必要がある。
　②集団母子療育活動を早期(2歳前後)から開始して、母子の愛着を築きながら身辺の自立、ことばの理解を促す。
　③発達年齢が2歳～2歳半くらいに至ったら、健常児集団での保育に参加し交流を図る機会とする。
　④重度の障害の場合は、知的障害の通園施設、身体的な障害を伴えば肢体不自由児の通園施設を勧める。精神遅滞児は、養護施設や重症心身障害児施設の選択を要することもある。
　⑤教育の援助をする
　　就学時の教育環境の選択はさまざまな専門職種と保護者の合意のもとに行なわれる。
　　通常学級、特殊学級、養護学校の3つの選択肢がある。一般的にIQ70未満(すなわち軽度発達遅滞の場合に特殊学級を、35未満(重度)と中度遅滞の一部が養護学級を選択する目安になる)。70未満であっても、1、2年生までは十分に通常学級での生活が可能な例もある。
　　問題行動の有無や程度によって、また学校の規模や地域の環境によって変動がある。最終的には保護者の選択による。

3. てんかん

　種々の病因によって起こる慢性の脳障害で、大脳ニューロンの過剰な発射の結果に起こる反復性発作(てんかん発作)を主徴とする。重症心身障害児・者におけるてんかんの有病率は、一般人口の約0.5～1.0％に対して約40～70％と高率である。どの年齢層でも認められる病態であるが、半数以上は小児期に発症する。
　発作は、発熱・睡眠不足・薬の中断・月経・精神緊張、沈滞・感情過敏・便秘・過労・原因刺激(光・音・色)・過呼吸・環境の変化など種々の誘因が影響している。
　重症心身障害児・者に合併するてんかん発作はコントロール不良なことが多い。
　治療は抗てんかん薬の内服が主で、てんかん発作を起こさないようにコントロールする。

1)原因
(1) 器質性疾患
　①周産期脳疾患
　②染色体異常及び遺伝性疾患
　③循環障害(脳血管障害・脳動脈奇形)
　④感染症(脳炎・髄膜炎・膿瘍)
　⑤外傷…頭部および脳
　⑥変性疾患
　⑦膠原病
(2) 不明(特発性)

2)症状
(1) 意識消失
(2) 精神障害
(3) 筋肉の緊張および運動の過剰または消失
(4) 知覚あるいは特殊感覚の異常
(5) 自律神経機能の異常
(6) 発作の型
　①全般発作(脳全体が過剰興奮)
　　a．全身性の強直性－間代性発作(大発作)
　　　突然意識を失い、約20～30秒間、四肢が対称的に伸展または屈曲する強直位をとる。立っている場合は転倒する。胸郭の呼吸運動は停止あるいは微弱となり、チアノーゼとなる。発声を伴うこともある。続い

て間代相に移り、律動的にガクガクと四肢が動きやがて動きが小さくゆっくりとなって発作が止まる。1回の発作は約10秒から数分。痙攣後、睡眠を伴うことが多い。尿失禁も見られる。

b．強直性発作

全身硬直し、頭部前屈・眼球上転・両肩前方挙上・前腕外転旋屈曲する。意識障害を伴う。

c．間代性発作

全身の緊張と弛緩の交互の痙攣。

d．ミオクロニー発作

四肢または体幹筋が急激にピクンと動く発作。上肢に強く、光刺激によって誘発されることがある。

e．欠伸発作

突然意識が消失してボーとなる状態になり、動作を止める。会話中だと話が中断する。持っている物を落とすこともある。通常は、10秒程度で発作は終わる。眼瞼などぴくぴくするミオクロニー、急に力が抜ける脱力、口をペチャペチャあるいは何らかの身振りなどの無意識に動作をする自動症を伴うこともある。意識消失・動作停止が中心。

f．脱力発作(失立発作)

失立発作ともよばれるが、姿勢を保ついくつかの筋が急激に緊張を緩める結果、転倒する。前兆はなく、全身が脱力し、崩れるように倒れる発作で、意識はその間低下ないし消失する。

g．点頭てんかん

生後3か月から1歳にかけて発症する。頭を急にガタンと前屈し、両手を抱きかかえるように前方へ伸展させる発作を数秒から十数秒間隔で繰り返す。原則として発作は覚醒時にみられる。脳波上ヒプスアリスミアが特徴的である。乳児期に発症する。80〜90％は脳の器質的疾患に由来し予後不良であり、精神運動発達の停滞を伴い、高度の知的障害を残す。3歳過ぎになるとレノックーガストー病症候群に移行することが多い。

h．レノックーガストー病症候群

2〜8歳に発症する難治性てんかんの代表的存在である。点頭てんかんから移行することも多い。様々な難治性の痙攣発作、覚醒時の脳波異常、精神遅滞を特徴とする。

②部分発作(脳の一部分の過剰興奮)

a．単純部分発作→最初は意識障害を伴わない。

・運動症状を示すもの

焦点性運動発作：四肢や顔面の一部に強直性あるいは、間代性の痙攣が見られる。

ジャクソン発作：局在性痙攣が同側のほかの部分に波及し、さらに対側・全身に及ぶ。意識は痙攣が全身に及ぶまで保たれている。

回転発作、姿勢発作、音声発作

・体性感覚または特殊感覚症状を示す発作

体性感覚発作、視覚発作、聴覚発作、嗅覚発作、味覚発作、眩暈発作

・自律神経発作

悪心・嘔吐・腹痛・頭痛・頻脈・心悸亢進・無呼吸・呼吸促迫・顔面紅潮・蒼白・発汗

立毛・チアノーゼ等の種々の自律神経症状が発作的に反復して出現する。

・精神発作(自覚発作)

言語障害発作、記憶障害発作、認知発作、感情発作、錯覚発作、幻覚発作

b．複雑部分発作(精神運動発作)→意識障害を伴う。

発作性に意識障害を起こし、口唇や舌の目的のない運動、自動症を伴い周囲の状況

と全く無縁な行動を示す。
・単純部分発作で始まり、続いて意識障害が起こるもの
　　単純部分発作の後に、意識障害が続くもの
　　単純部分発作の後、自動症が続くもの
・発作の最初から意識障害を示すもの
　　意識障害のみ示すもの
　　自動症を伴うもの…後に健忘を伴う
　　　食行動性自動症、表情性自動症、身振り自動症、歩行性自動症
・自動症…意図や意識を欠く行動。まとまりのない無目的な行動ばかりでなく、一連のまとまった行動であっても、自動的に発現する行動
c．二次性全般化強直間代発作
　　発作中に脳の一部分から全体に過剰興奮が広がる。前兆のある大発作。

3）看護
（1）観察項目
①いつ、どんな状態で発作が起きたか
　a．覚醒時か、眠気のあるときか、睡眠時か
　b．発熱、興奮、過労、驚愕、月経などの身体要因の有無
　c．入浴、食事、飲酒、運動、テレビ、光や音などの誘因の有無
②発作の始まりの状況（周囲の者が発作に気づいたきっかけ）
　a．意識の曇り（動作の停止、動作がなくなる、反応がちぐはぐ）
　b．転倒（倒れる勢い、倒れる方向、姿勢）
　c．痙攣（痙攣発作の時間、広がり方、姿勢、眼球や頭部の位置）
　d．四肢の筋肉の緊張状態の異常（弛緩か、強直か、一瞬か、持続性か、部位はどこか）
　e．動作の異常（表情、視線、発声、呼吸状態、どのような動作か）
③発作の進行状況
　a．体位の変化、身体状況の変化（表情、顔色、呼吸状態）
　b．痙攣の変化（部位、強直性か間代性か）
④発作後の状態
　a．呼名、痛みへの反応、麻痺の有無、言葉が出るか、興奮や朦朧状態の有無、後睡眠の有無、本人の発作の記憶の有無とその内容、前兆はあったかどうか
　b．服薬時間と痙攣の関連性・服薬の有無・睡眠との関係（睡眠時間）
（2）気道を確保する。

表19　発作型分類と薬剤の選択

分類	発作型	第一選択薬	第二選択薬
部分発作	単純部分発作	カルバマゼピン（テグレトール）	フェニトイン（アレビアチン）、バルプロ酸（デパゲン）、ゾニサミド（エクセグラン）、レベチラセタム※（イーケプラ）、ラモトリギン※（ラミクタール）、トピラマート※（トピナ）
	複雑部分発作		
	二次性全般化		
全般発作	欠神発作	バルプロ酸（デパケン）	エトスクシミド（エピレオプチマル）、ラモトリギン※（ラミクタール）
	強直間代発作		クロバザム（マイスタン）、フェノバルビタール（フェノバール）、フェニトイン（アレビアチン）、レベチラセタム※（イーケプラ）、ラモトリギン※（ラミクタール）、トピラマート※（トピナ）
	ミオクロニー発作		クロナゼパム（リボトリール）、レベチラセタム※（イーケプラ）
	脱力発作		エトスクシミド（エピレオプチマル）

※併用療法

表20　てんかん発作の臨床・脳波分類(1981年　国際てんかん連盟分類)

I. 部分(焦点、局所)発作
　A. 単純部分発作〔意識減損(意識障害)はない〕
　　1. 運動徴候を呈するもの
　　　a) マーチを示さない焦点運動性
　　　b) マーチを示す焦点運動性(ジャクソン型)
　　　c) 偏向性(方向性)
　　　d) 姿勢性
　　　e) 音声性〔発声あるいは言語制止(言語停止)〕
　　2. 体性感覚あるいは特殊感覚症状を呈するもの
　　　(単純幻覚：たとえばヒソヒソ、ピカピカ、ブンブン)
　　　a) 体性感覚性
　　　b) 視覚性
　　　c) 聴覚性
　　　d) 嗅覚性
　　　e) 味覚性
　　　d) 眩暈性(めまい性)
　　3. 自律神経症あるいは徴候を呈するもの
　　　(上腹部感覚、蒼白、発汗、紅潮、立毛、散瞳を含む)
　　4. 精神症状(高次大脳機能障害)を呈するもの
　　　〔これらの症状は、稀には意識減損(意識障害)を伴わずに起こることもあるが、多くは複雑部分発作として経験される〕
　　　a) 言語障害性
　　　b) 記憶障害性(たとえば既視感)
　　　c) 認識性(たとえば夢様状態、時間感覚の変容)
　　　d) 感情性(恐怖、怒りなど)
　　　e) 錯覚性(たとえば巨視症)
　　　f) 構造幻覚性(たとえば音楽、光景)
　B. 複雑部分発作(A1～A-4)で起こり、意識減損(意識障害)に移行するもの
　　　a) 単純部分発作(A1～A-4)で起こり、意識減損(意識障害)に移行するもの
　　　b) 自動症を伴うもの
　　2. 意識減損(意識障害)で始まるもの
　　　a) 意識減損(意識障害)のみのもの
　　　b) 自動症を伴うもの
　C. 部分発作から二次的に全般化するもの(これは全般強直-間代、強直、あるいは間代発作でありうる)
　　1. 単純部分発作(A)が全般発作に進展するもの
　　2. 複雑部分発作(B)が全般発作に進展するもの
　　3. 単純部分発作が複雑部分発作を経て全般発作へと進展するもの

II. 全般発作(痙攣性あるいは非痙攣性)
　A-1. 欠神発作
　　　a) 意識減損(意識障害)のみのもの
　　　b) 軽度の間代要素を伴うもの
　　　c) 脱力要素を伴うもの
　　　d) 強直要素を伴うもの
　　　e) 自動症を伴うもの
　　　f) 自律神経要素を伴うもの
　　　(bからfは単独でも組み合わせでもありうる)
　A-2. 非定型欠神
　　　a) 筋緊張の変化はA-1に比べ、よりはっきりしている
　　　b) 発作の起始およびもしくは終末は急激ではない
　B. ミオクロニー発作(単発あるいは連発)
　C. 間代発作
　D. 強直発作
　E. 強直間代発作
　F. 脱力発作(失立発作)
　(上記のものの重複、たとえばBとF、BとDとの重複が起こりうる)

III. 上記の分類に含まれないてんかん発作

①痙攣出現時は口腔内の食物の排除を行う(呼吸の妨げになるため)。
②患者の顔を横に向け分泌物や唾液の流出を容易にして、誤飲を防ぐ。また、状況に応じて吸引を行う。
③弛緩期には下顎を少し前方に引く(舌根沈下の予防)。
④発作後、チアノーゼがある場合にはバッグバルブマスクによる補助呼吸を行う。
(3)危険防止
①転倒による打撲を最小限にするため、移動時には保護用帽子を着用する。
②ベッド柵の間に四肢が挟まることで生じる打撲・骨折を防止するために、必要時、マットやネットなどを利用する。
③周囲にある危険物を除去する。
(4)窮屈な衣類は緩めておく。

II. 原因疾患

1. 出生前の原因

1) ダウン症候群

21番染色体の不分離によって起こる常染色体異常である。特徴的な顔貌および外奇系を有し、

また、脳・心臓・消化管などの臓器奇形の合併症が多い。

一般的な頻度は、およそ1/750出生であるが、母体の高齢化とともに発生頻度は増加する(母体年齢が40歳では1/100出生の頻度に上昇する)。

合併症としては、先天性心奇形(心内膜症欠損、心室中隔欠損等)消化管奇形等、先天性白内症、眼振、斜視、屈折異常、円錐角膜、難聴、環軸椎(亜)脱臼などがある。また、白血病、甲状腺機能低下症、糖尿病、アルツハイマー病などを発症するリスクが高い。

診断としては生後、特徴的な顔貌など臨床症状によりダウン症候群を疑われ、染色体検査で診断を確定する。根本的な治療方法はなく、治療可能な合併症に対する治療を行う。数十年前は平均寿命が20歳前後であったが、現在では50歳程度に伸びている。

(1) 原因

21番目の常染色体が1本多い。

① 21トリソミー(95%)

配偶子形成の際の21番常染色体の不分離によるもの。

出生率は母親の年齢の上昇と関連がある。

② 転座型(3～4%)

両親がキャリアーである可能性があり、遺伝の可能性は高い。

③ モザイク型(1～2%)

遺伝型の異なる2種類以上の組織が共存する。

(2) 症状

① 精神運動発達遅滞(程度は様々)

② 低身長

③ 特徴的な顔貌(丸い平たんな顔、つり上がった目、低い鼻、小さな耳、舌がやや長い、手に猿線、後頭が比較的扁平な短頭、内眼角のしわ、スペード様の手掌、手足が短い)

④ 筋緊張低下

⑤ 関節の過伸展

⑥ 男性生殖器が小さい

男性の場合多くは不妊であるが、女性の場合は妊娠が可能な場合があり、胎児のダウン症候群発症頻度は50%となる。

陽気な性格で、言語理解やコミュニケーションの理解が良好である。

(3) 看護

① 観察項目

身体発育　精神運動発達(運動・認知・言語・情緒・社会性、日常生活動作など)や心音、チアノーゼの出現やSpO₂等の先天性心疾患に伴う全身状態を注意深く観察する。

② 日常生活の援助

a．食事の援助

・患児・者に合った乳首やスプーンを用意する。

筋緊張が弱く、舌が大きいことが原因で、哺乳力が弱く離乳食の進行に時間がかかる。

・摂取時の体位や誤嚥に注意しながら介助する。

・食生活を工夫し過食、肥満の防止を図る。

幼児期では偏食や過食が起こりやすい。学童期では主食を好み、食物をよく噛まない、運動量が少ないことが関連し、肥満傾向となりやすい。繊維の多い食事や摂取カロリーなど食事内容に工夫が必要である。

b．排泄の援助

・腹筋・腸管の筋緊張が弱いために便秘になりやすい。

水分を十分にとり、腹部のマッサージを行い、排便を促す。時間を決めて便器に座るなど排便習慣を作る。

・トイレットトレーニングは、おむつへの排尿間隔があいてきたら2～3歳くらいから始める。

・排泄訓練として、最初は時間毎に誘導し排泄

パターンの把握ができたら個々に応じた排泄誘導を行う。
  c．姿勢の援助
　　筋緊張が弱く、四肢を屈曲した姿勢を保つことが困難で、身体が伸展した状態となっている。関節の脱臼が起こりやすいので、良肢位を保持する。
  d．感染予防
　・鼻骨の形成不全があるため、鼻汁などですぐに鼻閉が起こりやすく、呼吸数が多くなる。
　　咽頭の粘膜が乾燥しやすく、さらに筋緊張が弱いために分泌物を外に出しにくいなどの原因により気道感染を起こしやすい。
　・先天性心疾患がある場合は、感染性心内膜炎の合併とともに、肺うっ血の状態になりやすいため、より感染を起こしやすい原因である。
  e．発達の促進
　・身体発育・発達
　　　身体発育は、健常児と比較すると、身長は3～10パーセンタイル値、体重は10～25パーセンタイル値に相当する。発達は、運動・情緒・認知・言語・社会性のすべてにおいて、健常児よりも遅れ、ゆっくりと発達する。
　・早期療育
　　　発達の促進には早期療育が効果的である。運動機能だけではなく、認知・言語・社会性の発達など全領域にわたる発達の促進が重要視される。入院している人に対しては、看護師だけでなく他職種(医師、歯科医師、児童指導員、保育士、介護士、理学療法士、作業療法士等)が多方面から関わっていく。
　・就学
　　学校の選択として、普通学級・特殊学級・特別支援学校がある。子供の発達レベル、基本生活習慣の自立度、集団生活への適応状態、学校側の考えなどを考慮して、両親の意思を尊重した決定がされるよう援助する。学校との調節が必要な場合には、医療者が学校関係者と直接話をするなどして、就学時だけではなくその後の学校生活に適応できるように援助する。

2) レット症候群

レット症候群は、圧倒的に女児に多い早期の脳発達の障害であり、頻度は1万5000人から2万2000人に1人といわれ、比較的正常に発達したあと1歳過ぎに退行と脳発達遅延が生じる。

(1) 原因

約80％の症例においてX染色体上の転写因子MeCP2の変異によると考えられている。

(2) 症状

1歳頃まではおおよそ正常に発達するが、その後進行性に知能や言語・運動能力の退行と小頭が明らかになってくる。特徴的な動作として手を揉むような動作を繰り返すようになり、目的を持った手の機能が消失する。睡眠障害を呈することもあり、メラトニンは症状を改善する。

(3) 臨床的診断基準
　① 必須項目
　　a．胎生期および周生期は正常。
　　b．出生時、頭囲は正常。
　　c．生後6か月までは正常な精神運動発達。
　　d．頭囲の発育が多くの場合に遅くなる。
　　e．生後6～30か月の間に、一度獲得された手の働きや合目的な動きが消失し、引き続いて手の同一連動が出現。
　　f．表出言語や受容言語の著しい障害と、重篤な精神運動発達遅滞。
　　g．1～4歳の間に、歩行失行、体幹失調の進行。
　② 補助項目
　　a．呼吸障害
　　　・覚醒時の間欠的無呼吸
　　　・断続的過呼吸
　　　・息止め発作
　　　・空気や唾液を無理に吐き出す

b．脳波異常
- 背景脳波の除波化（3～5Hz）
- てんかん波の出現（臨床的に発作があってもなくても）

c．痙攣発作

d．筋肉の萎縮やジストニアをしばしば伴った痙性筋緊張亢進

e．末梢の血管運動障害

f．側弯

g．成長障害

h．発育障害の小さな足

③除外項目

a．子宮内成長障害の痕跡

b．臓器肥大などの蓄積病の症状

c．網膜障害あるいは視神経萎縮

d．出生時における小頭症

e．周生期後天性脳障害の痕跡

f．既知の代謝性疾患や進行性の神経疾患の存在

g．重度の感染症や頭部外傷などによる後天的な神経障害

(4) 病期臨床特徴

Stage (Hadber & Witt Engerstrom)	臨床特徴
第1期（発症早期の停滞期） 発症：6～18か月 期間：数か月	発達停滞、頭／脳の成長の減速、 遊びに興味をもたない、筋緊張低下
第2期（急速な崩壊期） 発症：1～3年 期間：数週～数か月	急速な発達退行、易興奮性、不眠 有効的に手を使用しなくなる 痙攣、自閉症状、自傷行為
第3期（仮性安定期） 発症：2～10年 期間：数か月～数年	知能障害、自閉症状の改善 呼吸異常（過呼吸、息止め、空気嚥下、無呼吸） 痙攣、失調、失行 典型的な手の常同連動： 手の握りしめ 手叩き、手を口に入れる
第4期（晩期の運動機能低下） 発症：10年以上 期間：数年～10年	進行性側弯、筋萎縮、強剛、 動きの減少： 痙攣頻度の減少

(5) 経過・予後

一部症状には退行も見られるが、成人以降症状はほぼ固定する。予後は、病態、病因が不明であり経験的知見によるが、機能低下に伴い突然死、重篤な栄養障害が出現する可能性もある。痙攣重積状態、一般内科的疾患にも十分な注意を要する。

(6) 治療

原因が解明されておらず、根本的な治療法はまだないが、個々の患者の持つ問題点により異なる。治療、医学的管理は、主に対症的で、各患者の症状に応じて栄養学、理学療法、作業療法、言語療法、音楽療法といった専門家を巻き込んだ多領域のアプローチを行う。精神運動機能を向上させ、保つために早期からの療育が不可欠である。レット症候群の患児・者が理解するまでに十分な時間がかかる場合もある。十分な時間と感情や意思を表すのに十分なスペースを与えることが大切である。適切な環境を与えることで、感情の表現や意思伝達のモチベーションを向上させることができる。

①言語療法

②音楽療法

③リハビリテーション

運動機能の維持・促進の工夫

④薬物療法

a．癲癇…抗てんかん薬

b．睡眠障害…睡眠薬

c．痙攣…抗痙攣薬

⑤整形

a．側弯…整形外科医のフォロー

b．手もみ…手もみ抑制装具

(7) 看護

①反応に時間がかかるので十分に時間をかけて

理解する。
  a．目で感情を表し反応する(目の注視)
      目だけは、意志を良く表現できるといわれている。
  b．反応や気に入るコミュニケーション手段は様々であるが、どれが一番好みなのかを時間をかけて理解し、コミュニケーションを図る。
      絵、写真、ホワイトボードなどのコミュニケーション器具を使用する。
      レット症候群の児・者は、見ること、聞くことはできるが、見たり、聞いたりしたことを周りの状況と関連付けて理解し、反応することが困難である。
  c．視覚刺激を多くもてるよう、散歩や戸外での活動や絵本などを取り入れた療育を行う。
②感染や事故防止に注意する。
  a．骨折や肺炎などで運動機能低下を来すので注意する。
  b．肺炎、気管支炎、脱水、痙攣などの合併症を予防する。
③全身の緊張緩和の手段
  呼吸法、マッサージなどのリラクセーションを試みる。
④日常生活援助
  食事、排泄、衣服の着脱など、情緒的、社会的発達の援助をする。
⑤他部門との連絡を密にし、家族指導を勧める。
  家族に対する精神的、社会的支援は、患者管理の上で重要な一つである

3) 神経筋疾患
(1) 筋ジストロフィー症
  筋ジストロフィーは筋疾患であり、遺伝的要因があり、進行性であり、筋線維の一次性の変性と壊死を生じる点で他の神経筋疾患と区別される。最初に分類を示し、次に重症心身障害児・者医療・看護の現場で遭遇することが比較的多いと思われる福山型及び非福山型先天性筋ジストロフィーについて述べる。

分類
  a．性染色体劣性遺伝によるもの
    ・デュシェンヌ型(DMD)
    ・ベッカー型(BMD)
    ・エメリ・ドレフュス型
  b．常染色体劣性遺伝によるもの
    ・肢帯型筋ジストロフィー症(LG)
    ・遠位型筋ジストロフィー症(三好型)
    ・空胞を伴う遠位型ミオパチー(RV型)
    ・先天性筋ジストロフィー症(CMD)
      福山型
      非福山型
  c．常染色体優性遺伝によるもの
    ・顔面肩甲上腕型筋ジストロフィー(FSH)
    ・遠位型ミオパチー(Welandar型)
    ・筋強直性ジストロフィー(MyD)
  d．眼筋・咽頭型筋ジストロフィー
  e．先天性非進行性ミオパチー
    ネマリンミオパチー、先天性筋線維タイプ不均等症
    ミオチュブラーミオパチー、セントラルコア病
  f．ミトコンドリアミオパチー
    Kerns-Shy症候群、MELAS、MERRF
  g．先天性代謝異常によるミオパチー
    Pompe病、McArdle病、カルニチン欠損症

①福山型先天性筋ジストロフィー(FCMD)
  常染色体劣性遺伝で男女共発症。小児の筋ジストロフィーでDMDに次いで多く、DMDの約1/3の頻度で10万人当たり約2〜4人。両親は保因者であるが有病率から計算すると、日本人では80人に1人が保因者。第9番染色体長腕31領域に遺伝子座があり、その

部位に異常な遺伝子（レトロトランスポゾン）の挿入が見られる。

症状
　a．筋緊張低下、筋力低下：首が据わらない・ミルクの飲みが悪い・お座りが遅い
　b．歩行困難、四肢・手指の関節拘縮
　c．特有の顔貌：口をぽかんとあけている・流涎がある・頬は仮性肥大のためふっくらとしている・睫毛が長くキラキラとした目・高口蓋

②非福山型（古典型）先天性筋ジストロフィー
　様々な病型が存在する。この中にメロシン欠損症（6番染色体長腕：6q2）などが含まれる。

症状
　筋力低下は全身にあるが、程度は軽く歩行可能な例が多い。歩行開始は2～3歳と遅い。進行は遅いが20歳前後で歩行不能となる。顔面筋の罹患率は約半数である。
　知的発達遅滞は一般に福山型に比べて軽度である。

看護
　a．観察項目
　　・筋力低下・筋萎縮の部位・程度
　　・日常生活動作の障害度
　　・呼吸状態
　　・精神状態
　　・合併症症状の有無
　b．個人に応じた日常生活の援助を行う
　　・食事の援助
　　　食事時の体位は患者の状態に合わせる。患者が食べやすい状態に必要物品を整える。食物を細かくして食べやすくするなどの工夫をする。機能低下がある場合は誤嚥の危険があるため一人にしない。
　　・排泄・衣類着脱の援助
　　　プライバシーに配慮して介助する。本人ができることは行ってもらう。転倒しないように注意する。
　　・体位変換
　　　車椅子使用時も背伸ばしや関節の曲げ伸ばしを行い長時間の同一体位による苦痛を改善する。体動不能の場合、定期的な体位変換を行い褥創や肺炎予防に努める。
　　・自立活動への援助
　　　可能な限り学習や運動を行う。
　　　学習は患者にあった目標を立てて行う。
　　　葛藤・孤独感・やりきれない感情の起伏など心理的な特徴を理解し共感する態度で接する。
　c．訓練を行う
　　・廃用性筋萎縮を防止する
　　・機能訓練により拘縮を予防する
　　　体力回復訓練、呼吸訓練、関節可動域保持訓練、握力維持訓練、伸展法
　　　起立訓練、起立歩行動作、車椅子動作訓練、その他の訓練
　　・機能障害に応じた装具・車椅子・介護機器の導入
　　　長下肢装具　体幹装具（コルセット）
　　　車椅子（リフト式・リクライニング式・ストレッチャー型・電動型）
　　　コミュニケーション機器（パソコン）
　　・生活環境の工夫
　　　スロープ、手すり、トイレ・浴室の改造、移動リフト、昇降器、電動ベッド
　　・合併症の予防に努める
　　　骨折、便秘、側弯、関節拘縮、呼吸器合併症、心不全
　　・呼吸不全対策
　　　鼻マスク式人工呼吸器の導入、気管切開

・心不全対策
　　薬物治療

(2) 脊髄性筋萎縮症

　主に脊髄前角の運動神経細胞が変性して、全身の筋力低下と筋萎縮が徐々に進行する運動ニューロン(神経)病である。運動ニューロン病として、上位運動ニューロン障害(錐体路障害)と下位運動ニューロン障害(脊髄前角細胞以下の運動神経の障害)がともに出現する筋萎縮性側索硬化症が有名であるが、下位運動ニューロンだけが障害されるのが脊髄性(進行性)筋萎縮症である。

①原因

　小児期に発症する脊髄性筋萎縮症は第5染色体(5q13)に病因遺伝子を持つ劣性遺伝性疾患であるが、成人発症のⅣ型は遺伝子的に複数の成因の混在が考えられる。脊髄性筋萎縮症の原因遺伝子は運動神経細胞生存(SMN)遺伝子である。Ⅰ、Ⅱ型の95％にSMN遺伝子欠失が認められ、Ⅲ型の約半数、Ⅳ型の1〜2割においてSMN遺伝子変異が認められる。知的には正常である。

②分類と症状

Ⅰ型：重症型(ウェルドニッヒ・ホフマン病)
　急性乳児型とも呼ばれ、胎児期から生後6か月までに発症する。常染色体劣性遺伝。
　発症後はフロッピーインファント(いわゆるぐにゃぐにゃ乳児)の状態で寝返りができない。支えなしに座ることができない。哺乳困難、嚥下困難、誤嚥、呼吸不全を発症し早期に重篤な状態になる。救命のためには人工呼吸管理が必要となる。

Ⅱ型：中間型(デュボビッツ病)
　1歳6か月までの幼児期に発症する。生涯にわたって起立歩行が不可能であるが2歳以上生存できる。舌の線維束性収縮、手指の震え、側弯が見られる。肺炎や無気肺になり呼吸不全に陥ることがある。

Ⅲ型：軽症型(クーゲルベルグ・ウェランダー病)
　慢性型で1歳6か月以降の小児期に発症する。自立歩行は獲得できるが次第に転びやすくなり歩行障害が現れて立てなくなる。下肢から症状が明らかになり次第に上肢に筋力低下の症状が現れる。進行は遅く通常は生命の予後は良好で成人することが可能である。

Ⅳ型：成人期に発症する。発症年齢が遅いほど進行のスピードは緩やかである。全身の筋肉低下と筋萎縮、筋のぴくつき、深部腱反射の減弱・消失を認める。また上肢遠位に始まる筋萎縮、筋力低下、筋のぴくつきが全身に広がって運動機能が低下するものや、体幹に近い四肢の筋肉、特に肩甲骨周囲の筋萎縮が初発のものもある。

③治療

　本症では根本治療はいまだ確立していない。Ⅰ型、Ⅱ型の乳児期に発症すると、授乳や嚥下困難のため経管栄養や胃瘻が必要な場合がある。呼吸器感染、無気肺は予後を大きく左右する。筋力に合わせた運動訓練、関節拘縮予防などのリハビリテーションを行う。

④看護

　知的には正常であるので、その点への配慮が必要である。他は、筋ジストロフィー症の看護に準ずる。

2. 周産期・新生児期の原因(表16-Ⅱ)

低出生体重児・低酸素性脳症

　低酸素、虚血による脳障害に筋緊張の異常、刺激に対する異常、痙攣、意識障害などの神経症状

を伴うものを低酸素性脳症と呼ぶ。周産期、新生児期においては早産や低出生体重、新生児仮死などが低酸素脳症の原因となりうる。

また、出生体重2,500g未満の低出生体重児や胎生37週未満の早産児では脳、呼吸循環機能の未熟、脳血管関門の未熟、易感染性などのため、呼吸循環障害や脳血管障害からの低酸素性脳症、髄膜炎、核黄疸などを来しやすく、重度の脳障害の原因となる。

3. 周産期以後の原因（表16－Ⅲ）

1) 髄膜炎
(1) 概要

脳、脊髄を覆うクモ膜下腔にウイルス、細菌などが浸入し、炎症が起きた状態が髄膜炎である。ウイルスが引き起こす無菌性の髄膜炎と、インフルエンザ桿菌（インフルエンザ菌b型，Hib）、肺炎球菌、結核菌などの細菌が引き起こす細菌性髄膜炎がある。後遺症が問題となるのは、細菌性髄膜炎のほうで、現在日本で発症する細菌性髄膜炎の約60％はインフルエンザ桿菌b型（Hib）、約30％は肺炎球菌によるもので、両者で約90％を占める。

(2) 後遺症

迅速で適切な治療が施されても、細菌性髄膜炎を起こした新生児においては、約30％が死亡する。月齢の高い乳児、小児であってもインフルエンザ桿菌b型（Hib）が原因菌の場合は3～5％、肺炎球菌では10～15％、脳膿瘍がある場合は25％が死亡する。そして生存した10～20％においても脳・神経に重大な損傷が生じ、脳室の拡大（水頭症）、難聴、脳性麻痺、精神発達遅滞などを引き起こす後遺症が残る。

2) 脳炎
(1) 概要

脳炎は、意識障害、痙攣、脳局所症状、髄液細胞増多を呈し、ウイルスを主とした感染症、ワクチン接種、自己免疫疾患などによって生じる。小児ではウイルス感染による脳炎が最も多い。ウイルスが脳に直接感染して生じる一次性脳炎（単純ヘルペス脳炎、日本脳炎など）と、ウイルス感染後の免疫反応に伴う二次性脳炎（麻疹、ムンプス、風疹、水痘など）がある。多くは急性発症するが、亜急性、あるいは慢性に経過するものもある。

(2) 後遺症

早期に診断され、治療を受けても、対症療法しかないものも多く、後遺症として精神遅滞、脳性麻痺やてんかんを起こしうる。日本脳炎の全治癒率は50～60％であるが、後遺症の残る者も多い。精神障害、知能障害、運動過多、言語障害、異常姿勢、麻痺などを示すが、ウイルスによる障害部位が間脳や中脳に著明であることによる。

3) 不慮の事故（頭部外傷・窒息・溺水）

不慮の事故は、1～14歳のいわゆる小児期における疾患別死亡数で最も多くを占め、男児で特に多い。子供の不慮の事故として最も多い死亡原因は交通事故で、ついで不慮の溺水（1歳が最も多い）、不慮の窒息（0歳が最も多い）、転倒・転落と続く[4]。交通事故では頭部、顔、頸部、胸腹部臓器、耳、眼、鼻、上肢、下肢、精神、神経など様々な所を受傷し、障害が残ってしまうことがある。頸部、上位頸椎、中下位頸椎の損傷、頭部外傷、四肢の骨折、関節の外傷、骨折などによる神経損傷、精神症状などがある。頭部外傷とは頭部に何らかの外力が作用し、頭皮や頭蓋骨、脳実質に損傷を受けることである。

頭部外傷には頭蓋骨損傷、局所性脳損傷、びまん性脳損傷があり、外力が直接脳実質に影響する一次性脳の損傷、脳浮腫、頭蓋内圧亢進、意識障害などによる虚血、呼吸、循環障害による二次性脳損傷に分類される。

不慮の溺水は浴槽、小川・湖・海、水泳、プールの順で起こりやすく、不慮の窒息はベッド内、胃内容物の誤嚥、気道閉塞を生じた食物の誤嚥が原因となっている。また不慮の事故の背景に虐待が潜んでいる場合もある。

このような死亡に至るような不慮の事故で、救命し得た場合においても、頭部外傷の程度や低酸素状態の持続時間に応じて、種々の程度の脳障害が起き、後遺症として麻痺や運動障害、意識障害、高次脳機能障害を来すこととなる。

Ⅲ. 主な合併症と看護

1. 呼吸障害

重症心身障害児・者においては、上気道の通過障害、筋緊張の亢進、脊椎側彎症や胸郭の変形、中枢性の呼吸異常など種々の要因によって呼吸障害がもたらされ、これらの要因は相互に影響を与え悪循環を形成していることが多い。また、嚥下障害や胃食道逆流現象などの消化管の異常も合併しやすく、これら消化管異常と呼吸障害は相互に関連している。特筆すべきことはこれらの要因が複合して呼吸器感染の反復と気道の過剰分泌により呼吸障害を増悪させ、慢性化させている。重症心身障害児・者では、慢性呼吸障害があり肺炎、誤嚥、窒息などを契機として急性増悪することや呼吸障害や経年的に増悪した結果として、呼吸不全に陥る例が少なくない。

治療として換気障害の改善、気道の清浄化など日常的に呼吸ケアに留意し、組織の低酸素血症の改善、呼吸筋疲労の改善、排痰、誤嚥防止、肺と胸郭のコンプライアンスの保持を中心に行う。

1)症状

(1) 喘鳴………呼気時に狭窄音あり、呼気の延長・肩呼吸・陥没呼吸が見られる。
(2) 肺炎………吸気・呼気に湿性ラ音あり、鼻翼呼吸・下顎呼吸が見られる。
(3) 胸郭変形…肺のエア入りに左右差があり、体位によっては肺の鬱血を起こす。
(4) 舌根沈下…熟睡時の体位によっては、呼吸停止を来すことがある。
(5) 呼吸促迫…吸気・呼気ともに大きく速く、全身で呼吸を行う。

2)看護

(1) 観察項目

喘鳴、呼吸状態、バイタルサイン、SpO_2、HR 必要な場合はECGモニター

(2) 原因を知る(痰貯留・誤嚥・体位)

人工呼吸器装着患児・者は常に気道内圧や一回換気量をチェックする。

(3) 原因を取り除く(痰の喀出・気道内異物の吸引・吸入・体位変換)

(4) SpO_2が低い場合は、医師の指示にて酸素吸入する

状態により経鼻咽頭エアウェイ、気管切開、人工呼吸管理が必要となる。

(5) 睡眠中の筋緊張による呼吸困難、舌根沈下による呼吸困難には、モニターを装着し観察する。また、呼吸リズムの深浅、喘鳴、いびき、無呼吸の有無をチェックする。

(6) 2時間毎の体位変換をする

体位による胸郭圧迫・気道狭窄が呼吸障害の原因となるので、体位変換は2時間毎に行い、肺の鬱血を予防し、呼吸の刺激をする。顔は左右のどちらかに向け分泌物が口外に流出しやすい体位とする。

(7) 誤嚥を防止する

潜在的誤嚥、唾液誤嚥も一過性の発熱や気道感染となるので注意する。咀嚼、嚥下障害による常習的な誤嚥は、肺炎や呼吸障害の原因となるので注意を要する。

(8) 舌根沈下を防止する

舌根沈下による一過性の対策として下顎を前

方に引き出すか、後頸部を後屈させる。

　痙攣による気道の抵抗増大、睡眠時や高熱症候群での異常緊張による舌根沈下は呼吸停止をきたしやすい。体位の調整などで舌根沈下を防止する。また、過緊張とならないようにクッションで姿勢を安定させる。

(9) 喘鳴、チアノーゼ出現時は早急に対処する

　上気道炎、慢性気管支炎等の気道疾患は、呼吸困難に陥りやすいので観察を十分に行って、喘鳴、チアノーゼの有無には注意し、早急に対処する。チアノーゼは重篤な低酸素血症の指標となる。

(10) 筋の緊張緩和を図る

　欲求不満や高熱症候群による呼吸困難の場合は、情緒不安の除去に努め、筋の緊張緩和を図ることが重要である。

(11) 分泌物に注意する

　鼻腔エアウェイ使用中は、分泌物が詰まって呼吸困難を起こさないように管理する。また、吸引時の出血は気管チューブによる肉芽形成の可能性があるため報告・記録する。

(12) 全身的姿勢のコントロール

　①全身のリラクセーション

　　体全体を広い接触支持面で支える。特に頭部がしっかりと支えられた安定姿勢とする。

　②リラクセーションを得るための姿勢

　　・頸部は気道を確保できる位置に安定保持する。
　　・重心は低くして有効支持面を増やす。
　　・体圧を適度に分散し、圧の集中を避ける。
　　・随意運動を阻害しない。
　　・四肢・体幹を関節可動域の中間位になるように保持する。
　　・中間位での保持が難しい場合は少なくとも関節を最大可動域に固定しないように注意する。

　③呼吸訓練、機能訓練

　　呼吸筋の緩和、リラクセーション

(13) 下顎のコントロール

　下顎を前方挙上し、気道を確保する。

(14) 排痰法

　水分補給、加湿器、吸入(ネブライザー)、薬剤(去痰薬)、呼吸介助法による換気の促進
　姿勢の調節(体位ドレナージ法、腹臥位)
　用手法：軽打法(タッピング)、振動法(バイブレーション)、シェイキング、スクイージング

2. 呼吸器感染症

　重症心身障害児・者にとって、呼吸器障害および呼吸感染は日常生活の管理上、最も重要な問題となる。摂食機能障害、気道過剰分泌、口腔衛生の改善が図られ、生命予後が発展途上であっても、1980年代以降、重症心身障害児・者の死因の第1位は気管支炎、肺炎であり、それは現在でも同様である。呼吸器感染症により重篤な状態に陥り、生命に危険を及ぼすこともあるため、予防及び早期発見・治療が重要である。

1) 原因

　胸郭の変形、過度の筋緊張、気管狭窄、誤嚥、免疫力低下、逆流性食道炎などの合併が認められ、これらが呼吸器感染症にかかりやすい要因になっている。

　直接的原因は、ウイルス、細菌、マイコプラズマ、肺炎クラミジアである。これに、長期臥床や胸郭変形、呼吸筋群の麻痺、過緊張による喀痰喀出困難などが加わり、呼吸器感染症を重症化している。

(1) ウイルス感染

　最も重要で、ハイリスクなウイルス感染は、インフルエンザウイルス、RSウイルスである。病棟内で大流行を起こす疾患であり、細気管支炎や肺炎など下気道合併症の頻度が高い。

　麻疹もまた、肺炎などの重篤な合併症を有す

る疾患であり、特に入所者の大部分が年長者となりつつある施設での流行は、重大な結果を招く可能性が懸念される。

(2) 細菌感染

主な細菌は溶連菌、百日咳菌、肺炎球菌、肺炎桿菌、ブドウ球菌、緑膿菌、嫌気性菌、結核菌などである。乳幼児ではインフルエンザ桿菌も気道感染症の主な原因である。注意を要するのは、メチシリン耐性ブドウ球菌(MRSA)、ペニシリン耐性肺炎球菌、多剤耐性緑膿菌など、広域の抗生物質に対する耐性菌が増加していることである。通常の抗菌薬治療で効果が得られないときには、考慮する必要がある。その他、異型肺炎像を示すマイコプラズマ肺炎とクラミジア肺炎などがある。

2) 看護

(1) 観察項目

熱型、呼吸数(バイタルサイン)、SpO₂の低下陥没呼吸などの努力呼吸やチアノーゼの有無咳嗽・喀痰の有無、量、色調、性状およびその経過。

呼吸が苦しいと訴えることができないため、表情、顔色などを観察する。

(2) 看護ケア

①感染兆候を早期に捉え、いち早く治療へ移行できるよう援助する。

②喀痰排出の援助を行う。臥床時間が長い場合には、体位変換を行い、喀痰貯留による無気肺を予防する。

③病棟内感染を防止する

a．呼吸器感染の予防策として手指衛生が第一であり、速乾性手指殺菌消毒剤を携帯又はベットサイドに設置し感染予防に努める。

b．有熱者がいた場合はできるだけ個室隔離とし、感染拡大を防止する。

c．職員が感染源とならないように健康管理に努める。

d．面会者に対して感染源とならないように指導する。面会や見学の制限、病棟間の交流の禁止も有益となる。

風邪症状がある面会者の制限や手洗い、マスクの着用の協力を得る。

④重症心身障害児・者は、ワクチン接種に関してハイリスクと考えられていたため、接種を受けていない場合が多い。現在は積極的な予防が勧められている。現在は、入所者の殆どがワクチンを実施しており、また、二次感染予防で家族の肺炎球菌ワクチン、Hibワクチンが推奨されている。

【接種が望ましいワクチン】

a．感染症状あるいは合併症が重篤となりうる疾患に対するワクチン インフルエンザ、麻疹・風疹ワクチン(MR)、百日咳・ジフテリア・破傷風(DPT)、日本脳炎ワクチン
b．患者のQOLを障害する疾患に対するワクチン ムンプスワクチン・水痘ワクチン
c．職員を含めて接種を検討すべきワクチン B型肝炎ワクチン、インフルエンザワクチン

3. 気管支喘息

気道の慢性炎症と種々の程度の気道狭窄と気道過敏性、そして臨床的には繰り返し起こる咳、喘鳴、呼吸困難で特徴づけられる。気道狭窄は自然に、あるいは治療により可逆性を示す。

重症心身障害児・者の患者は慢性呼吸障害を伴う場合も多く、その他にも過緊張や胃食道逆流など、喘鳴を来す他の病態の合併や鑑別に留意する。

1) 病因

感染(細菌、ウイルス感染)、アレルゲンへの曝露、気象の変化、ストレスなどがある。

2) 症状

(1) 咳、喘鳴を伴った可逆性の呼吸困難を繰り返す。
(2) 不穏状態となり喀痰喀出困難を伴うことが多い。
(3) 発作がひどくなるとチアノーゼが見られ低酸素血症、意識障害に至ることがある。
(4) 肺野に気道狭窄による高調性の呼気性連続性ラ音（ウィーズ）を聴取する。喀痰貯留による湿性ラ音（クラックル）が混在することもある。また、無気肺が合併すると呼吸音が減弱し、聴き取りづらいこともある。

　以上の4点に加えて重症心身障害児・者における気管支喘息の診断には注意が必要である。すなわち、1) 基礎疾患の器質的要因によって様々な修飾を受けるために喘鳴が必ずしも典型的な症候をとらず、2) 他の喘鳴を来す疾患の除外がしばしば困難であり、3) 診断のための呼吸機能検査を施行することが困難であるので、喘息を疑うことや、喘鳴に対して一般的な対症処置を行いながら、鑑別診断を行うことが必要である。

　喘鳴の鑑別疾患として、吸気性喘鳴を来しやすい上気道の狭窄（鼻咽頭部、喉頭部）がある。鼻咽頭部狭窄の原因としてアデノイド増殖症、口蓋扁桃肥大、舌根沈下、下顎後退などがあり、喉頭部狭窄の原因としては喉頭軟化症、頸部過伸展などが考えられる。頸部過伸展による喘鳴も筋緊張亢進時に認めることが多いが、その場合には筋緊張緩和や体位変換などの対応によって改善することもある。

　呼気性喘鳴を生ずる疾患としては、下気道の狭窄（中枢気道、末梢気道）がある。中枢気道の狭窄を来す原因として、気管チューブや吸引チューブの物理的刺激、感染、気管軟化症、気管内肉芽などがあり、末梢気道の狭窄としては気管支炎や肺炎などの呼吸器感染症である。重症心身障害児・者では気道分泌物を自力で排出することが困難なことが多く、喘鳴が遷延することは少なくない。側彎による主気管支狭窄も呼気性喘鳴の原因となりうる[8]。

3）看護

(1) 発作の程度を把握する。

　発作時には咳、喘鳴、呼吸困難などの呼吸症状を呈する。呼吸障害が進行すると、食事や睡眠など日常生活が妨げられる。重症の場合には意識障害を来すこともあり、発作の重症度を判断する必要がある。以下に発作強度の判定基準を示す。

　判定のためにいくつかのパラメーターがあるが、全部を満足する必要はない。

　また、SpO_2は目安であり普段のSpO_2からの低下で判断する。

　多呼吸の時は判定しにくいが、大発作時には呼気相が2倍以上延長している。

　注）発作強度が強くなると乳児では肩呼吸ではなくシーソー呼吸を呈するようになる。

　呼気、吸気時に胸部と腹部の膨らみと陥没がシーソーのように逆の動きになるが、意識的に腹式呼吸を行っている場合はこれに該当しない。

(1) 発作の改善（息苦しさの緩和）を図る薬物療法が中心となる。低酸素血症があれば酸素投与する。また、安静、体位の工夫（座位、ファーラー位）、排痰援助（水分補給、タッピング）が効果的である。薬物療法は抗炎症薬である副腎皮質ステロイド薬の吸入が中心となり、発作時には気管支拡張薬（β_2刺激薬）の吸入を繰り返す。近年は長時間作用を特徴とするβ_2吸入薬が普及し効果が確認されてる。症状に応じてテオフィリン薬を併用するが、稀に痙攣重積の副作用を来すことがあり中枢神経疾患合併症には注意を要する。

(2) 精神安静を保つ。

(3) 不安の除去に努める。

表21 発作強度の判定基準

		小発作	中発作	大発作	呼吸不全
呼吸の状態	喘鳴	軽度	明らか	著明	減少または消失
	陥没呼吸	なし〜軽度	明らか	著明	著明
	呼気延長	なし	あり	明らか	著明
	起坐呼吸	横になれる	座位を好む	前かがみになる	
	チアノーゼ	なし	なし	可能性あり	あり
	呼吸数	軽度増加	増加	増加	不定
呼吸困難感	安静時	なし	あり	著明	著明
	歩行時	急ぐと苦しい	歩行時著明	歩行困難	歩行不能
生活の状態	食事の仕方	ほぼ普通	やや困難	困難	不能
	睡眠	眠れる	時々目を覚ます	障害される	障害される
意識障害	興奮状況	正	やや興奮	興奮	錯乱
	意識低下	なし	なし	ややあり	あり
SpO_2（大気中）		≧96%	92〜95%	≦91%	<91%
$PaCO_2$		<41mmHg	<41mmHg	41〜60mmHg	>60mmHg

（小児気管支喘息治療・管理ガイドライン2012より一部改変）

(4) 非発作時にも環境整備を行い、発作を頻回に繰り返している場合には、予防としての長期管理を行う。

以上の一般的看護に加えて、重症心身障害児・者の看護として工夫が必要な場合がある。聴診により喘鳴の主な発生部位を推定し、気道分泌物を吸引する。体位ドレナージ、スクイージングなども、骨折に注意しながら実施する。気道分泌物を吸引しても改善しない場合には、下顎挙上法、体位変換、頭部後屈顎先挙上法などが有効である場合も少なくない。筋緊張を軽減するためにリラクセーションや筋緊張緩和薬も有効である場合がある[9]。

4. 体温調節障害

重症心身障害児・者は低酸素脳症後遺症や先天奇形など中枢神経系の障害による体温調節中枢の異常、姿勢（体位）や筋緊張・異常をベースとした体温調節障害が認められる。また、外気温の影響を受けやすい。

1）高体温

(1) 原因
  ① 感染症：呼吸器感染、尿路感染、皮膚深部感染、骨髄炎など
  ② 環境温が高い
  ③ 中枢神経障害；視床下部・脳幹障害などの体温調節中枢の障害
  ④ 発汗障害：自律神経障害、先天性無痛無汗症、ゾニサミド（副作用）
  ⑤ 筋緊張亢進、痙攣発作による熱産生

(2) 看護
  ① 観察項目
    体温（バイタルサイン）、発熱に伴う随伴症状の有無、各臓器別の感染兆候の有無、筋緊張や痙攣発作の頻度
  ② 看護ケア
    a．環境温を確認し、寝具・寝衣の調整や室温の調整（暖房緩和、冷房強化）を行う。
    b．氷枕やアイスノンなどでクーリングを行う。その後、解熱しない場合は、指示に従い、解熱薬を投与する。
    c．発汗時には適宜寝衣・寝具を交換する。
    d．脱水予防のための十分な水分補給を行う。

2) 低体温

(1) 原因
  ① 環境温が低い
  ② 中枢神経障害；視床下部・脳幹障害などの体温調節中枢の障害
  ③ 自律神経障害：末梢循環障害
  ④ 基礎代謝低下（体動が少ない、不活発）
  ⑤ 甲状腺ホルモンの欠乏（薬剤性）

(3) 看護
  ① 観察項目
    体温（バイタルサイン）、末梢冷感の有無、口唇・足趾のチアノーゼの有無
  ② 看護ケア
    a．寝具・寝衣の調整や室温の調整（暖房強化、冷房減弱）を行う。
    b．電気あんかや電気毛布などで保温する。低温火傷や水疱形成を来さないように電気あんかや電気毛布の位置を考慮し、観察する。体温が上昇したら、電気あんかや電気毛布を取り除く。

5. 消化器障害

1) 胃食道逆流症（Gastroesophageal reflux disease）

重症心身障害児・者が嘔吐することはしばしば見られる。胃食道逆流症は、下部食道括約筋（LES）の一過性の弛緩や腹圧の上昇などにLESが適切に対応できないとき、胃内容が食道内に逆流する現象をいう。胃液が食道に逆流するため、食道粘膜を酸性の胃液が傷つけ、食道に糜爛を形成し、出血を来す。出血した血液は胃液により、黒褐色に変色してタール便となることが多い。慢性に経過すると患者は貧血になり、栄養状態が悪化する。

重症心身障害児・者は、15～20％に胃食道逆流症の合併が見られるが、これは重症心身障害児・者において、中枢神経障害、消化管の運動障害、腹筋の緊張亢進や臥位生活など多くの因子が関与しているためである。筋緊張が強く、慢性的な呼吸障害を有し、臥位生活を送っている例に胃食道逆流症は合併しやすい。

(1) 胃食道逆流症の症状
  ① 消化器症状（嘔気、嘔吐、吐血（特にコーヒー残渣様）、貧血
  ② 呼吸器症状
    胃内容の誤飲による誤嚥性気管支炎、肺炎（化学肺炎：酸性の胃液が肺に炎症をもたらす）
    慢性咳嗽、喘鳴や喘息発作の誘因
    無呼吸
  ③ 成長障害（栄養摂取障害）

(2) 胃食道逆流症の看護
  ① 気道の確保、気道内容物の除去、上気道感染の予防
  ② 筋緊張緩和
  ③ 体位を整える
    a．食後の仰臥位での30°以上の上体挙上
    b．座位、腹臥位の頭位挙上は有効とされたが、突然死症候群の要因と指摘され、注意が必要である。
    c．経管栄養の場合は、上体を挙上するか右側臥位とする。
  ④ 注入栄養物の工夫
    a．注入速度は速すぎないように注意する。胃食道逆流症の症状が続くときには、必要量を24時間で持続注入する。
    b．濃厚栄養物の少量頻回投与や持続注入、また経鼻空腸カテーテル法などがある。

2) 便秘

重症心身障害児・者では、腸管運動の異常が多く見られ、慢性的な便秘状態を呈することが多い。時に腸閉塞を起こすことがある。一般的には3日以上排便がないときに便秘とされるが、排便の状態には個人差があり、便秘に伴う様々な症状を抑制し、全身状態を良好に保つためにも、それぞれの重症心身障害児・者に合わせた排便コントロー

ルが必要である。
(1) 病態
　①水分不足
　②運動量の不足
　③食事中の繊維質の不足
　④筋緊張異常による排便時の適切な腹圧不足
　⑤抗痙攣薬などの治療薬の影響
　⑥脊髄・大脳の病変による排便反射障害
(2) 症状
　いきみ、紅潮、発汗、嘔気、食思不振、硬便による肛門の出血
(3) 看護
　①観察項目
　　a．排便状態の観察：排便回数、性状・量の変化、浣腸や下剤の使用の有無
　　b．腹部膨満や排ガスの有無、腸蠕動音の変化、圧痛、便塊の有無
　　c．排便困難の有無
　　d．食欲不振、嘔気等の有無
　　e．機嫌の良否
　　f．一時的か慢性的(抗痙攣薬長期服用による副作用)なものかの判断
　　g．酸化マグネシウム薬(塩類下剤)の長期服用による高マグネシウム血症の確認
　②看護ケア
　　a．十分な水分摂取：水分摂取量をチェックし、1日の必要水分量を十分摂取するようにする。
　　b．適度な運動：適度な全身運動、座位、立位、下肢の運動など可能な範囲での運動ができるような工夫や療育を行う。
　　c．腸蠕動運動の促進：おむつ交換時に腹部マッサージを行うなど、腸の蠕動運動が促進するように援助する。
　　d．排便誘導：規則正しい排便習慣のために、患者の個性を考慮し、定時に排便誘導を行う。
　　e．排便コントロール：浣腸、緩下剤の使用により排便のコントロールを行う。
　　・緩下剤を確実に与薬する。薬剤としては塩類下剤(酸化マグネシウム)、結腸刺激下剤(ラキソベロン®、アローゼン®)などが一般的である。
　　・緩下剤を服用しても排便がない場合は、頓用の下剤(テレミン坐薬®)か浣腸を行う。
　　・腹部膨満、食欲不振、嘔吐などの腹部症状に応じて、浣腸や摘便にて排便と腸管の活動を回復する。
　　・浣腸、下剤(テレミン坐薬®)は年齢や体重により使用量を考慮する。

3) イレウス

　何らかの原因によって腸管の通過障害が起こり、腸内容物が腸内腔に充満することによって多様な症状をきたす病態。腸管運動の異常は重症心身障害児・者では多く見られ、加齢とともに多くなる傾向があり、特にイレウスでは、原因について十分に注意を払い、時に致命的となることに留意する。

(1) 病態
　腸管の通過障害があり、排便がなく、腸内にガスや腸液、便塊の貯留を来す。
　①麻痺性イレウス
　　腸管の麻痺により蠕動運動が低下し、腸管の拡張をきたす。原因として感染症や低カリウム血症があり、重症心身障害児・者では比較的多く認められる。
　②機械的イレウス
　　腸管の狭窄あるいは閉塞を来す腸の通過障害であり、腸管内あるいは腸管外の器質的病変、異物などが原因となる。血行障害の有無により閉塞性(単純性)イレウスと絞扼性イレウスを分ける。
　　a．閉塞性(単純性)イレウス
　　　・腸管壁の器質的な病変によって腸管内

腔の狭窄や閉塞を来すもの
（腫瘍、瘢痕、結石、異物の誤飲）
・腸管外の病変が腸管を外側から圧迫することによって起こる狭窄や閉塞
（腹膜の癒着、腹腔内腫瘍、腹腔内膿瘍など）
　　b．絞扼性イレウス
・索状物などによって起こる絞扼
（腹膜炎、手術後などにできる索状物、癒着や先天的な索状物など）
・軸捻転症
・腸重積症
・ヘルニア嵌頓
（2）症状
①腹痛、嘔吐、排便の停止
②全身所見
　　a．閉塞性イレウス…嘔吐による脱水、呼吸数・脈拍の増加、末梢血管の収縮
　　b．絞扼性イレウス…血行障害の進行による発熱・白血球増加、ショック症状、尿量減少
（3）看護
①観察項目
　　a．嘔吐、吐物の性状（食物残査物、胃液）、排便、排気の有無を確認する。
　　b．圧痛や便塊などの触知、腸管の蠕動運動の有無、金属音を聴取する。
　　c．腹部膨満の増強や腹痛を訴えることができないことがあるので、表情やしぐさ、緊張の有無、痛みに伴う心拍数の増加等ふだんと異なる様子を観察する。
②看護ケア
　　a．持続する腹痛、腹部膨満、腸雑音が聴取できない等の緊急性がある場合は、早期に医師の診察を依頼する（絞扼性イレウスは緊急手術の適応である）。
　　b．吐物の性状を観察し、嘔吐が持続する場合は、顔面を横に向け、誤嚥を予防する。

　　c．原因に応じた治療を行い、絶食の上、脱水や電解質異常をコントロールする。
　　d．保存的療法の場合は、体位変換を頻回に行い腸蠕動を促す。

4）摂食機能障害

（1）重症心身障害児・者の摂食機能障害とその考え方

人間は生後直後、反射性に嚥下している。摂食機能は第1次中枢が脳幹部、第2次中枢が大脳皮質にあり、脳幹部の働きを大脳皮質がコントロールしていると考えられている。出生時は第1次中枢の働きである原始反射によって哺乳機能が営まれているが、大脳の発育・発達によって消失していき、第2次中枢の働きである食物を口に取り込んで咽頭に送り込むまでのいわゆる狭義の摂食機能が、生後新たに発達・獲得されていく。その発達が障害されていると考えることで、摂食機能の発達障害全般を考えるとその対応がわかりやすくなる。すなわち正常摂食機能の発達をきちんと理解することが、発達過程のどのあたりで遅滞しているかをより正確に把握でき、次の発達のための手助けへとつながる。

嚥下反射による動きは生まれつき持っているが、この動きは哺乳の場合と摂食の場合と全く同じである。例えば哺乳ができなければ脳機能障害が高度であると考えられ、治療も難しく、短命の可能性があると想定できる。哺乳ができていれば、違う機能である口腔内の捕食、咀嚼、食塊移送等の動きを訓練や適切な介助でできるようになると想定できる。口腔内の動きは後天的に劇的に変化していくのである。

重症心身障害児・者ではよく見受けられることだが、実際には咽頭で誤嚥が起きていても、その原因が口腔内の動きが悪いことにあって、その動きを治すことで咽頭の動きが良くなるということがある。例えば嚥下反射はあっても舌による食塊の送り込みが悪いため、嚥下時の圧が不足したり、

口唇の閉鎖ができずに嚥下時の舌骨や喉頭の挙上が起こらないことがある。そのためにむせや誤嚥が起こりやすくなるが、捕食や押しつぶしや咀嚼等の口腔内の動きの問題であるため、適切な摂食機能療法によってむせや誤嚥等の咽頭期の症状を軽減することが可能になる。

「摂食機能」には、食物の認知から嚥下し、食道に入るまでの広い範囲が含まれるが重症心身障害児・者の食事について考える時、摂食機能全体の一部である「咀嚼」ということにとらわれてしまうこともよく見受けられる。例えば、咀嚼機能が十分に獲得されていない方に、咀嚼の必要な固形を食べさせても、食べ方がわからないために丸呑みの習慣が身についたり、窒息や誤嚥のリスクを高めてしまうことになる。また、単に栄養摂取目的ならチューブによる栄養でも生きられるが、当然誰もが健全な食事ではないと考えるであろうし、機能を考えて咬む回数を数えながらの食事も、やはりおいしく食べられないと考えるだろう。つまり食事は摂食機能だけでなく、より様々な要素が関与するものだといえる。摂食機能を獲得することは、単に多くの食物を上手に安全に身体に取り込むだけでなく、よりおいしく楽しく食べることができ、そのことがさらに高次の他の機能の発達にも寄与することにつながるのである。例えば感覚の鋭敏な口腔領域においしい食事を取り入れ、一定時間とどめながら味わうことで食欲も心も満たされるであろうし、適度な快い顎運動が脳への良い刺激になっていること等である。

このような考え方を知ることは、重症心身障害児・者の摂食機能障害に関与していく上で誤解や思い込みを少しでもなくし、よりおいしく楽しく安全に食べられるようにするために大切である。

(2)摂食機能発達の概要

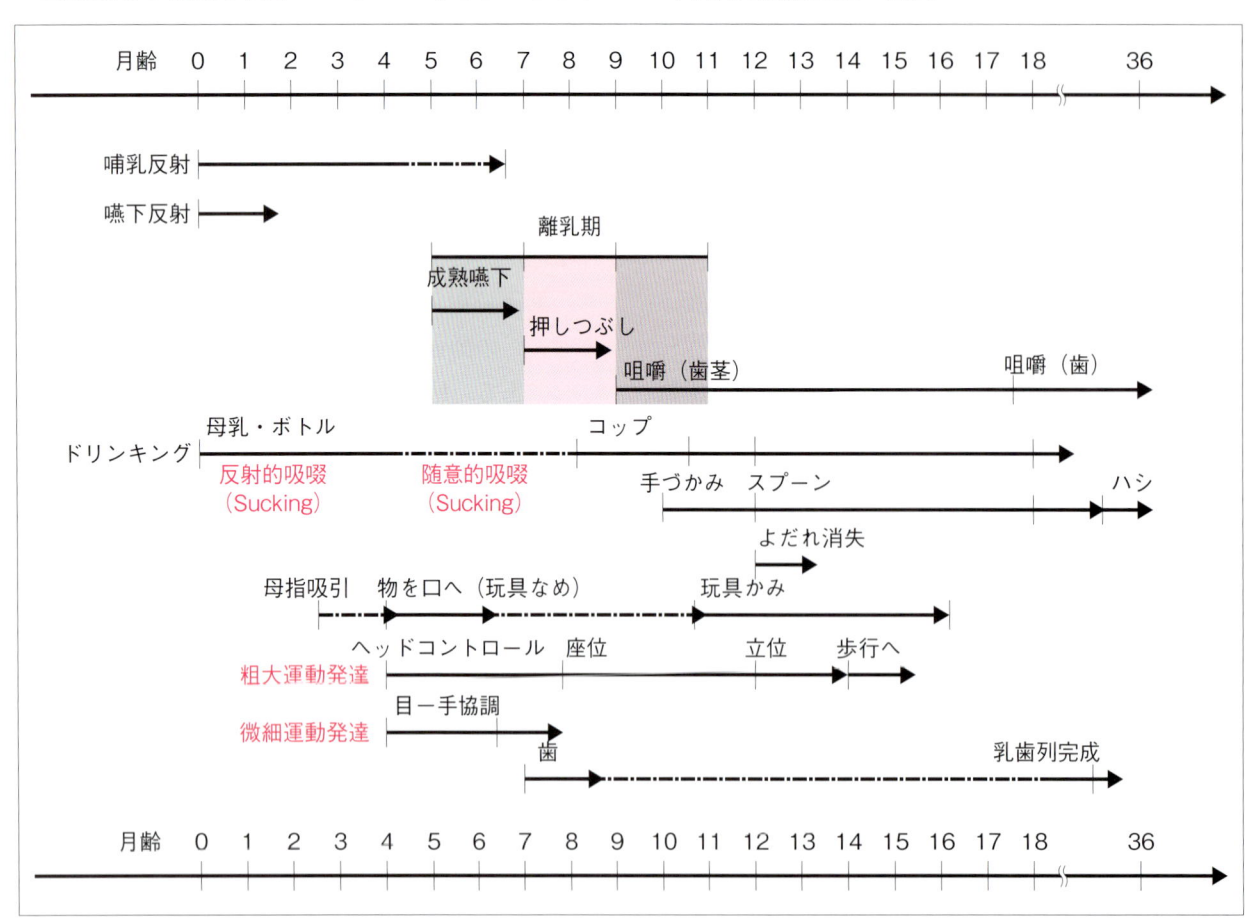

図6 摂食機能発達の概要

図6のように食べたり飲んだりする機能は、他の粗大運動能や微細運動能と密接に関連しながら発達する。月齢はあくまでも目安であり、発達の原則である「個人差」は当然存在するが、発達には基本的なことができないのに応用編には進めないという一定の発現機序があり、およその時期と順番や相互の関係などを参考にしながら見ていくと、患者（児）がどの程度の摂食機能を持っているのか、どの辺りが障害されているのかがわかりやすくなる。例えば通常座位が取れるようになった頃から、咀嚼様運動が少しずつ獲得されていくところを、ヘッドコントロールさえもできない患者（児）に対して咀嚼訓練を実施しても、効果はほとんど期待できず、むしろむせや誤嚥、窒息のリスクを増すことになりかねない。

(3) 摂食機能に関連する口腔機能（表22）

後天的に獲得される口腔内の動きは、通常離乳期において表のように口唇、舌、顎が相互的関係を保ちながら発達していく。それぞれの口腔機能を正しく評価して、摂食機能レベルを想定し、動きに合わせた食物形態を選択することが重要である。例えば舌の前後上下運動がかろうじてできる患者（児）に、家族と同じものを食べさせたいと、十分な咀嚼能力が必要な固形物を摂取させても、本人はどうしてよいかがわからず、次第に丸飲みや舌突出等の異常パターンを学習したり、年齢の若い時期は（丸呑みしながらも）何とか食べているように見えても、進行性病変や高齢に伴う体力免疫力低下等により、むせや誤嚥、窒息のリスクや誤嚥性肺炎等の呼吸器感染症のリスクが高まってしまうことになる。さらに誤嚥の指標となるむせは、慢性化・重症化に伴い分かりにくくなることがある。

(4) 摂食機能訓練

※患者の状態や機能を評価し、必要に応じて実施する。

① 過敏性の抑制（神経学的脱感作）

摂食機能訓練における脱感作は、触れられること、操作されることに対する不快感を最小限にし、すべての訓練の前提になるものといわれている。

しかし、脱感作ができてからほかの摂食機

表22 口唇の形態、舌の動き、顎の運動と食物形態との関係（図6の離乳期に相当）

月齢	経口摂取準備期 (4〜5か月)	嚥下・捕食機能獲得期 (5〜6か月)	押しつぶし機能獲得期 (7〜8か月)	すりつぶし機能獲得期 (9〜11か月)	自立準備期 (12〜15か月)
口唇と舌の動きの特徴	・半開き、上下唇ともほとんど動かない ・舌は前後運動が中心	・口唇を閉じて飲む。上唇の形は変えずに下唇が内側に入る ・舌の前後の動きが見られる	・左右同時に伸縮。上下唇がしっかり閉じて薄く見える ・舌の上下の動きが見られる	・片側に交互に伸縮。上下唇がねじれながら協調。咀嚼側の口の角が縮む ・舌の左右への動き	・口唇と顎と舌の動きが協調する。
顎の運動	・下顎の上下運動（舌の前後運動） ・咬反射	・下顎の上下運動（舌の前後運動） ・マンチング（顎の上下・舌の上下運動による咀嚼の初段階の動き）	・下顎の上下運動（舌の上下運動） ・マンチング	・下顎の側方運動（舌の側方運動、正中から側方：対角の回転咀嚼＝咀嚼）	・下顎の側方運動（対角の回転咀嚼）（2歳以降に側方から正中を越えて反対側：環状の回転咀嚼へ）
食物形態	・乳汁、ミルクが中心。その他は、果汁、スープやおもゆにする。これらの液体は離乳食でない。	・固さが柔らかく、大きさは、すべて粒のないなめらかなペースト状、しかも粘稠性のある物。	・固さは舌でつぶせる程度、大きさは食物の種類によって異なるが、根菜類の煮物が中心。葉物野菜はすりつぶし。	・固さは葉茎でつぶせる物、大きさは、食物の種類によって異なる。葉物野菜は、すりつぶし、肉魚は一口大。	・固さは葉や葉茎でかめる物、葉物野菜は刻み、肉魚は一口大。

能訓練を開始するのではなく、脱感作を行いながら、脱感作的視点を持って必要な摂食機能訓練を実施する。

a．主に顔、口腔周囲、口腔内の過敏性が問題になる場合は、軽くなでるような刺激や擦る刺激、冷たい刺激に対しては過敏反応が強まることが多いため、冷たくない肌触りのよいもので、軽く圧迫しながら触る。

b．感覚的に慣れるまでは不快刺激になることが多いため、食事の直前や直後の練習は避ける。

c．過敏性が低い、刺激の受容が可能な部位から刺激を開始し、徐々に過敏部位に働きかける。例えば、顔面部に過敏性がある場合では、下肢や腹部、背部などから刺激を開始し、受容できる範囲で徐々に過敏な部位に近づく。過敏反応が出現するまで行うと逆効果になることがあるので注意する。

②鼻呼吸訓練

a．咬合不全や、口唇の緊張などにより日常的に閉唇できていない場合には、口呼吸が優位で鼻呼吸ができていないことが多いので適応になることが多い。

b．摂食中の口呼吸は、口腔内残渣物などの吸引によるむせの原因や、液体の連続嚥下の障害になることが多く、口唇閉鎖を伴った鼻呼吸は、脱感作と並んで摂食機能訓練の前提条件の一つである。

c．鼻呼吸訓練の方法

・まず、ガーゼやおしぼりなどで広く口をおおい、窒息に注意しながら鼻での呼吸が開始されるのを待つ。このとき、鼻腔の前にティッシュの切れ端や手鏡などを置くと呼吸の状態が確認しやすい。

・鼻呼吸開始に時間を要し、繰り返す必要がある場合には、呼吸が十分に整ったことを確認してから繰り返す。

・鼻閉時や耳鼻咽喉科疾患がある場合には実施しない。

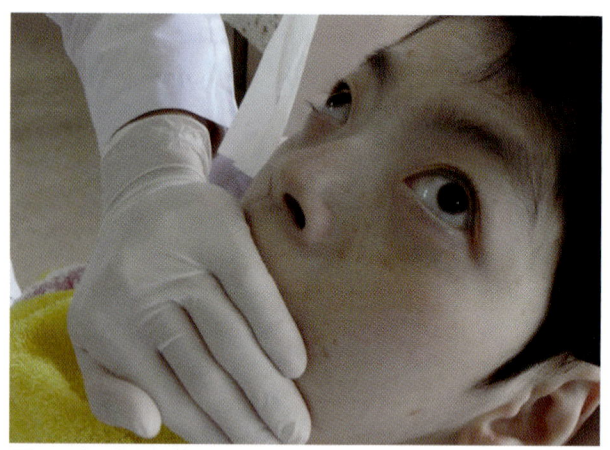

図7　鼻呼吸訓練

③摂食姿勢・背もたれ角

適切な摂食姿勢は、誤嚥の予防や余分な緊張のコントロール・必要な機能の促通に影響し、また、適切な背もたれ角は口腔機能の代償（主に食物の送り込み）だけでなく、安全な摂食の前提条件になることが多い。

基本的には個別対応が必要だが、問題になりやすい強い筋緊張に対応するヒントの一つは、筋緊張が高まる前にボールポジションやそれに近い肢位をとり、保持することで対応できる場合がある（図8-1、2、3）。

また、一般高齢者の誤嚥対策として行われているような背もたれ角度の調整（約30度に

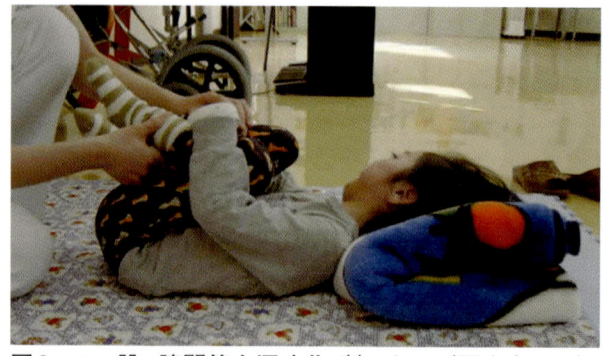

図8-1　股・膝関節を深く曲げ（できれば腰も丸める）、上肢を前に引き出したボールポジションでのリラックス

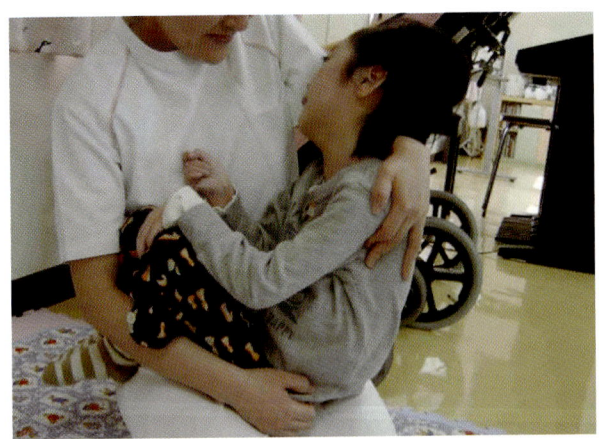

図8−2 ボールポジションに近い介助座位をとり、緊張が亢進しにくい姿勢で保持・摂食

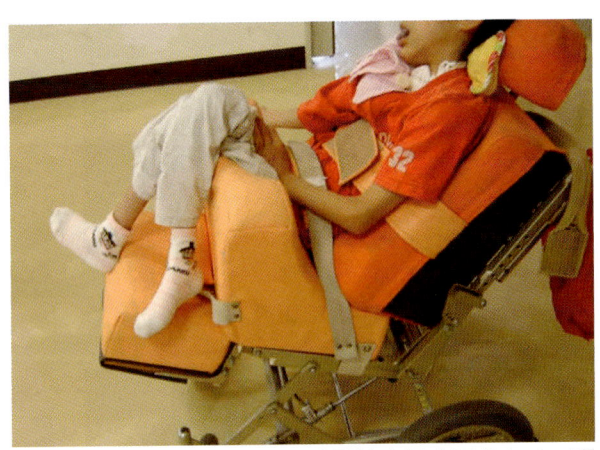

図8−3 座位保持装置で、股関節を深く屈曲させ、頸部軽度前屈位を保持することである程度緊張亢進を抑制できる場合がある

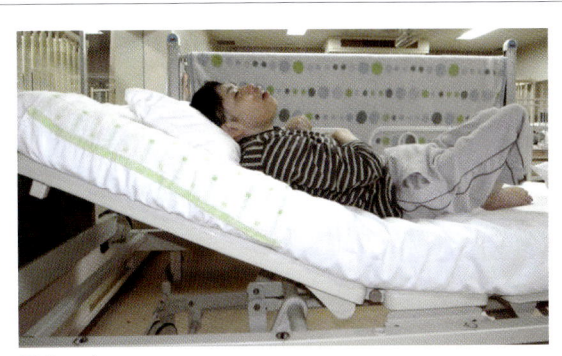

図9−1

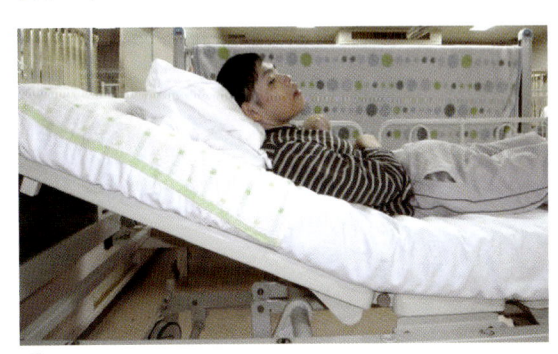

図9−2
頸部過伸展位のため、枕を2つ重ねなければ頸部の軽度前屈が得られない

倒す)は、頸部の軽度前屈位保持・適切な粘度調整がされた食物とともに、重症心身障害児・者にもあてはまるといわれている。

しかし、重症心身障害児・者では、緊張などにより頸部が過伸展位をとっていることが少なくなく、その際には枕を2つ重ねるなどして、頸部の軽度前屈位が得られる高さに枕を調整する(図9−1、2)。

④間接訓練

液体や食物を使用せずに行う摂食機能訓練。唾液の誤嚥以外には誤嚥の危険がなく、十分な口腔ケアがされていれば比較的安全に行える。

摂食に必要な機能の準備運動やトリートメント的役割が期待できる。

a．ガムラビング(歯肉マッサージ)

口腔内の感覚の改善、唾液の分泌が促されることから嚥下の練習に用いる。
・口腔内を上下左右に分割して行う。
・歯と歯肉の境界部(歯肉縁部)に示指の指腹をあて、前から奥に向かって1か所につき10〜15回、一方向性にリズミカルにマッサージする(奥から手前

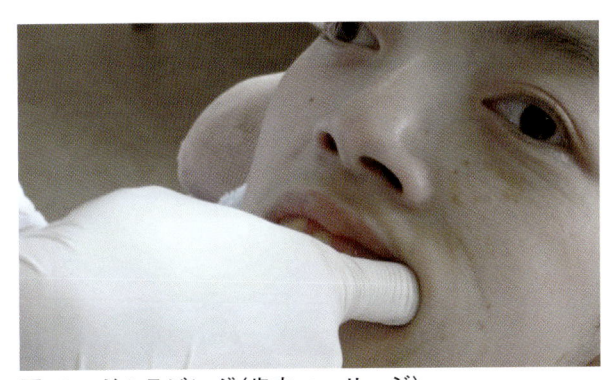

図10 ガムラビング(歯肉マッサージ)

に戻すときにはマッサージしない)。
・食事の前に行うことが理想だが、不快感が強い場合などは実施時間を調整する。
　b．バンゲード法(P.58及び図11〜14資料参照)

・過敏性が強い場合など、口腔周囲の緊張や機能に応じて、効果的ないくつかを選択して行う場合があり、常にすべてを行う必要はない。
・過敏性のある場合には特に注意して実施する。

バンゲード法の例
(1) 口唇訓練(図11)

上唇・下唇を指腹で大きくつまみ、口輪筋の緊張をほぐすようにマッサージする

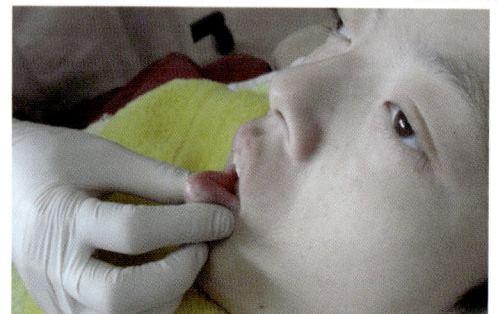

図11-1 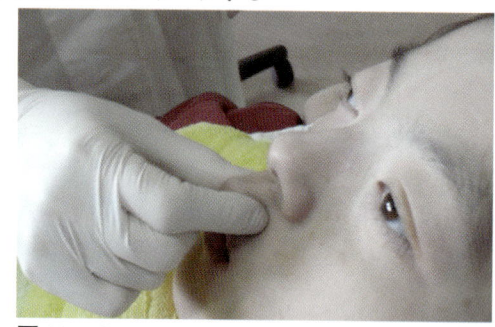　　図11-2

示指を上唇の赤唇部に置き、鼻に向って押し上げる。同様に下唇赤唇部に示指を置き、下顎に向って押し下げる

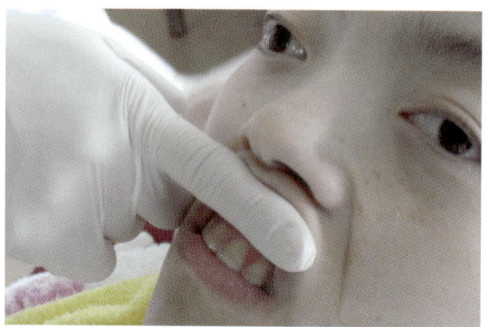

図11-3 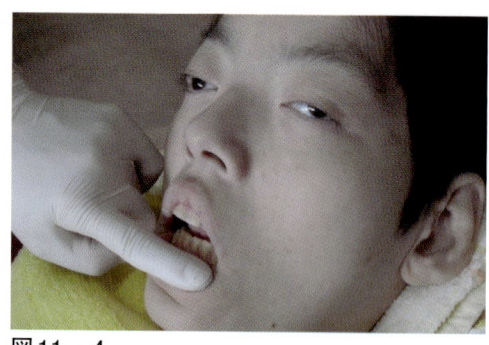　　図11-4

示指を上唇に置き、ゆっくりと上唇を下顎のほうに押し下げる。同様に下唇もゆっくりと鼻のほうに押し上げる

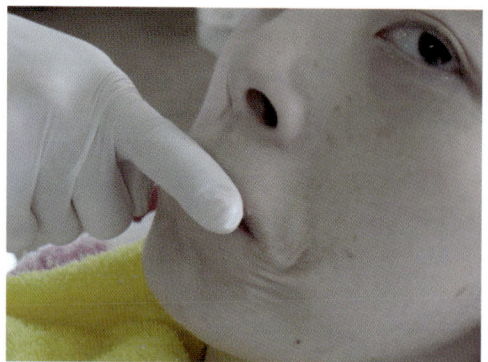

図11-5 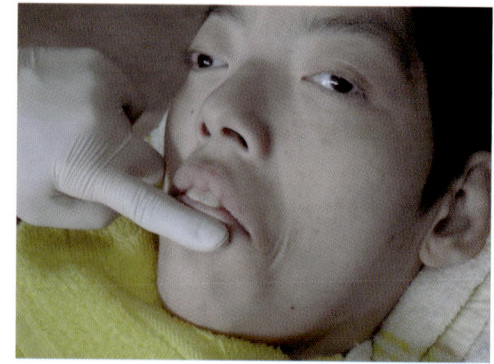　　図11-6

第2章　疾患と看護論

頬部訓練（図12）
　示指を口角の内部に入れ、口角を引っ張らないように注意しながら、頬を膨らませるように頬を外側に押し出す。
　指を徐々に頬の内側にそって奥に入れられるようになったら、頬を大きくつまんでゆっくりと引っ張る。

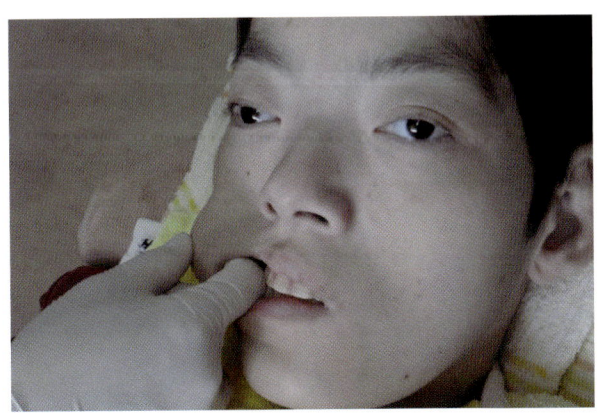

図12

舌部訓練（口外法）（図13）
　下顎を閉じさせ、頸部が過伸展しないように注意しながら、舌根部を舌に向ってまっすぐ上方に押し上げる。
　後方や後上方に向かって押すと、不快感が強まるので注意する。

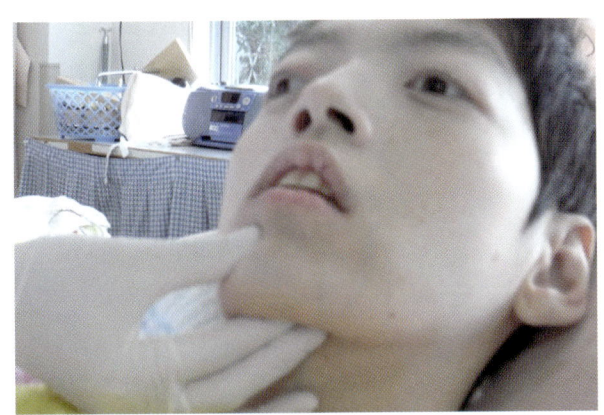

図13

舌部訓練（口内法）（図14）
　軟性のヘラや舌圧子、スプーンなどを歯列と舌の間に挿し挟み、口腔内を傷つけないように注意しながら反対側に向かって舌を押す。
　このとき、奥に入れすぎると嘔吐反射が誘発されるので注意する。
　左右交互に10回程度行う。
　舌の左右方向の動きの改善効果があるといわれている。

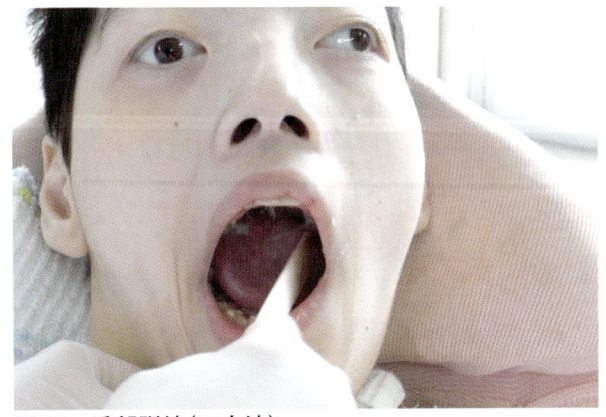

図14　舌部訓練（口内法）

⑤直接訓練
　実際に食物やそれに類するものを用いての訓練。
　目的とする機能が誘発されやすいもの、誤嚥の起こりにくいもの（必要に応じて粘性の調整などを行う）を用いる。
　嗜好を考慮し、特にむせやすい酸味・辛味のものは使用しない。
　a．口唇の練習（あまり焦らさないように注意する）
　　固形物
　　・おやつ（えびせんや、丸呑みせず咀嚼が可能な場合では唾液に強いチョコレートコーティングされたものなど）やスプーンなどを口腔内に入れずに口唇に接触させて待つ。
　　・取り込もうとして顔を近づけるだけでなく、口唇が動くのを待つ。
　　・わずかでも口唇が動いて取り込もうとしたら食べさせる。
　　・上唇に触れた場合、下唇に触れた場合

で反応が異なることが多いので、上下唇とも実施する。
- 可能であれば食べ物を口唇で挟ませ、手を使わずに食べるように促す。すぐに落ち、取り込めない場合は、3〜4回繰り返した後に食べさせる。
- 咀嚼時、嚥下時に嫌がらない程度に指やスプーンで上唇・下唇に間欠的に触れ、閉鎖を促す。
  過敏性がない場合には直接口唇を指でふさいでもよい。

液体
- カップから飲む場合も、下唇にカップを軽く押し当て、下唇でのカップの支持を促し、次に液面が上唇に接するかどうかのぎりぎりで保ち、上唇が反応する(上唇が降りてくる、早く飲もうとして上唇を尖らせるなど)のを待つ。
- 反応が出ない場合は少し液体を上唇に触れさせ、一気に流れ込まないようにゆっくりとカップを傾け、できるだけ吸わせて取り込ませる。

b．舌を動かす練習
- 口唇や口腔周囲に蜂蜜などを塗り、それをなめとる練習をする。
- ある程度舌が動かせれば、皿などの食器につけた蜂蜜などを舐めとる練習をする。

c．咀嚼の練習
- 前歯では、カリカリしたもの(えびせんなど)をかじりとる練習をする。
  過敏性が強い場合には、導入に柔らかいパンやスポンジケーキを用いる場合もある。
- 臼歯はスティック状のカリカリしたもの(プリッツやウエハース)や咬みしめられるもの(するめや昆布、細い消毒済みのビニールチューブ、あるいはガーゼを巻いた割り箸)を直接奥歯に乗せて噛む練習をする。

- 歯牙、口腔内への刺激に誘発されて舌突出が助長されるときには、連続して噛まずに1回1回確実に咬ませるか、前歯で咬む練習を中心にし、舌突出の状態に応じて次第に臼歯側に移行する。
- 食事の中では、パンなどを少し圧縮して固くし、臼歯上に乗せて練習してもよい。

d．嚥下の練習
- 嚥下の練習では誤嚥予防のために、特に姿勢と食物形態が重要になり、嚥下しやすい姿勢・肢位、頸部の前屈角度などと、嚥下しやすい食材・食形態との適正な組み合わせをさがす。
- 背もたれの角度(嚥下できるポイントまでの食物の移送能力や鼻呼吸の状態、座位保持の持久力、食道逆流などに影響する)と頸部の前屈角度(軽度屈曲すると嚥下しやすいが、屈曲しすぎると開口・嚥下がしづらくなる。また、緊張が強いときには、一時的に強く屈曲させることで緊張が抑制されやすいことがある)の適正化を図る。
- 緊張が出やすい場合は、上下肢の関節を深く曲げ込んだ、ボールポジションに近づける姿勢を試行してみる。
- 食塊としてまとまりやすく、崩れにくい、また、はりつきにくい(のどごしがよく嚥下しやすい)などの食材や、増粘剤や凝固剤を添加して粘度調整された食物で練習を開始する。
- 液体は流動物に比べると飲み込むタイミングがとりにくくむせやすいため、液体の嚥下を優先すると危険な場合があり、注意を要する。
- ごく初期の段階では、スプーンである程度決められた一さじ量をゆっくり飲ませながら練習する。むせやすい場合は増粘剤や凝固剤を混ぜ、むせにくい

第2章　疾患と看護論

粘性度を検討する。
・それでもむせる場合は、霧吹きやスプーンで少量ずつ口角付近から徐々に口腔内に液体をため、口唇を閉じさせ嚥下を待つ、口唇を閉じさせてゆっくり上を向かせるなどして送り込みを助け嚥下を促す。
・流動物は飲み込み位置までゆっくりと移動するので飲み込むタイミングがとりやすい食材ではあるが、スープなどで流動物の中に粒状の物が混入していたりすると、流動物が嚥下されても粒が残留し、それが誤嚥・吸引されてむせる原因になることがあるので注意する。
・食材によるが、きざみ食は嚥下に必要な食塊が形成されにくいものがほとんどで、特に野菜やミンチなどの粘性の低いものは、口腔内でバラけて1回に嚥下できる量が減り、また嚥下のタイミングがとりにくくむせやすい。また、過敏性のある場合には違和感の原因にもなる可能性がある。
・魚類などは繊維が口腔内に残って、塊となり嚥下しづらくなることがある。
　これらの問題に対応するため、ポタージュスープや、増粘剤などを用いて食塊形成を促し、違和感を減少させ、誤嚥を予防する（本来、唾液がそれらの役目をするが、障害が重度のため、唾液と食物を十分に混ぜることができず、口腔内で食物がバラけやすくなっていることが多い）。
・ソフト食や押しつぶし食は、舌での押

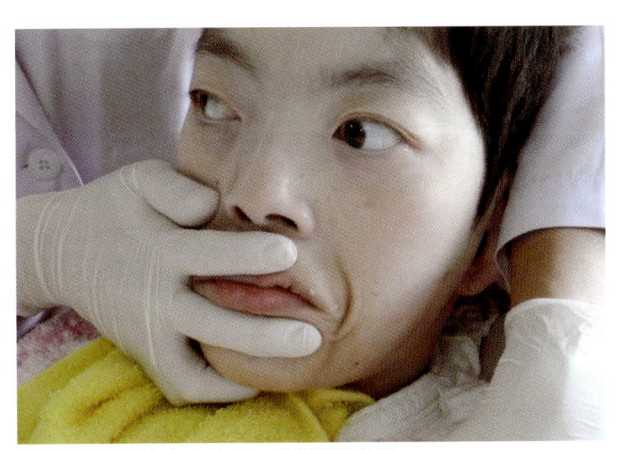

図15-1　前方からの口唇閉鎖介助

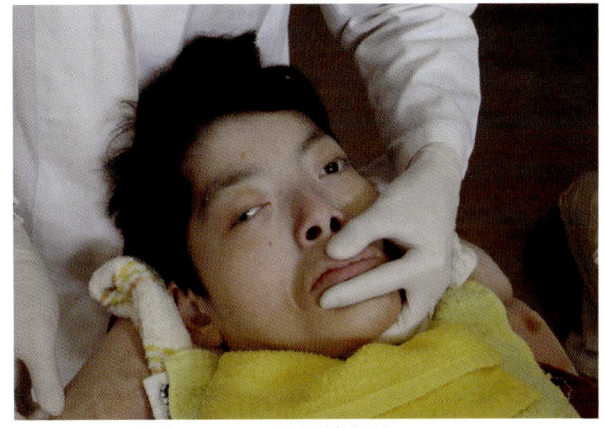

図15-2　側方からの口唇閉鎖介助

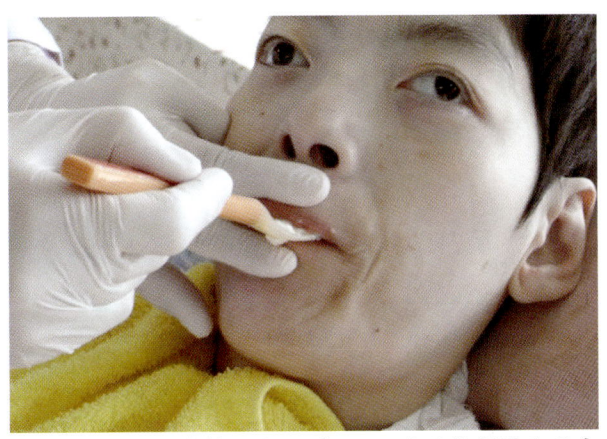

図16-1　上唇を使ったスプーンからの取り込みの介助（前方介助）

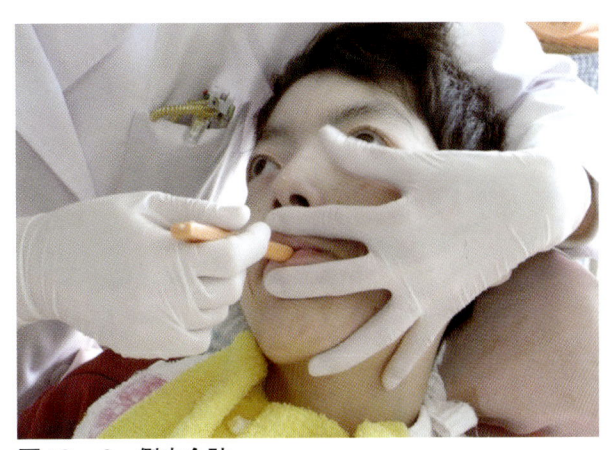

図16-2　側方介助

しつぶしや食塊形成、食物移送の練習に使用する。
　平行して咀嚼訓練などを行うと、効率的に咀嚼・嚥下機能の改善が見られることがある。
・固形物は咀嚼が十分できることを前提に与えるが、練習中は特に1回1回の嚥下状態を確認しながら少量ずつ練習する。
　食材の大きさによっては丸呑みや窒息につながる危険があるため、十分な監視下で一口、あるいは1/2口くらいの固形物を臼歯に置き、咀嚼練習の要領で何回か噛み、嚥下する。
⑥食事の介助法（図15、16）
⑦最後に
　練習・訓練ではあるが、1日3食、食事がそれだけに終始すると非常に味気ないものになってしまい、お互いのストレスになりかねない。
　食事時間以外で行える練習は、できるだけ食事時間以外に行い、食事の時にはそれを確かめる程度にとどめられるようなタイムテーブルの工夫は最低限必要と思われる。
　また、実際の練習も、食事に対する集中力が高まっている最初の10分間だけ実施する、あるいは、食べ始めは意欲が高まりすぎて練習どころではない場合には、食べ終わりの10分間だけ練習するなど、練習時間の割り振りやメリハリにも考慮する必要がある。
　お互いに一息つける余裕を持った練習と、あくまでも食事らしく、おいしく、楽しく、食後の満足感を優先した関わりに留意しなければならない。

バンゲード法（Ⅰ）

(1) 口唇訓練

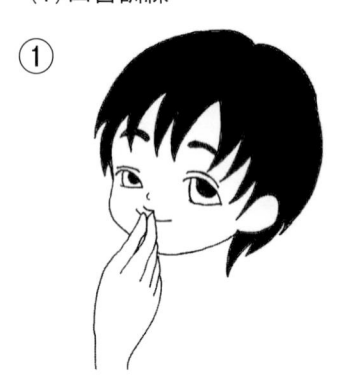

① 上唇をつまんでマッサージする（口輪筋の緊張をほぐすように）。

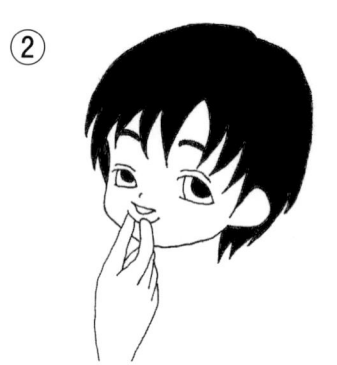

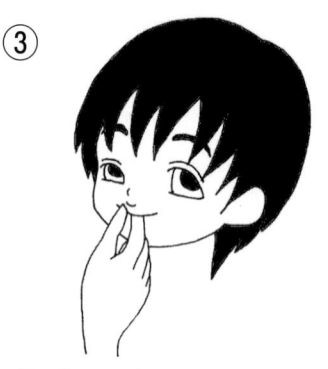

② 下唇も同様に行う。

③ 第2指を口腔前庭部に入れて上唇をつまみ、外側に向かって引っ張る。

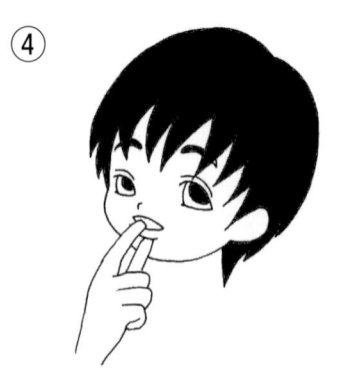

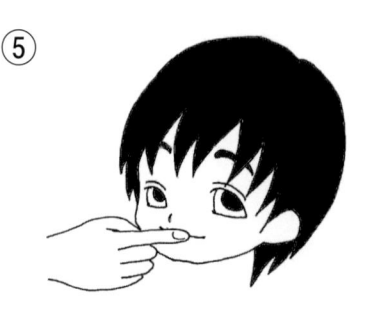

④ 下唇も同様に行う。

⑤ 第2指を上唇の赤唇部に置き、鼻の方に向かって押し上げる。

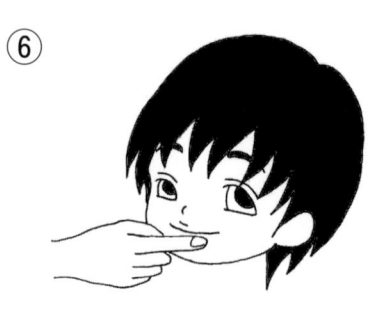

⑥ 同様に下唇の赤唇部に指を置き、オトガイ部に向かって押し下げる。

第2章　疾患と看護論

(2) 頬部訓練

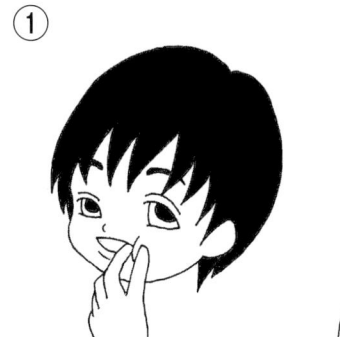

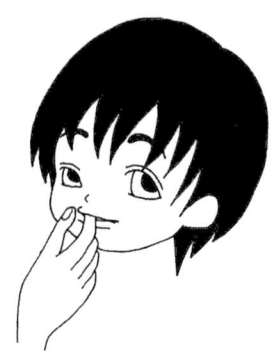

①
頬を押してみる。筋肉が固くなっているか、緩んでいるか十分に注意する。

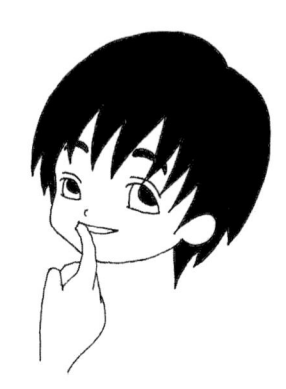

②
第2指を口角の内部に入れ、頬を外側に引っ張る。指を徐々に頬の内側に沿って奥に入れられるようになったら、頬を大きくつまんでゆっくりと引っ張る。
（口角を引っ張らないように注意する）

(3) 舌部訓練

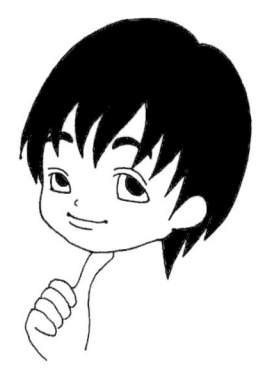

①
舌根部を上方（舌）に向かってゆっくり押す。

（！注意
オトガイ舌筋・オトガイ舌骨筋のすぐ後方の部分（これらの筋の付着部）をまっすぐ上に向かって押し上げる。そこより後方や、後方に向かって押したりすると、痛みや不快感が強く効果がないので注意する）

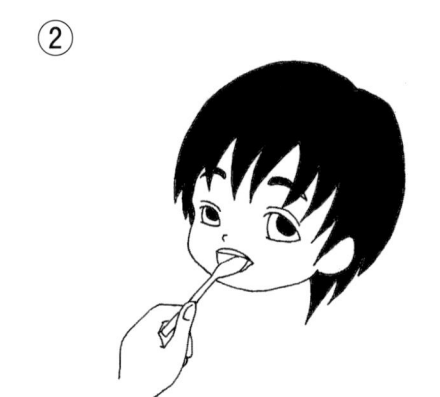

②
舌尖部を指かスパチュラで押し下げる。慣れるに従い押し下げる部分を広げていく。

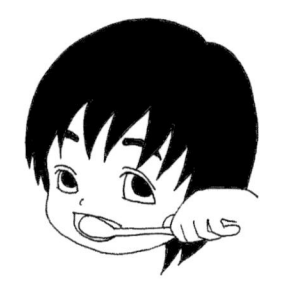

③
歯列との間に指やスパチュラを挿し挟み、反対側に向かって押し上げる。

6. 免疫・アレルギー疾患

1) 免疫機能障害（易感染性）

重症心身障害児・者に認められる感染症は、重症化、遷延化しやすいとされている[10]。重症心身障害児・者の加齢に伴う免疫機能の低下は、易感染性を高めるが、その特徴は細胞性免疫の減弱が強く、液性免疫の変化は軽度であるといわれている。特に問題になる呼吸器の易感染性は、分泌型-IgA、サーファクタント、肺胞マクロファージの低下によりもたらされるが、加齢に伴い肺の弾力の低下、胸壁の剛性の増大からくる換気機能の低下とあいまって重症化しやすい。

重症心身障害児・者は、神経障害に伴う器質的・機能的異常によって感染しやすく、さらに長期薬剤投与、栄養障害などによりの免疫機能が低下しやすい（表23）。

(1) 看護
①観察項目
感染兆候を早期に把握することが重要である。
- a．発熱、脈拍数の増加
- b．気道症状の有無（呼吸数の増加、気道分泌物の量・色調・経過、咳嗽、喘鳴、呼吸障害、呼吸音の変化、左右差など）
- c．尿の混濁の有無、排尿回数など
- d．その他、痙攣回数の増加、顔色不良、腸管運動の低下など

②看護ケア

表23 重症心身障害児・者の背景因子と免疫機能異常

	液性免疫	細胞性免疫	食細胞機能
低栄養状態	抗体反応低下	T細胞低下	
亜鉛・銅欠乏		機能低下 NK活性低下	好中球減少 走化能低下
抗痙攣 特にフェニトイン	IgAの異常 抗核抗体の出現	T細胞機能低下	
視床脳幹部異常		NK活性低下	

重症心身障害児・者では易感染性が強く、また施設内での集団生活では、医療・介護に伴う接触感染など「医療関連感染」が起こることもやむをえないが、感染源からの隔離が感染予防上大切である。また、以下のような配慮をした対応が必要である。

- a．日常生活を全面的に介護者に委ねるため、介護者が病原菌やウイルスを持ち込まないように、接触の前には手洗いを行い、患者個々の手袋を使用するなど、各施設の感染対策マニュアルに準じて感染予防を行う。
- b．感染が疑われるときは、できるだけ早くに個室隔離とし、早期の治療開始を心がける。
- c．患者の栄養状態に配慮し、ふだんから規則正しい生活と、可能な限りの運動を行い、患者の体力作りをする。

2) アレルギー

重症心身障害児・者においても、気管支喘息やアレルギー性鼻炎、アトピー性皮膚炎、食物アレルギーなどのアレルギー疾患が起こりうるが、特に気管支喘息については、慢性呼吸障害や胃食道逆流症を合併する児においては、喘鳴が繰り返し聴取される場合に、気管支喘息との鑑別が困難なことがある。アレルギー素因を有するかどうかを知り、アレルゲンの同定をすることは、その鑑別に有用であり、アレルゲンの除去または回避を行うことで症状を抑えることができる。また、ほとんどの経腸栄養剤には乳や大豆が含まれており、経腸栄養を要し、乳、大豆の食物アレルギーを有する場合には、エレメンタール®などのアミノ酸経腸栄養剤を選択する必要がある。

(1) アレルギー検査
①総IgE値
総IgE値が高い場合には、アレルギー素因を有すると判断してよい。IgE抗体は、血液・

粘膜組織中の肥満細胞や好塩基球に結合しており、対応する抗原の体内への侵入に際し細胞表面でこれらと反応し、マスト細胞からヒスタミン等の化学伝達物質を放出し、Ⅰ型アレルギー反応を引き起こす。血清IgE値は、年齢による変動が大きく、各年齢平均との比較で判断する必要がある。

②特異的IgE抗体の検査

アレルギーの主な原因抗原として吸入性アレルゲン（ハウスダスト、ダニ、ネコ、イヌ、カビ、スギ、ヒノキなど）、食物アレルゲン（卵白、牛乳、小麦、魚介類など）がある。即時型皮膚テスト、血液検査によるCAP-RAST法を用いることが多い。これらの検査は原因の特定の目安として大変有用であるが、実際の関与については、患者の誘発症状により判断する。

(2) 看護

①観察項目

a．繰り返す鼻炎症状の有無（くしゃみ、鼻水、鼻閉）、花粉の飛散時期との関連

b．繰り返す喘鳴や咳嗽（運動や気温の変化、季節の変化による誘発の有無）

c．長期にわたり繰り返す痒みを伴う湿疹（顔面や耳介周囲、頸部、肘窩、膝窩などに好発）

d．食物摂取後の嘔吐や蕁麻疹、そのほかアレルギー症状の有無、慢性の下痢

②看護ケア

a．環境を整える。

急激な温度の変化、極端な暑さや寒さ、湿った空気、乾燥は気道や皮膚を刺激するため、服装や素材を考える。

アレルゲンであるダニやカビの繁殖を防ぐために、湿度が上がりすぎないよう室内の水分発生源を極力少なくする、栄養分になるほこりを増やさないように日常の清掃を行い、換気をよくする。

アトピー性皮膚炎では下着を木綿製とし、毛・化繊類の使用は避ける。

b．アレルゲンとなる食物の除去

家族や介護者から情報を収集して、アレルゲンとなる食物を把握する。

c．感染を防止する。

風邪が流行しているときは、面会者の協力も得て、風邪の人と接触しないようにする。これまでに気管支喘息発作の既往のある者では、特に気道感染で誘発されることも多いため、症状の経過を十分に観察し、早期に急性期治療を始められるよう援助する。

d．薬剤のアレルギー反応に注意する

鎮痛解熱剤のアミノピリン、アスピリンなどの非ステロイド性抗炎症薬（NSAIDs）やペニシリン系薬剤は、稀にショック、薬疹、喘息などアレルギー症状を誘発することがあり、アレルギー素因を有する者は、一般の人々よりも発症率が高い。禁忌薬のある場合には、カルテに記載しておき、事故防止に努める。

7. 骨・関節疾患

重症心身障害児・者では、骨組織は大変脆く、少しの外力で骨折が起こりやすくなっている。

1) 原因

①運動低下による廃用性の骨萎縮

健常人の骨形成は、運動に伴う筋活動や抗重力姿勢のなかでの重力負荷による骨組織への圧縮力が加わることで骨代謝の活性化やその促進が起こる。立位姿勢、座位姿勢では下肢の骨や脊椎に毎日強い重力負荷が持続して加わっており骨強度が保たれている。

一方、重症心身障害児では運動および重力負荷の要素が不足し、骨形成が起こりにくく廃用

性の骨萎縮に陥ってしまう。
②食事摂取困難による慢性の栄養障害
　骨組織が健全であるためには骨の基質をつくるタンパク質、カルシウムを主とする無機質、骨代謝を活性化する活性型ビタミンDなどの摂取が必要であるが、重症心身障害児・者では食事摂取の困難や消化器系の障害によって栄養障害が起こりやすい。
③日照不足や抗痙攣薬によるビタミンD代謝障害
　重症心身障害児・者では、外出の機会が少ないことなどで日照時間に不足が生じる。
　骨量低下と血中25-OHビタミンD値の正の相関から日照不足が潜在している。
　抗痙攣薬によってビタミンD代謝が障害され、抗痙攣薬服用群で骨塩量が低いというデータが示されている。
④ホルモン障害など
　重症心身障害児・者女性にはあらゆる年齢層に無月経のケースが見られ、無月経の例では骨塩量が低下をしている。

2) 症状
①機嫌の悪さ、②全身状態の変化、③通常嫌がらない介護を嫌がる。
④腫れ、皮膚色調の変化、⑤四肢の形がいつもと違う、⑥異常に動かしやすくクツクツと音がする。

3) 好発部位
①大腿骨骨幹部、②上腕骨、③脛骨
　移動が全くできない寝たきりの人は、大腿骨骨幹部が最も多い。移動が可能な例では中足骨や基節骨など足部に多い。

4) 看護
①全身状態(バイタルサイン)に注意する。
　ショック状態の時は直ちに適切な処置を行う。
②局所を固定し、不必要な転位や鋭利な骨折端による副損傷を起こさない。
③患肢を扱う際は、局所の動きを最小限にする。
④長距離移送の際は、一時的に副木やギプス、金属板、プラスチックなどでできたシーネを当てて固定する。
⑤骨折後は、安静が必要になるため筋力低下や拘縮が起こる可能性が高いので、早期に床上でリハビリテーションを開始する。
⑥けん引や固定により末梢の循環障害が起こりやすいため、皮膚の色、冷感、浮腫、動脈の拍動などを健肢と比較する。
⑦安静に伴う褥創発生を防止する。
（皮膚状態の観察、クッションを使用し圧迫の除去、エアーマットの使用）

5) 骨折予防の看護
①食事内容(タンパク質、カルシウム、ビタミンB等のミネラル分が豊富なものをとる)。
②日常的に動くことを多くする(自動運動、抗重力姿勢を多くとらせる)。
③外気浴・日光浴を多くする。
④介助者は、以下の項目に注意しケアする。
・骨組織の脆弱性を理解し、好発部位を認識していること。
・急激なストレッチや外力を加えないこと。
・介助はゆっくり行いベッド柵や床に大腿部、上腕部をぶつけないように注意する。
・患児・者を抱き上げる際は、原則として二人で行う。
・患児・者がベッド柵の間に手足を挟み込まないように工夫する。
・ベッドからの転落を防ぐためにベッド柵の上げ忘れをしない。
・看護師は常に患児・者全員に視野がいきわたるところで看護する。
・定期的な骨塩量測定、予防的なビタミン剤を与薬する(ビタミンD製剤投与には随伴

する高カルシウム血症などの副作用に注意)。
・骨量が最も増えやすい18〜20歳の間は食事内容、運動、日照等が十分に取れるように援助する。
・体動が激しい患者へ対し、ベッド柵をスポンジで保護し予防する。

8. 自律神経障害

DSM-Ⅳ(精神障害の診断・統計マニュアル)では自律神経障害という名称のもとに、摂食障害(反芻性障害と異食症)、排泄障害(異糞症と異尿症)、睡眠障害という5つの障害が分類されている。

1) 原因と症状
(1) 反芻性障害
　　反芻性障害は、悪心や随伴する胃腸疾患がないのに、食物の溢流を繰り返し体重が減少する。反芻には、心因性のものと自己刺激性のものがある。心因性の反芻は正常な発達を示す乳児に発生するが、親子関係が不安定な場合が多く、小児は健康に成長できない場合がある。自己刺激性の反芻は、通常はあらゆる年齢の知的障害児に認められる。鑑別を要する疾患として、胃腸管系と幽門弁の発達に影響する先天異常がある。

(2) 異食症
　　異食症は、反復性または慢性的に非栄養物質(しっくい、炭、粘土、毛糸、灰、絵の具、土など)を摂取することである。精神遅滞と親の養育欠如は本障害の素因となる因子である。自閉症やKleine-Revin症候群などの他の中枢性行動障害をもつ小児には異食症が認められることが多い。持続性の異食症も、家庭の崩壊、監督不行き届き、心理的ネグレクトなどによって起こることが多い。異食症の小児は、鉛中毒、鉄欠乏性貧血、寄生虫感染のリスクが高まる。

(3) 遺尿症(夜尿)
　　遺尿症(夜尿)は、最低でも連続3か月以上にわたり週2回尿が排泄される場合、あるいは遺尿症の結果として小児の生活領域に臨床的に有意な苦痛が起こる場合に、遺尿症とされる。

(4) 遺糞症
　　遺糞症とは、暦年齢4歳(または同等の発達年齢)以降に、不適切な場所に便を排泄する場合を指す。

(5) 睡眠障害
　　睡眠障害は、通常、睡眠開始困難(入眠の遅延)や睡眠持続困難(夜間覚醒の持続)による睡眠不足であるが、睡眠の断片化は睡眠中の頻繁で反復的かつ短時間の覚醒によることが多い。小児の眠気はうとうと状態、あくび、成人に起こるようなその他の典型的な眠気症状として直ちに認識できないことがある。その代わりに、気分障害、多動・衝動コントロール不良のような行動上の問題、無関心や注意力低下などの神経認知機能不全の形態をとることが多い。神経障害をもつ小児は夜間痙攣やその他の睡眠中断を起こしやすく、失明と発達障害をもつ小児は重度の入眠困難や夜間覚醒と同様に概日リズム障害を起こすリスクが高い。

2) 看護
(1) 昼寝は短時間とし、夜間に睡眠がとれるよう生活パターンを整えていく。
(2) 日光にあたり体内リズムを整え、昼間の覚醒を促す。
(3) 毎日、運動ができるように療育に組み入れる。
(4) リラクセーションを促すような関わりを持つ。
(5) 主治医からの指示がない限り睡眠薬・メラトニン・その他の睡眠補助薬は使用しない(薬をやめたときに睡眠に関する問題が再発するため)。
(6) 異食の予防として、巡視や環境整備を行う。異食の原因となる物品の管理に気をつける。
(7) 食事の後にトイレ誘導し、排尿、排便を促す。

9. 婦人科疾患

重症心身障害患児・者の場合、開排制限などの身体的理由により、婦人科の兆候が見られても、診察が制限されることがある。しかし、婦人科疾患は健常者と同様に見られ、医療上注意を払う必要がある。そのため、日常生活援助を行う中で日頃の状態を把握し密な観察を行っていく必要がある。

1)月経異常

正常月経は25～45日の範囲内で起こり、限られた日数(3～7日)で自然に止まる子宮内膜からの周期的月経である。

(1)原発性無月経
　①原因
　　染色体異常(ターナー症候群など)、卵巣、子宮、膣などの発育不全。
　　月経は起こっているのに処女膜や膣が閉鎖しているため出血しないなど。
　②病状
　　18歳を過ぎても初経が見られない状態。
　③治療
　　ホルモン補充療法。排卵誘発剤や性ステロイド薬投与。膣や処女膜が閉鎖している場合は手術。

(2)ターナー症候群
　本症の女児は2本のX染色体のうち1本が部分的あるいは完全に欠けている。98％は胎児の段階で自然流産となる。2,000～3,000人(女児1,000～1,500人)に1人とされている。
　①症状
　　a．新生児期の四肢浮腫
　　b．先天性心疾患
　　c．小児期の低身長
　　d．思春期の無月経
　　e．二次性徴の欠如(卵巣の瘢痕化による)
　　f．月経不順、腫瘍、糖尿病の危険性が高い
　　g．外反肘、翼状頸、盾状胸、毛髪線の低位
　　h．大動脈縮窄症、大動脈弁閉鎖不全症、大動脈弁狭窄症などの心奇形、馬蹄腎などの腎奇形

(3)過多月経
　①原因
　　10歳代の場合は、ホルモンの働きが整っていないために起こる。30～40歳代は、子宮筋腫や子宮内膜症などの病気により子宮内膜の面積が大きくなり出血量が増える。
　②症状
　　ナプキンを使用しても、もれてしまうほど多い出血、レバー状の血の塊が多く出る。
　③治療
　　貧血がない場合は経過観察。貧血を伴う場合は増血治療を行う。子宮の病気が原因であれば、病気の治療を行う。

(4)不正出血
　①原因
　　ホルモン異常による出血、子宮ポリープ、子宮筋腫、炎症(クラミジア)、子宮癌など。
　②症状
　　月経時以外の出血が時々あるいはよくある。
　③治療
　　ホルモン異常の場合はホルモン剤で出血を止め、排卵を再発させる。出血の原因となっている疾患を確定し治療を行う。

2)子宮筋腫

生殖年齢の女性のうち約20％に発生するが、悪性化するのは0.5％以下である。30～40代に好発する。子宮筋腫は子宮にできた筋肉と繊維組織からなる良性の腫瘍である。筋腫の大きさや個数は人それぞれ異なる。子宮筋腫の原因ははっきりしていないが、女性ホルモンの影響で筋腫が発育すると考えられている。

(1)症状
　①月経困難症
　②過多月経

③筋腫が大きくなると、周囲の臓器を圧迫する
　④貧血
　⑤便秘・貧血
　⑥自覚症状がない場合もある

3)性器の形態異常
(1)性分化異常による疾患
　　重症心身障害児・者医療・看護の現場では、性分化異常の患者に遭遇することがある。
　①半陰陽
　　外性器の状態からは男女の区別のはっきりしないものを指す。
　②女性偽半陰陽
　　卵巣を有しているが陰核が肥大して小さい陰茎のように見える。
　③男性偽半陰陽
　　精巣を有しているが陰茎の発育が悪く陰核のように見え、尿道下裂を伴う。精巣の下降不全により女性外陰様外観を呈する。男性ホルモンの欠乏あるいは染色体異常で起こる。

4)看護
(1)観察項目
　①月経時の量、下腹腫瘤の触知の有無。
　②月経周期(個人差が多く同一人でもストレスや健康状態で変動する)。
　③重症心身障害者は訴えがはっきりしないことが多いので表情の変化を読みとる。
　④痛みを痙攣や別の症状で訴えがあることがあるので注意する。
　⑤検査データ(Hb値)。

10. 腎泌尿器疾患

　排尿障害があると残尿を生じ、様々な合併症を引き起こす要因となる。重症心身障害児・者は、自ら身体を動かすこと、腹圧が加わりにくいことからも残尿が生じやすい要因を抱えている。定期的な導尿を必要とする事例も見られる。患児・者個々の排尿の有無や排尿時刻の把握、性状の観察等、重症心身障害患児・者の排尿管理は重要となる。

1)尿路感染症
　尿路に細菌などの病原体が侵入して、感染を起こす病態である。腎、尿管に感染を来す発熱を伴う上部尿路感染症(急性腎盂腎炎)と、膀胱、尿道に感染を来すが、発熱を伴わない下部尿路感染症(膀胱炎、尿道炎)に大別される。
(1)急性腎盂腎炎
　①原因
　　細菌感染による上行性感染症。起炎菌は大腸菌をはじめとするグラム陰性桿菌が最も多い。誘因は、膀胱の尿が尿管、腎盂に逆流する膀胱、尿管逆流現象が挙げられる。
　②症状
　　a．発熱
　　b．腰背部痛・下腹部痛・腎部叩打痛
　　c．膿尿
　　d．慢性期では症状を示さないが、腎障害が進行すると尿毒症となる
　　e．合併症：膀胱炎・尿路結石
　③検査
　　尿沈査・採血・腎、尿管、膀胱部単純X線検査・超音波検査・CT検査
　④治療
　　抗菌薬使用・抗菌化学療法を主体とし、点滴により喪失水分を補給し、尿量を増加させることによって尿中細菌を物理的に排除する。
　　急性期には絶対安静とし水分摂取を促す。
　　患側腎部を冷やすと症状緩和に役立つ。
(2)膀胱炎
　①原因
　　大部分が尿路逆行性感染であり尿道が太くて、短い女性に起こりやすく、本人の腸管や膣前庭などにいる細菌に感染するものであ

る。急性単純性膀胱炎の起炎菌は大腸菌が最多である。

②症状

頻尿、排尿痛、尿混濁(膀胱炎の三大症状)で、排尿痛は排尿終末時が多いが、全排尿時の激しいものから、排尿時不快程度の軽いものまである。また残尿感や、下腹部痛を訴えたり、血尿を伴ったりすることもある。

通常、発熱はない。

③検査・診断

尿：白血球と起炎菌の存在

④治療

抗菌化学療法

(3)尿路感染症の観察項目

①発熱の有無と程度

②悪心、嘔吐、全身倦怠感の有無と程度

③尿の混濁、尿量

④腰背部痛の有無と程度(腎盂腎炎)

⑤下腹部の不快感(膀胱炎)

(4)尿路感染症の看護

①安静にする。

②水分を多く摂取する。

口あたり、消化の良いものを摂る。

③悪寒、戦慄を伴う時は毛布、電気毛布、温枕で保温する。

④クーリング法を行う。

⑤発熱、疼痛時は睡眠不足になりがちなので、十分な睡眠が確保できるように環境を整える。

⑥陰部を清潔にする。

⑦排便後は前から後ろに向かって拭くなどに十分注意する。

2)尿路結石症

尿路(腎、尿管、膀胱、尿道)に結石のあるものを尿路結石症という。結石は主に腎臓で尿中のカルシウムや尿酸などの無機質の結晶とタンパク質などの有機物が固まってできる。閉塞状態が長引くと、溜まった尿により尿路が広がり水腎症となる。また、常に残尿があったり、長期にカテーテルを留置したりする例では、下部尿路結石(膀胱結石)が多い。

(1)種類

結石が存在する部位により、上部尿路結石と下部尿路結石に分類される。これら2つの部位の結石は発生頻度、結石成分、成因、治療方法などが異なるので、区別する必要がある。

結石は、シュウ酸カルシウム結石(全体の約70%)、リン酸カルシウム結石、尿酸結石、シスチン結石(全体の1%)などがある。

(2)原因

基礎疾患の明らかでないものが多い。

主に感染や長期臥床による排尿障害などで、尿流停滞により起きる。

(3)症状

疼痛(疝痛発作または鈍痛、尿管壁の平滑筋の収縮による)、顕微鏡的血尿(肉眼的血尿はあまりない)、結石の排出。

小結石のものほど疝痛発作を起こし、背部の叩打痛を伴う。側腹部の疼痛や頻尿、残尿感、冷汗、顔面蒼白、腹部の緊張と膨満、悪心嘔吐、排ガスの停止。

(4)検査

尿検査、超音波検査、静脈性腎盂造影、逆行性尿路造影、CT。

(5)検査

腹部X線：尿管走行部に石灰化像

経静脈腎盂造影：腎盂尿管の拡張

逆行性腎盂造影：結石の描出

尿管ステント留置

(6)治療

非観血的療法：体外衝撃波砕石術(ESWL)・経皮的腎砕石術・経尿道的尿管砕石術

外科療法：排出不可能な時は尿管切石術

・水分摂取(1日2〜3L摂取させて自然排出を促す)

・小結石で水腎症を伴わないときは利尿薬の使用
・疼痛時は鎮痛薬、鎮痙薬の使用
(7) 看護
① 痛みの強い時は苦痛の軽減を図る。
② 患者が楽な体位をとらせるようにする(シムス位、ファーラー位)。
③ 多めの水分を摂取させる。

観察項目
a．疼痛、悪心、嘔吐の有無と程度
b．尿の性状、血尿の有無
c．排尿困難の有無
d．自然排尿の有無
e．自然排出の確認

11. 悪性疾患(がん)

重症心身障害児・者の高齢化に伴い、種々の悪性腫瘍の発生が見られている。重症心身障害者の高齢化に伴い悪性疾患の罹患のリスクも高まるため、定期的な検診を行い異常の早期発見に努めることが望ましい。福岡病院では、観察事項に沿って、入浴やおむつ交換時のケア時、全身状態の観察を行い、各種疾患の早期発見に努めている。インフォームドコンセントの重視と患者・家族が治療を選択できるように支援することが望まれる。また、患者・家族共に安心できるように治療受け入れ病院スタッフとの連携を持つことが重要である。

1) 子宮がん
(1) 概念
子宮がんは、子宮に発症する上皮性の悪性腫瘍であり、頸部から発症する子宮頸がんと、体部から発症する子宮体がんに分けられる。子宮頸がんは組織学的に扁平上皮がんが多く(95％)、子宮体がんはほとんど腺がんである。
子宮がんの発症割合は、子宮頸がんが85～90％、子宮体がんが10～15％で子宮頸がんのほうが多い。近年、子宮体がんの発症率は増加しつつあり、これは生活環境や食事との相関があると考えられている。

(2) 原因
子宮頸がんは、比較的若年層に好発し、40～50歳代の女性に最も多く発生している。性交渉と深く関係している。また、ヒトパピローマウイルス(HPV)に感染しているものに多いことが知られている。
子宮体がんは、50歳代に多く、閉経後が75％と高率である。性交渉とは関係がなく、女性ホルモン(エストロゲン)との関係が深い。体質的素因として肥満、未産、不妊、耐糖能異常、閉経遅延などが影響している。また、体がんの発症は子宮内膜増殖作用のある卵胞ホルモンが関与している。

(3) 症状
早期は無症状で経過することが多い。不正性器出血　血性や褐色肉汁様、膿性の帯下(悪臭あり)、下腹部の腫瘤　排尿障害、直腸障害。

(4) 診断
内診、細胞診、組織診、超音波検査、MRI、CT、腫瘍マーカー

(5) 治療
手術療法、放射線療法、化学療法、免疫療法

(6) 看護
① 観察項目
a．月経時の量
b．月経周期(個人差)
c．下腹部の腫瘤触知の有無
② 重症心身障害者は、訴えがはっきりしないことが多いので表情の変化を読みとる。
③ 痛みを痙攣や別の症状で訴えることがあるので注意する。
④ 月経の観察は同性が望ましい。
⑤ 異常を認めた場合は医師に報告する。

重症心身障害児・者では、通常でも月経異

常を伴い出血量や周期異常があり、症状として捉えることが困難である。看護師は日頃の患者の状態を把握し、異変に早期に気づき対応することが重要となる。

2)乳がん
(1)概念

乳がんとは乳房組織に発生する癌腫である。乳がんに罹患するリスクは年齢と共に増加する。日本人女性の場合、生涯で乳がんに罹患する確率は25～30人に1人である。

(2)症状
- 乳房のしこり・隆起(新たにできたもの)。
- 乳房の陥凹(新たにできた「えくぼ」)。
- 乳汁分泌・血性乳汁。

(3)検査

触診、マンモグラフィー、超音波検査、腫瘍マーカーなどがある。

(4)治療

手術療法、化学・内分泌療法、放射線療法、免疫療法

(5)看護

〈観察項目〉

①乳房のしこりの有無、乳房の陥凹(新たにできた「えくぼ」)。
②乳汁分泌・血性乳汁の有無。
③異常を認めた場合は医師に報告する。

重症心身障害児・者は、本人が症状を訴えることはできない。それゆえ早期には無症状であることが多い乳がんに対しての看護師の観察が重要となってくる。

3)大腸がん
(1)概念

大腸がんは大腸(結腸・直腸)に発生する悪性腫瘍である。S状結腸と直腸が好発部位である。年齢別にみた大腸がん(結腸・直腸・肛門がん)の罹患率は50代付近から増加しはじめ、高齢になるほど高くなる。大腸がんの罹患率、死亡率はともに男性のほうが女性の約2倍と高く、結腸がんより直腸がんにおいて男女差が大きい傾向にある。

(2)症状

早期は無症状のことが多い。腹痛・下痢や便秘を繰り返す。下血・血便・タール便、貧血、体重減少、便が細くなる(便柱細小)、腹部膨満、イレウス症状。

(3)検査

①腹部単純X線、横隔膜下の遊離ガス像(free air)・腹水貯留・鏡面像(ニボー)の有無、腸管ガスや糞便のチェック
②腹部エコー
③注腸造影
④大腸内視鏡検査
⑤CT、MRI、PET
⑥便潜血検査
⑦腫瘍マーカー

(4)治療

外科療法、内視鏡的治療、化学療法、放射線療法、免疫療法

(5)看護

〈観察項目〉

①貧血の有無
②下血、血便、タール便の有無
③便の形状
④腹部症状(腹部膨満、排ガスの有無、腸蠕動の有無など)
⑤食事摂取状況(食欲低下がないか)
⑥異常を認めた場合は医師に報告する。

重症心身障害児・者の場合、症状を訴えることができないため、日頃の観察を行い、異常の早期発見に努める。また検査や治療に伴う苦痛の軽減を図る必要がある。

4)精巣腫瘍
(1)概念

精巣に発生する腫瘍である。精巣腫瘍の9割以上は悪性である。精巣腫瘍の主な組織型にはセミノーマ(精上皮腫)、胎児性がん、卵黄のう腫、奇形種がある。発生率は10万人中0.7〜2.4人と比較的稀ながんであるが増加傾向にある。20〜30歳の比較的若い年齢において好発する。危険因子としては停留精巣(精巣が陰嚢内に降りず鼠経部や腹腔内に溜まっている病態)、精巣腫瘍既往歴、エストロゲンの曝露などが指摘されているが大部分は原因不明である。非常に進行が早く転移しやすいがんであるが、抗がん剤治療により高い確率で根治が期待できるがんである。

(2) 症状

精巣の腫れやしこり、痛みを伴う場合もあるが、激しい痛みや発熱を伴う場合は精巣上体炎などの他の病気の可能性が高い。後腹膜リンパ節転移により、腹部腫瘤、腰痛、背部痛、尿路の通過障害などが出現する。肺転移では咳、血痰、呼吸困難、肺炎などが出現する。

(3) 検査

触診、超音波検査、胸部、腹部CT、腫瘍マーカー(AFP、HCG)。精巣腫瘍が疑われる場合、精巣を摘出する。

(4) 治療

抗がん剤、放射線療法

(5) 看護

〈観察項目〉

①精巣(睾丸)の腫脹の有無

②疼痛の有無

③血液検査(炎症反応)

④腫瘤、腰痛、背部痛、尿路の通過障害がある場合は、後腹膜転移を疑う。

⑤咳、血痰、呼吸困難、肺炎など出現した場合は、肺転移を疑う。

非常に進行の早いがんであるため、精巣の腫れやしこりに気づいた場合、すぐに泌尿器科を受診する。

※がん検診への対応

がん検診の目的は、放置しておけば死に至るがんを早期発見・早期治療することにより、そのがんで死亡するリスクを下げること(死亡率減少効果)である。表24に、厚生労働省がん研究助成金「がん検診の適切な方法とその評価法の確立に関する研究班」などにおいて死亡率減少効果があると評価されたがん検診を示した。
福岡病院の入院患者はこれまでのところ、がん検診を受診したことはない。それを補充するために、以下のような対応を行っている。

1. 大腸がん

大腸がん検診を補うものとして、一般のがん検診で死亡率減少効果が証明されている便潜血反応を行っている。しかし2日連続ではなく1日の検体で実施している。対象年齢は、一般大腸がん検診に準じて40歳以上である。精密検査である大腸内視鏡検査の実施については、がん診療を専門とする医療機関の医師に依頼している。

2. 肺がん

肺がん検診を補うものとして、胸部X線撮影を1年に2回行っている。経年比較は実施しているが2人の医師による二重読影は全例には行っていない。

3. 乳がん

これまで乳がん検診は行ってこなかったが、市町村が提供するマンモグラフィによる乳がん検診を希望する患者(実際の判断は家族)の、受診支援を開始した。検診提供者である市町村(保健所)と市町村の検診委託機関である検診実施機関の理解と協力が不可欠である。家族への案内文書では、1)乳がんの動向と検診手段の説明、2)がん検診は市町村の呼びかけに対して対象者が希望して受診するものであること、3)市町村が指定する費用と検診実施機関までの移動費用は家族が負担すること、③検診の利益と不利益、4)検診受診を希望しても体の変形(側彎、関節屈曲・拘縮)や立位・座位保持不能などの理由によりマンモグラフィ検診ができない可能性があること、5)移動やマンモグラフィ実施に際して骨折のリスクがあることを説明している。

当院で実施中あるいは実施準備中のがん検診に代わるものとしての取り組みは以上である。胃がんは上部消化管造影が実際上困難であることと、子宮頸がんは細胞診が実施困難であることと、重症心身障害者は低リスク群である可能性から、これら2つのがん検診を補う対応は現時点では行っていない。

※内科から見た重症心身障害者

福岡病院は、重症心身障害病棟の診療は主に小児科医が行っていたが、高齢化に伴い、H22年4月より、重症心身障害病棟は内科医が病棟副医長として診療を行っている。

重症心身障害者は高齢化してきており、高齢者に多い疾患に遭遇することが増えている。例えば、がん、虚血性心臓疾患、脳血管疾患、糖尿病、動脈硬化、骨粗しょ

う症、肺炎等である。飲酒、喫煙、暴飲暴食、仕事上でのストレスといったものはないので、非重症心身障害者のような生活習慣病は少ないが、高齢化に伴う疾患は非重症心身障害者と変わらない。逆に重症心身障害者では低活動による骨筋肉系の萎縮に基づく疾患は多い。

重症心身障害者では、自ら症状を訴えることが通常ないので、介護者が普段とは違った何らかの徴候に気づくか、健康診断で異常に気付くことになる。次に検査の体位や患者の協力の可能な範囲で精査していく必要がある。

介護者に特に注意してほしい点を羅列すると、食事の量、嚥下の状態、口腔内の状態、皮膚の異常、咳痰、手足の色と温度、出血斑や腫脹の有無、痛み表情の有無、便の色や性状、出血の有無、尿の色、量、性状、発熱、活気の変化、陰部の不正出血、乳房のしこり等である。日頃から身体全体に細かく目を配り、いつもと違うことに注意を払った観察が重要となる。

診察では、血圧、結膜、表在リンパ節、胸腹部聴診触診、乳房の触診、手首足背部の脈診、関節の拘縮状態、外傷の有無等に気をつける。

検査としてはスクリーニングとして、尿、便潜血、一般血液生化学検査、心電図、胸部X線、腹部エコーを検査する。腫瘍マーカー、ホルモン、CTは二次検査であり、スクリーニングとして行うのは過剰と思われるが、何らかの異常が疑われるときは、必要な精査を行っていく。疾患がいろいろな方面にわたっていくので、それに応じて各科が関与していく必要がある。

表24　対象部位別の有効（死亡率減少効果があると判断された）ながん検診方法

対象部位	対象者	検診の方法	死亡率減少効果の判定*
胃	40歳以上男女	胃X線検査	相応の根拠
大腸	40歳以上男女	便潜血検査	充分な根拠
肺	40歳以上男女	非高危険群に対する胸部X線検査及び高危険群に対する胸部X線検査と喀痰細胞診併用法	相応の根拠
乳房	40歳代	視触診とマンモグラフィの併用	相応の根拠
乳房	50歳以上	視触診とマンモグラフィの併用	十分な根拠
子宮頸部	20歳以上女	細胞診（従来法及び液状検体法）	相応の根拠

＊平成16～20年度厚生労働省がん研究助成金「がん検診の適切な方法とその評価法の確立に関する研究班」による評価。ただし、乳がん検診は、平成10年度厚生省老人保健推進費補助金老人保健福祉に関する調査研究等事業「がん検診の有効性評価に関する研究班」による。

12. 歯・口腔疾患

1）口腔管理の難しさと重要性

口腔は消化器系の始まりであると同時に、鼻呼吸困難な患児・者には呼吸器系の一部としての役割を果たす。重症心身障害児・者の死亡原因は幼児から50歳代まで全期間を通して肺炎が第1位を占めている。その理由として患児・者の多くは口腔清掃が不十分になりがちな上、摂食嚥下機能の発達障害を有すること、退行も健常者に比べて早期から始まることなどから、誤嚥性気道感染が多く病態が慢性化しやすい傾向にあるためと考えられている。したがって重症心身障害児・者の生活の質を改善させるためには幼少期からの摂食嚥下機能の改善と、口腔内を清潔に保つ持続的な努力がきわめて重要である[17]が、実際の現場では十分な看護が行き届かずに終わっていることもあるかもしれない。看護教育の指導者として有名なヴァージニア・ヘンダ

ーソンはその著書の中で「歯を磨くことはごく簡単なことであると多くの人は思っているが、意識を失っている人の口腔を清潔に保つのは非常に難しくまた危険な仕事であり、よほど熟練した看護師でないと有効にしかも安全に実施できない。実際、患児・者の口腔内の状態は看護ケアの質を最もよく表すものの1つである」と記し、口腔という敏感で人間の尊厳にかかわる器官のケアの難しさと重要性を述べている[18]。まずは実際に手を動かし、観察するという日頃の地道な口腔ケアに取り組んでいくことから始めると、患児・者の口腔状況と必要な看護が見えてくる。

2) 口腔内疾患を疑うときの所見[19]

患児・者自ら訴えることは困難なため、日常生活や行動の変化を参考にする。
(1) 飲食物の嗜好の変化：軟食傾向、温・冷食の飲食回避など
(2) 食欲の変化：食欲減退、飲食拒否など
(3) 咀嚼回数の減少：丸呑み込み、片側での咀嚼など
(4) 局所・全身的症状の発現：体温変化、熱感、腫脹、出血、口臭、口腔乾燥、流涎など
(5) 精神・心理的変化：不機嫌、多動、寡動、自傷行為、不眠など

3) 口腔内疾患と看護

(1) 口腔衛生状態

①口腔衛生状態は適切な管理で良好に改善・維持できる

口腔ケアの励行（看護師による毎日1回以上のブラッシング中心の口腔ケアと歯科衛生士による週1回の専門的口腔ケア介入）を行なった結果、発熱日数の減少[20]、肺炎発症率の減少[21]、口臭の低下に伴う病棟臭気の低下[22]が確認されている。看護師の知識、歯科的技術の向上、意欲と歯科医師や歯科衛生士のバックアップにより、患児・者の口腔内外の環境は改善できる。

②重症心身障害児・者の多くは歯垢・歯石が付着しやすい口腔内環境にある

重症心身障害児・者は摂食嚥下機能の未発達や退行などの理由から経管栄養者が多く見られる。経管栄養者は、経口摂取者に比べて口腔内の自浄作用が低下している上に、注入刺激による安静時唾液分泌の亢進で唾液pHが高いことから歯石が沈着しやすいという特徴がある[23]。経口摂取者も機能の点から常食より軟食傾向にあるが、軟食は食渣として停滞しやすく自浄性が低いため、常食よりも歯垢化しやすい。

このように健常者と比べ、もとより歯垢・歯石形成されやすい特徴がある。下顎前歯部の舌側傾斜等の歯科解剖学的な問題や患児・者の非協力などで不十分な清掃を続けた場合は、磨き残した歯垢が歯面に強固に粘着、あるいは歯石に変化し除去困難になり、さらに不十分な清掃につながるという悪循環を繰り返しやすい。

③口腔内環境は専門的口腔ケアで整備し、一般的口腔ケアで維持する

口腔内環境が整えられていると、問題点を把握しやすく効率的なケアも行いやすい。そのためには定期的な歯石除去、う蝕の修復、保存困難歯の抜歯など歯科医師、歯科衛生士による介入（専門的口腔ケア）は不可欠である。歯石は歯垢（食渣と口腔内細菌の産生物）が唾液により石灰化したもの、う蝕は歯垢と口腔内細菌の産生物で作られることを考えると、日々の歯垢を除去し口腔内細菌数を減少させる日常的な口腔ケア（一般的口腔ケア）は良好な口腔内環境を維持するために非常に重要である（日常的な口腔ケアの具体的方法は後述）。

歯科医療の介入による病棟の声[17]
　歯石除去で歯が白くきれいになった
　動いている歯の抜去により誤嚥の心配がなくなった
　残根がなくなり食べやすくなった
　ベッドでの激しい自傷行為が減少した
　多動行動がかなり減少し、落ち着いてきた　など

4）う蝕

(1) 重症心身障害児・者の環境はう蝕罹患率に影響する

　障害の程度による差はなく、重症心身障害児・者の環境（生活環境、医療環境など）の因子による差が大きい。適切な歯科的管理（定期的な歯科検診など）がなされていない場合はう蝕歯や未処置う蝕歯が多く、清掃状態は不良で歯肉炎が多いが、良好な管理下では未処置う蝕数は1本以下にできるとの報告がある[24]。入院患児・者は全国平均よりう蝕歯が少ないという報告もある。これは生下時より入院した場合は家族とくに母親から伝播するう蝕原性細菌の定着が抑制されている可能性があることや、多くの患児・者の歯石沈着が示すように唾液のpHが高く摂食による歯牙脱灰が再石灰化しやすいことなどが挙げられている[22]。

(2) う蝕の原因は磨き残しの歯垢

　う蝕の好発部位は、歯頸部（歯肉に接する歯のくびれ部分）、隣接面（隣り合う歯同士の接している面）、咬合面の裂溝部（臼歯部の歯の溝）である。これらは歯垢を磨き残しやすい場所である。歯垢はう蝕と歯周病の直接原因であり8〜48時間で成熟し始めるため、少なくとも1日に1回はすべての歯面の歯垢を確実に除去することが望ましい。歯の形態、歯列の状況、重症心身障害児・者の協力困難、介助者のブラッシングの技術不足などから、磨き残しの部位はそれぞれの患児・者でいつも定まっていることが多いが、介助者が磨き残しに気がつきにくいことに課題がある。そのため歯科医や歯科衛生士による指導とその内容に対する改善が重要である。

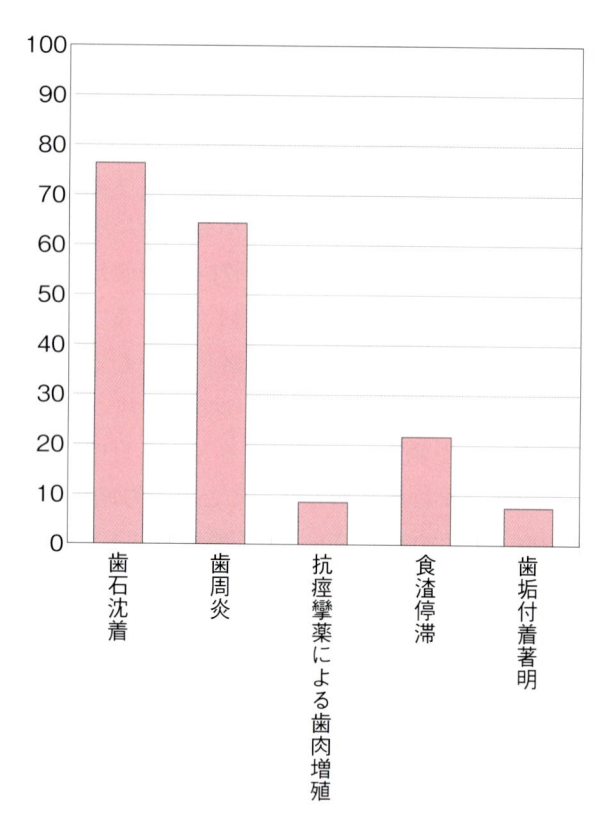

図17　入院患者の口腔内の状態[22]

療養中の重症心身障害児・者176人（男性94人、女性82人）について調べた。年齢は30代、20代、40代の順に多く、原疾患は脳性麻痺が40％程で最も多かった。患者の75％はてんかんを有し、50％は寝たきりであった。95.5％は常用薬を服用しており62.5％が特別食を摂取していた。

（グラフ：歯石沈着 約76、歯周炎 約64、抗痙攣薬による歯肉増殖 約8、食渣停滞 約21、歯垢付着著明 約7）

歯は毎日脱灰（歯面が溶けること）と再石灰化（溶けた歯面が硬くなること）を繰り返している
　う蝕は酸で歯が脱灰することで起こる。酸には歯垢内の細菌由来の酸と摂食由来の酸がある。口腔内は通常pH7.0前後の中性に保たれているが、食事をするだけでpH5.5以下の酸性環境になる。pH5.5は歯面が溶け始める値であるため、速やかに中性域まで回復させることが望ましい。通常は唾液により歯面が再石灰化されるが時間を要するため、食後のブラッシングやうがいが有効な手段である。だらだら食べ、頻回の摂食のほか、胃内容物の逆流はう蝕をつくりやすくする。

③最も良いう蝕予防は「う蝕にしない」こと〜毎日の確実な歯垢除去と定期検診

　予防対策としては、その病因論から、う蝕を誘発する甘味飲食物の過剰摂取制限、歯口清掃による歯垢（デンタル・プラーク）の除去

及び歯質の強化対策としてのフッ化物の応用等[25]が有効である。また、あらかじめ歯の溝を埋めて歯垢を溜まりにくくする予防処置（フィッシャーシーラント）を行える場合もある。う蝕は進行すると痛みを伴うばかりでなく、患児・者によっては治療に鎮静法や全身麻酔法が必要なこともある。口腔内の問題点を早期発見し解決するために、歯科医師や歯科衛生士による定期検診（半年～1年に1度）を行う。また乳歯のう蝕と成人のう蝕には強い関連が認められるため[25]、乳幼児期の段階からう蝕にしない生活習慣を心がける。

(3) 歯周疾患

①歯周炎は最も罹患率の高い口腔内疾患

歯周疾患は主に歯垢（細菌の代謝産物などを含む）が原因で歯の周囲組織（歯肉、歯根粘膜、歯槽骨）に炎症を起こしたもので、歯肉炎、歯周炎の総称である（歯垢が関与しない歯周疾患もあるが詳細は成書参考）。

重症心身障害児・者の歯周疾患の発現率は70～90％に及ぶと報告されている[26]。口腔内は、歯石沈着、歯周炎、食渣停滞、抗痙攣薬による歯肉肥厚、歯垢付着が見られやすい（**図17**）。若年者では歯肉炎が多く、加齢とともに健常者と同様高頻度で歯周炎が見られるようになる。特に緊張が強いものや非協力な患児・者では清掃不良になり、重度歯周炎が多い傾向が見られる[27]。

重症心身障害児・者の常用薬剤の59.5％に口渇作用が見られ、それぞれの薬剤を複数常用している患児・者も多い[28]。舌突出癖や口唇閉鎖不全を有する重度重複心身障害児・者は慢性的な口腔乾燥や舌苔、口臭を引き起こしやすい状況にあり、さらに口渇を副作用とする薬剤を常用している場合は、唾液による口腔内の自浄作用が著しく低下するため多発性のう蝕や重篤な歯周疾患に陥りやすいと考えられる[17]。

また軟食や咀嚼不全、口腔周囲の筋機能障害による嚥下障害などのために重症心身障害児・者では歯周疾患の罹患率が高くなることも報告されている[27]。

②経管栄養者は歯石沈着しやすい

経管栄養で気管切開をされている患児・者は、チューブ留置による食道粘膜の刺激で安静時唾液分泌が亢進されることからpHが高く歯石が沈着しやすい口腔内環境であるため歯周疾患のリスクが高い[28]。

③薬剤性歯肉炎

重症心身障害児・者の60～75％はてんかんを合併している[17]とされ、その多くは抗てんかん薬を服用しているが、副作用の1つに歯肉増殖がある。歯肉増殖に関与する要因はてんかん薬の種類、口腔清掃状態[29]との見解がある。特にフェニトインは投与患児・者の40～60％に歯肉増殖症を引き起こし、投与量の調節により歯肉増殖程度を制御することは臨床的に極めて困難であると考えられている[34]。フェニトイン、バルプロ酸以外のものを服用している場合は歯肉増殖を発症しにくい。フェニトインとバルプロ酸を併用している場合は（単独使用に比べ）、歯肉増殖程度と各薬剤の血中濃度の相関が低くなることが報告されている[30]。

(4) 歯列・咬合異常

咬合異常は重症心身障害児・者の80％以上に見られ、不正咬合は上顎前突、開咬、反対咬合、切端咬合等が多く見られる。不正歯列では、歯列狭窄やV字型の歯列弓などが見られ、発生頻度は約25％でその多くが上顎に見られ下顎では少ない[31]。咬合異常で最も多いのは開咬と上顎前突であり、両者を合わせると全体の30～50％に見られる。開咬の発症には舌突出や逆嚥下、口呼吸が大きく関与しており、口唇閉鎖の障害も関連があることが示唆されている。上顎前突は下口唇の過緊張や口唇咬癖など

により生じる場合が多い[32]。これらの咬合異常は患児・者の1つの個性としてとらえ、摂食時や口腔ケア時に起こってくる問題について随時対応していく。

(5) 歯の形態異常

重症心身障害児・者では歯の形態や質的な異常がしばしば見られる。脳性麻痺者においてはエナメル質形成不全は30～40%の発現率といわれており、健常児や精神遅滞者に比較して有意に多い。脳性麻痺の原因は周産期との関連が多く、周産期の異常がこの時期に形成されている歯に影響を及ぼし、エナメル質の低形成が生じると考えられる[26]。歯冠や歯根の形態異常は先天異常に随伴することが多い。精神遅滞者やDown症候群者では歯の数や形の異常が見られることがある[19]。薬剤性としては抗てんかん薬フェニトイン、プリミドン、睡眠薬フェノバルビタールは副作用として歯の形成不全を誘発する[33]ことから、う蝕形成、重症化につながる可能性がある。歯の形成不全は不可逆的であるため、歯の形成期にある患児・者(永久歯は生後～15歳前後に完成する、ただし智歯は除く)では薬剤の影響について主治医と協議する場合がある。

咬耗は、緊張の強い脳性麻痺患児・者に多く見られる。情緒障害がある場合は著しい口腔習癖によって歯を摩耗することがある。また食事介助時のスプーンを前歯部に擦りつけることにより起こる外傷性の摩耗もあり[35]、看護の立場から予防できる点がないか見直して改善する姿勢が望まれる。

(6) 歯や骨の外傷

重症心身障害児・者に見られる口腔外傷には、てんかん発作による転倒や多動、自傷などによる外傷で生じる歯の破折や脱臼、変位、歯槽骨骨折、顎骨骨折、外傷性の歯の摩耗などがある。歯や骨の外傷は行動範囲の制限や顎骨防護タイプのヘッドギアなどの使用や安全管理で予防が可能である[19]。歯が完全に骨から外れてしまった場合(完全脱臼)は、歯根膜を傷つけないよう歯根部を触れずに生理食塩水(牛乳でも可)に浸して歯科受診する(脱落から再植まで短時間が望ましい)[35]。

(7) 口腔の形態異常

口腔形態の異常では、高口蓋が仰臥位で寝たきりの重症心身障害児・者に多い傾向が見られる[19]。これは常時一定の外力がかかるため頭蓋の変形が生じ、口腔形態にも影響が及ぶと考えられる[31]。開咬のあるものでは、下顎骨が前下方に向かって発育する傾向が見られる[32]。

口腔奇形には口蓋裂、口唇裂、粘膜小体異常などがあるが、重症心身障害との関連はない[26]。しかし先天奇形症候群では、顎顔面領域の奇形が重要な症状の一つとなることが多い[19]。

(8) 粘膜疾患[19]

粘膜疾患では口内炎がしばしば見られる。特にアフタがよく見られ、小潰瘍に二次感染が起こると所属リンパ節の炎症を引き起こすこともある。ストレスや局所免疫力の低下、消化器系や内分泌系の失調、自律神経の異常、清掃状態、歯ブラシや食事による小さな外傷などが関係すると考えられる。緊張の強い重症心身障害児・者では、歯による口唇の外傷性潰瘍や頬粘膜の咬傷が見られる。これらは体位や生活環境の変化で緊張が少なくなると発生頻度も低くなることがある。

4) 歯科治療に用いる薬剤と併用禁忌である薬剤[33]

表25

	歯科治療で最も多く用いられ、併用禁忌の常用薬がある薬剤	薬剤数	常用薬剤名	相互作用の内容
使用禁忌	エピネフリン	9	レボメプロマジン、ハロペリドール、クロルプロマジン塩酸塩等(抗精神病薬)	エピネフリンの効果逆転により血圧降下

第2章　疾患と看護論

使用禁忌	カルバペネム系抗菌薬	1	バルプロ酸ナトリウム(抗てんかん薬)	バルプロ酸ナトリウムの血中濃度低下により発作発現の可能性
	非ステロイド性抗炎症薬	1	ノルフロキサシン(合成抗菌薬)	熱性痙攣の可能性
	アゾール系抗真菌薬(イトリゾール)	1	ピモジド(抗精神病薬)	QT延長、心室性不整脈等
	クラリスロマイシン、エリスロマイシン(マクロライド系抗菌薬)			

5) 主な障害、疾患別の口腔内異常[17]

表26

障害疾患	口腔内異常
脳性麻痺	エナメル質減形成、奇形歯、過剰歯、欠如歯、緊張性の顎運動による咬耗、姿勢保持や歩行困難、歯列弓の異常(狭窄、開大)、口唇閉鎖不全、異常な舌突出、う蝕の罹患率が高い、歯石の沈着、歯肉炎
精神遅滞	過剰歯　欠如歯　歯の形態異常(巨大・矮小・円錐)
てんかん	てんかん発作による転倒から顎顔面と歯、特に前歯部の外傷が多い(歯牙の脱臼・嵌入、歯槽骨骨折、顎骨骨折)、歯肉肥大
ダウン症	永久歯の先天性欠如が多い。狭口蓋、反対咬合、交差咬合、上顎前突、開口、巨舌、溝舌、舌突出、口唇・口腔の乾燥(筋力低下による開口のため)
筋ジストロフィー	咬合力の低下、開口、歯列弓拡大、口呼吸
コルネリア・ド・ランゲ症候群	高口蓋、矮小歯、歯の萌出遅延
レット症候群	流涎、舌突出

6) 主な口腔内疾患への対応

表27

疾患名	専門的処置	経過観察	口腔ケア	リハビリ
う蝕、歯髄炎	○	△	◎	×
歯の外傷、形成異常、萌出異常	△	△	△	×
歯周組織の疾患	○	△	◎	×
口腔粘膜疾患	○	△	○	×
咬合異常	○	△	○	△
機能障害(運動障害)	△	△	○	◎
顎骨とその周辺の疾患	○	△	×	△

◎；特に重要、○；必要、△；必要な場合もある、×；不要

7) 口腔ケアの目的と期待される効果

①口腔疾患(う蝕、歯周病、粘膜疾患等)や呼吸器感染症(誤嚥性肺炎等)の予防
②嚥下の準備期・口腔期・咽頭期に関わる口腔機能の維持、向上
③口腔内爽快感や口腔感覚(味覚等)の向上に伴う食欲の増進、スムーズな嚥下
④覚醒効果
⑤上記効果による体力の維持・回復、ADLの向上
⑥医療経済学的効果：抗菌薬使用量の減少等

8) 口腔ケアの必要性

　経口摂取有無や人工呼吸器管理下有無に関わらず、重症心身障害児・者は発達障害により、健常者と比較し口唇、舌、頬の動きが悪く、感覚も低下(過敏も含む)し、自浄作用も低下している。そのため口腔は汚れやすく、放置すれば細菌繁殖の温床となり、呼吸器感染症等全身疾患につながることもある。またう蝕、歯周病等の口腔疾患による咀嚼機能の低下が栄養障害につながり、全身状態を悪くすることもあり、日頃からの口腔管理は単に衛生面だけの問題にとどまらず、機能面や全身管理にもつながってくる。

9) 口腔ケアの実際[18]

①一般的口腔ケア(歯科専門職以外が行う口腔

ケア)

口腔ケアを通して日常的な口腔観察を確実に行う。

　a．機械的口腔清掃
　　　歯ブラシや歯間ブラシ、スポンジブラシ等の清掃器具を用いて、機械的に汚れを除去する方法
　b．化学的口腔清掃
　　　含嗽、洗浄等、水や薬品の効果を利用して汚れを減らす方法
　　　あくまで補助的手段であり機械的口腔清掃が原則である。特に重症心身障害児・者は免疫力が低下していることも多く、ポビドンヨード等薬品の過剰使用によって粘膜を損傷したり、口腔内の菌交代現象を引き起こすこともあるので注意が必要である。

＊ブラッシングのポイント
①患児・者、介護者の負担をいかに軽減するか→痛くない、疲れないブラッシング
②個人の状況に合わせた確実な頭部固定、開口保持をいかに行うか→清掃効率を上げ、本人、介助者の怪我防止
　これらを常に考慮しながら、一人ひとり最適な方法を検討する(歯科医療者との連携が望ましい)。
その上で以下のポイントを確実に行う
・順番を決めて磨く→磨き残しを防ぐ
・直視して磨く→汚れている部位に確実に当てることで磨き残しをなくす
・粘膜の排除→視野の確保により歯垢を確実に除去し、粘膜の損傷を防ぐ
・磨き幅(ストローク)を小さく→清掃効率アップ、擦過傷予防

(磨くときに特に注意する部位)

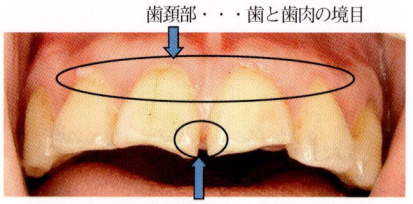

歯頸部・・・歯と歯肉の境目

歯間部・・・歯と歯の間、歯間ブラシの使用が望ましい

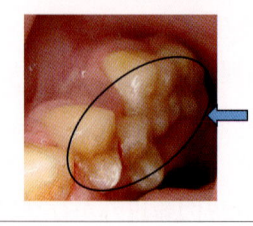

咬合面・・・かみ合わせの面

---

②専門的口腔ケア(歯科専門職が行う口腔ケア)
歯ブラシ等で除去できない歯石、外来性色素の除去、歯周病治療、失われた咬合の回復、フッ化物の応用等といった歯科的治療を行うことで、汚れにくく管理しやすい口腔を作る。
③含嗽(うがい)について
ポビドンヨード誤嚥による間質性肺炎や常用による口腔内の菌交代現象の恐れもあり注意が必要である。汚れ方等によって消毒用うがい薬を使う場合もあるが、ほとんどの場合は水で十分である。ブクブクうがいができない場合やうがいでむせる場合、水につけて軽く絞ったスポンジブラシ、指に巻いたガーゼ等で清拭する。シリンジ等を使って水で洗い流す方法もあるが吸引や咽頭流入の問題もあり、誤嚥のリスクの高い方は専門家による評価を行って施行することが望ましい。

　患児・者にとって適切な口腔環境を維持するためには、一般的口腔ケアが十分行われているか、専門的口腔ケアが必要かどうかを継続的に検討するべきである。そのためには、現場スタッフと歯科医療者が常に密な連携を取ることが不可欠である。

13. 皮膚疾患

　皮膚疾患は、重症心身障害児・者の医療上日常的に遭遇するものの一つである。

1)重症心身障害児・者の皮膚症状が生じやすい理由
(1)自ら痛みや痒みなど不快なことを訴えることが困難である。
(2)体温調整障害のため、発汗による皮膚の刺激を受けやすい。
(3)排泄はオムツを使用しているケースが多く、蒸れからくる皮膚の浸軟が起きやすい。
(4)流涎や指しゃぶり等がしばしば見られること

で、皮膚の刺激を受けやすい。
(5) 様々な医療機器を装着し生命を維持しているため、固定によるテープ刺激がある。
(6) 自己防衛のための自制行動がとれない場合が多い。
(7) 栄養面で皮脂量が少なく、角層が乾燥状態となり、外的な刺激を受けやすい。
(8) 拘縮や変形による皮膚の密着からくる湿潤や脆弱さ。
(9) 清潔ケア(入浴、洗浄、清拭、口腔ケアなど)に関して、自力では十分に実施できない。
(10) ハード、ソフト面の問題、体力、有症などで、毎日の入浴ケアが困難であることから、十分な皮膚ケアが提供できない。

このような背景により、種々の皮膚症状が生じていると考える。

2) 重症心身障害児・者病棟で多く見られる皮膚疾患

(1) カンジダ症

人間や動物の皮膚で増殖する真菌による表在性皮膚感染症の一つ。高温多湿、密閉の環境を好む。臨床所見としては、鱗屑を伴う紅斑や紅色小丘疹、小膿疱が観察されやすい。重症心身障害児・者では、自力での皮膚ケアが難しいこと、拘縮、変形による皮膚の密着により洗浄や拭き取りが十分にできないことによる湿潤状態が原因となると考えられる。好発部位は、拘縮した関節の屈側、指間、陰部などに多い。

対策：清潔を心がけ、抗真菌薬を外用する。

(2) 毛嚢炎、せつ、よう

毛包に一致した紅色丘疹や小膿疱で、表皮ブドウ球菌によるものが多い。

対策：自潰、排膿して自然治癒することも多いが、難治、重症の場合には、切開や数日間の抗菌薬の内服が必要となる。

(3) 汗疹

高温多湿の環境でエクリン汗管が閉塞し、汗が十分に皮膚表面に流出できず、汗管が破壊され、生じる。

対策：清拭、洗浄で清潔を保つようにする。重症の場合は、クリームもしくはローション基剤のステロイド外用薬を使用する。

(4) 接触皮膚炎

原因物質との接触により、紅斑や漿液性丘疹、小水疱、びらん、などを生じる。一次刺激性の機序とアレルギー性の機序とがある。当重症心身障害児・者病棟では、以下のようなことが原因と考える皮膚トラブルが多い。

①気管カニューレ固定紐による刺激
②粘着テープ(固定テープ、モニター類の電極など)による刺激
③拘縮、変形からくる皮膚密着部の浸軟、脆弱化
④オムツ使用下での排泄物による刺激と浸軟
⑤緊張や常同行動、自傷行為による刺激

対策：皮膚トラブルを起こす原因を可能な限り除去し、予防的ケアが重要となる。具体的ケアは後述する。

(5) 脂漏性湿疹

頭部や顔面、腋窩、頸部、陰部などの皮脂分泌の多い部位に見られる、鱗屑を伴った紅斑。頭部の粃糠様落屑(ふけ)の増加、眉毛や鼻唇溝部の鱗屑性紅斑として見られることが多い。皮脂の分泌が関連するため、慢性で再発性である。

対策：まずは洗浄剤やシャンプーで適切な洗顔、洗髪を行い脂漏部を清潔に保ちながら、ステロイド外用薬や抗真菌外用薬で治療する。抗真菌薬を含んだシャンプーなども市販されており、効果的である。

(6) 褥瘡

頻回に身体の向きを変えることができないために、身体の一部だけに集中的に加わる圧力が継続することが一番の原因となる。加えて、すれや摩擦、湿潤、栄養不良の条件が重なり合って褥瘡が悪化する。仙骨部、腸骨稜部、大転子部など、骨突起部とベットや車椅子に挟まれた

皮膚の部分にできやすい。しかし、重症心身障害児・者の場合は、緊張や変形により、上記の好発部位以外の耳介や手、肘部などにも発生することがある。予防は、圧迫を継続させない、圧迫を特定箇所に集中させないために、定期的に体圧測定を行い、褥瘡予防用具を用いるなど患児・者に合わせた除圧方法を検討し、2時間ごとの体位変換で圧力を解放させる。また、皮膚の保護、スキンケアも重要である。栄養不良が関係する場合は、NST介入により栄養状態の改善を図る。

3）スキンケア

前述のように、重症心身障害児・者では、様々な皮膚トラブルを起こしやすい状況があるため、患児・者のおかれた環境、身体的特徴を把握し、皮膚機能を理解した上で、外的刺激、アレルゲンや微生物などから皮膚を守るため、皮膚のバリア機能を維持するスキンケアが必要である。

効果的なスキンケアを行うことより、皮膚のバリア機能は補正され、体温調節、細菌の繁殖防止などの皮膚の生理的機能も保持され、皮膚疾患を予防することができる。

（1）目的
　①皮膚を清潔にし、保湿、保護することで皮膚の生理的機能（バリア機能、体温調節、細菌の繁殖防止などの作用）を保持する。
　②皮膚疾患の予防、早期発見ができる。

（2）ケアのポイント
　①汗や流涎、滲出液、排泄などの汚染物は、皮膚の刺激となるため、できる限り速やかに洗い落とす。
　②洗浄の際は、洗浄剤の成分残留を減らし、アルカリ刺激を避けるため、洗浄剤は、しっかり泡を立てて、手、もしくは柔らかい布で洗う（皮膚を傷つけるナイロンのタオルやスポンジ、目の粗いタオルは避ける）。
　③界面活性剤が皮膚に残留すると、皮膚のpH回復の時間がかかるだけでなく、角質水分量や皮脂量の低下、場合によっては皮膚炎を呈することもある。このため、洗ったあとは、ぬるめのお湯で十分にすすぎ、しっかりと洗浄剤を洗い流すことが重要となる。
　④体を拭くときは、刺激を少なくするため、タオルでやさしく押さえるように拭く。
　⑤重症心身障害児・者は、拘縮や緊張により身体の変形を伴い、皮膚が密着していることがある。皮膚が密着することにより、浸軟し外的刺激を受けやすい環境となり、亀裂などの皮膚トラブルが生じやすい。このため、密着している皮膚と皮膚はよく伸ばして洗い、流す際もしわをのばして十分にすすぎ、しっかりと洗浄剤を洗い流す。拭くときも、しわの中に水分を残さないよう注意する。また、密着している皮膚部の通気を図るためのポジショニングを検討する必要がある。
　⑥入浴後は、皮膚の脂分も洗い流されているため、そのままで放置するとすぐに皮膚が乾燥してしまう。洗浄後は、多量な水分を含んでいるため、その水分を逃さないためにも、速やかに（5～10分以内）保湿剤を使用することが効果的である。
　⑦乾いている皮膚の表面に保湿剤を使用しても速やかな保湿効果は期待できない。このため入浴できない場合は、清拭して清潔にした上で肌を湿らせ保湿剤を使用する。
　⑧角質の水分含有量は一定したものではなく、生体あるいは外部の環境のわずかな変化も反映し変動する。このため、皮膚の状態を観察し、乾燥してくるときは予防的に適宜保湿剤を使用することが望ましい。軽い症状は、清潔を保ち、保湿剤を使用するだけで改善することもある。
　⑨皮膚を保護する目的があるため、保湿剤はたっぷり塗る。軟膏タイプでは、表面が軽く光り、すこしペタペタしてティッシュペーパー

が貼りつくくらいとういのが、使用量の目安となる。また、塗る際は、すり込むのではなく、手のひらでぬりのばす(乗せる)ように広げる。

⑩保湿剤には多くの種類や特徴があるため、皮膚の状態や環境、使用感を考慮して選択する(油脂成分によって表皮からの水分蒸発を抑制し、角質水分量を増加させるエモリエント効果のものと、それに、外用剤に含まれる成分自身が水と結合することにより保湿効果を発揮するモイスチャライザー効果が加わったものがある)。

表28 保湿剤の代表的成分と特徴

保湿剤の代表的成分	特徴
ワセリン	油脂で透過率は低く、皮膚表面に油膜を作り水分蒸発を防ぐ 刺激感がほとんどない べたつく使用感が好まれない場合あり
尿素	天然の保湿因子の一つ 角質溶解作用と保湿作用がある べたつきが少ない 皮膚炎の部分に塗ると刺激がある場合がある
ヘパリン類似物質	角質水分増強作用がある 血行促進作用がある べたつきが少なく、塗り伸ばしやすい 種類によりわずかなにおいがある
セラミド	皮膚バリア機能を強化し、保湿効果を発揮する

⑪重症心身障害児・者は、自ら不快を訴えることが困難な患児・者が多く、自己防衛のための自制行動がとれないので皮膚トラブルが生じないような予防的ケアが重要である。

このため、患児・者の身体的特徴、生活リズム、行動特徴などを把握し、各患児・者に合わせたケアを検討することが必要となる。

4) 予防的ケアのポイント

a．皮膚を清潔に保ち、保湿する(スキンケア)。
b．掻破予防(直接の掻破を防ぐため、ガーゼや服、保護シート、手袋などの利用)。
c．気管カニューレの固定方法を検討する(紐の材質、長さや幅、通気、交換頻度、保護剤使用など)。
d．オムツのあて方、交換のタイミング、陰部洗浄。
e．体温調整(室温調整、服の枚数種類の選択、寝具調整、クーリングなど)。
f．衣類、寝具の素材は、汗をよく吸いとるもので、肌触りがよいもの。
g．汗や汚れは皮膚の刺激になるため、肌についた汗や汚れは可能な限り早めに洗う、もしくは清拭する。
h．緊張コントロール。
i．拘縮がある場合は、クッションやソフトナースなどを使用しポジショニングを工夫する。
j．摩擦やずれ予防。
k．粘着テープ(固定テープ、モニター類の電極など)使用の場合は、毎日数回場所を換え、貼用部の清拭を行う。必要時は、剥離剤を使用する。その際に、剥離剤が皮膚に残存しないよう優しく清拭する。テープは皮膚刺激の少ないものを使用する。
l．自傷行為がある場合は、皮膚の刺激を最小限にするような皮膚保護を検討する。
m．四つ這いで移動をする患児・者もいるため、床の清掃、擦れる部位の保護を検討する。
n．皮膚の刺激となる物質を回避するために環境を整備する。

第3章 看護・介護の実際

Ⅰ. 重症心身障害児・者の看護の特徴

　重症心身障害児・者とは「重度の精神薄弱と重度の肢体不自由が重複している児童」と児童福祉法で規定されている。看護者はいかなる障害があろうと人格を持った一人の人間として尊厳を認め、共に生きるという原点に立ち、看護することが重要である。

1. 重症心身障害児・者看護の特徴

　重症心身障害児・者は、様々な基礎疾患を持つと共に、他の多くの合併症を重複して持つことが多い。また、年齢の幅も成長過程の乳幼児から老齢期までと広く、超重症心身障害児・者から強度行動障害児・者までと多様な障害と経過を有し、入院期間は短期間から30有余年と長期に及び、生活の場になっている。

　看護は成長発達レベルを知り、障害の程度により様々な展開をしなければならない。医療・訓練・教育・日常生活の援助まで広範囲にわたり、発達の可能性を信じ、愛情をもって接することが要求される。

2. 重症心身障害児・者の看護に共通する基本的理解

1) どのような障害をもっていても、その患児・者なりに心身の発育を続けている。
2) その発育は、周囲から適切な刺激によって開発され育ち、その刺激を作り出すのは看護者の責任である。
3) 患児・者の性格は、その周囲の人々の態度によって影響を受け、特に両親及び常に身近にいる看護者の関わり方が重要である。

4) 感染に対して抵抗力が弱い。
5) 疾病に罹患しやすく、罹患すると症状の変化や悪化が急である。
6) 生命の安全範囲が狭く、些細なことが生命の安全を脅かす原因になる。
7) 自己防衛のための行動がとれない。
8) 自分の意思表示が十分できないか、全くできない。

Ⅱ. 看護目標

1. 看護目標	2. 目標達成のために
1) 生命の維持 2) 成長発達の促進 3) 退行防止と老化の予防 4) 療育の質の向上	1) 異常の早期発見・適切な対応 2) 日々の健康管理と疾病・感染予防 3) 事故防止と環境整備 4) 感覚、言語、機能の訓練 5) 専門職のチームワークによる治療方針 6) 患児・者のもつ能力に応じた療育カリキュラムの実践 7) 人権を尊重した関わり

Ⅲ. 看護師の役割と求められる資質

1. 看護師に必要な能力

1) 知識
　(1) 基礎疾患と合併症の理解
　　　脳性麻痺、てんかん、水頭症や近年増加傾向にある無酸素性脳症等の疾患の原因、病態、治療法、予後についての知識
　(2) 発達レベルの理解

(3) 日常生活援助に必要な摂食・嚥下訓練やリラクセーションやポジショニングの技法、呼吸訓練などの知識
(4) 痙攣発作についての原因や対処法
(5) 呼吸器、消化器など身体の変形・拘縮に伴う障害についての知識
(6) 胃食道逆流症(GER)や骨折などの重症心身障害児・者に発生が見られる特有な合併症の理解
(7) 言葉による苦痛を訴えることが困難な患児・者の日常の身体の状態を把握し個々に応じた観察のポイント
  ① 起こりやすい事故について原因と防ぐための手段
  ② 人工呼吸器などのME機器の知識と操作方法
  ③ 感染症に対する知識
  ④ 社会資源、福祉について
  ⑤ 重症心身障害児・者に関わる法律と重症心身障害児・者の人権

2) 技術
(1) 摂食介助や摂食・嚥下機能訓練
(2) 個々に応じた日常生活援助の方法
(3) 排痰援助、呼吸介助法
(4) サインを見逃さず異常を感じ取る日々の観察力
(5) ポジショニングやリラクセーション
(6) コミュニケーション技術

3) 態度
(1) 人格を持った一人の人間として、その尊厳を認めるケアの実践
(2) 重症心身障害児・者、家族への個別性に合わせた接遇
(3) 人権を守り、患児・者の主体性を尊重した援助の提供
(4) 快の刺激を送り、心身の発達が続けられる患児・者の能力を引き出す姿勢
(5) チームで行われる援助に対して良好な人間関係の保持

(6) 家族との連携を重視したインフォームドコンセント
(7) 安全の確保

2. 看護師の役割

看護師は自ら訴える事が困難な重症心身障害児・者が健康な日常生活が送れるように援助し、成長発達を促す。また、楽しい入院生活が送れるようにQOLやライフワークを考えた取り組みが必要である。

1) 医師、児童指導員、保育士、教師等の他職種と父母間とのコーディネート
2) 安全・安楽な日常生活の援助の実践
3) 訴えることが困難な患児・者の代弁
4) 機能訓練や成長発達の促進
5) 個々の患児・者の健康に留意し、専門性を生かした注意深い観察と異常の早期発見
6) 生活指導を行う母親的役割

Ⅳ. 看護過程の展開

1. 看護過程

看護過程とは、看護職者が看護の知識体系と経験にもとづいて、対象の看護上の問題を明確にし、計画的に看護を実践・評価しうる系統的・組織的な活動である[1]。

(日本看護科学学会学術用語検討委員会1995年)

2. 重症心身障害児・者の看護過程の展開における目標

1) 患児・者に応じた日常生活が送れる。
2) 患児・者自身が日常生活でできることを自分で行うことができる。
3) 環境の変化に対応できる。

3. 看護過程の5つの段階からなる構成要素

1) アセスメント

アセスメントとは、「対象の健康・健康問題に関する情報を系統的に収集し、患児・者の問題を判別すること」である。

重症心身障害児・者においては、その人なりの健康な状態を基礎情報や重要他者(キーパーソン)より看護者が把握することから始め、そこから逸脱した看護上の問題(看護ケア、看護実践が必要な状態)を系統的に収集した情報より判別することが必要になる。

重症心身障害児・者の問題を判別するためには高度な専門性が必要とされる。

2) 看護診断

看護診断とは「今起こっているまたはこれから起こるかもしれない健康問題／生活過程に対する患児・者個人・家族・地域の反応についての臨床判断である。看護診断は看護師に責務ある目標を達成するための治療の根拠を提供する」である。

看護行為・看護実践によって解決可能な「患児・者の問題」を表現する概念・ラベルが看護診断である。重症心身障害児・者に看護診断を行うときに、看護実践によって解決可能な「患児・者の問題」が何なのかを見極めなくては、診断指標を根拠にした診断からずれてくることをしばしば経験する。

毎日繰り返される療養上の世話(生活支援)を看護診断として取り上げるべきか否かは、施設毎の看護記録記載基準に基づいた対応となる。

3) 計画立案

計画立案とは、「判別された患児・者の問題・看護診断の優先度を決定し、その目標を設定し、目標を達成するために適切な看護実践・看護活動解決試案を考え計画表に記述すること」である。

しかし、看護及び記録の基本である「患児・者とともに問題解決の方法を相談し実行する。意見・考えを重視すること」が重症心身障害児・者においては困難なことが多く、重要他者(キーパーソン)と相談しながら計画を立案する体制が望まれる。

重症心身障害児・者に優先順位が高く、高頻度に使用されている患児・者の問題を調べ標準看護計画の立案を行うことは、目標の設定及び問題解決に向けての看護実践を容易にする。標準看護計画は、実行する中で情報を活用した個別的な計画へと修正する。

4) 実施

実施とは、計画した看護活動・看護実践を実行することであるが、日常の看護業務の中で何が看護実践であり、何に責任を持つのかを意識することが、多くの職種が介入する重症心身障害児・者看護の実施を考える上で重要になる。

重症心身障害児・者の看護実践において、清潔方法・食事などの生活行動への支援、継続的な観察など看護が自立し責務を遂行する場面が多いため、看護実践の証拠及び看護職者による看護実践と患児・者の反応に関する情報を経過記録で提供しなければならない。

重症心身障害児・者病棟における経過記録は、半年から1年の継続された看護実践の記録が必要な場合がある。このような場合は、フローシートに何の項目を設定するかで今後のケアの評価や向上、記録時間の短縮などに影響するためフローシートの活用方法を検討する必要がある。

5) 評価

評価とは「実施した看護実践の効果を目標・アウトカムに照らして、問題の解決がなされたか、目標・アウトカムに到達したかどうかを判定すること」である。

重症心身障害児・者は、「安心した、楽になった」など意思表示を評価することが困難である。

第3章 看護・介護の実際

適切に評価をするために必要な問題の経過を、記録に残しておくことが必要になる。

短期間で目標の評価日を設定できるものと、長期間をかけて目標に取り組む計画がある。設定した評価日がわかりやすく表示されており、いつ、誰が評価を行うのかを明確にするべきである。

定期的な記録の監査を行うことで看護実践の質の向上を目指すことができる。

V. 日常生活の看護・介護援助

重症心身障害児・者は一つのことを達成するまでには長い年月を要するが、少しでも前進できるように援助することが必要である。一方、年長化に伴い健康レベルの低下や、変形・拘縮の悪化等のために、いままで可能であったものが後退してしまうこともある。したがって、現在の状態を正しく把握して援助することが大切である。

1. 食事

1) 目的
(1) 健やかな生活を営むためのエネルギー源
(2) 生活の楽しみ
(3) 身体の成長発達と維持、行動(精神的、肉体的)を生み出すための重要な役割

2) 必要物品
おしぼり、エプロン、ピジョン離乳スプーン、ガーグルベースン、茶、歯ブラシ、対象者に適した食器(訓練皿、訓練スプーン等)、ディスポグローブ

3) 方法
(1) 介助者は手を洗い必要物品を整える。
(2) 患児・者が安楽で嚥下しやすい体位をとる(座位保持椅子の使用等、ベッド上の場合はギャッジアップ等)。
(3) エプロンを患児・者の首周りにあてる。
(4) 食札と患児・者本人を確認し、おしぼりで手を拭き、「いただきます」の声をかける。

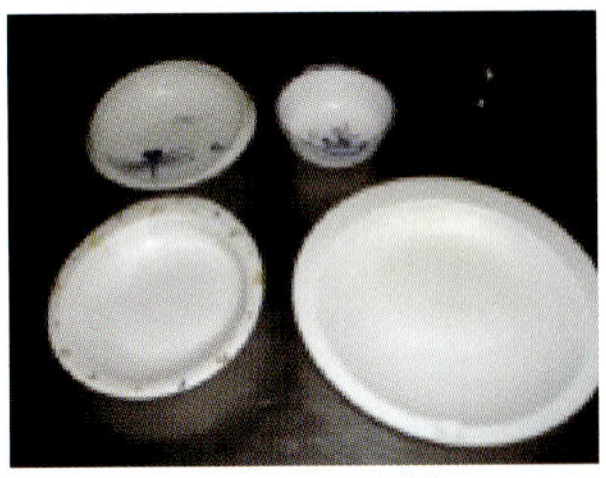

図28-1 訓練皿

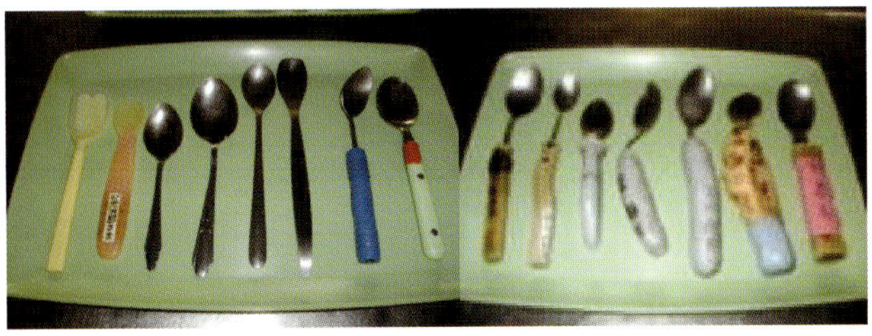

図28-2 訓練スプーン等

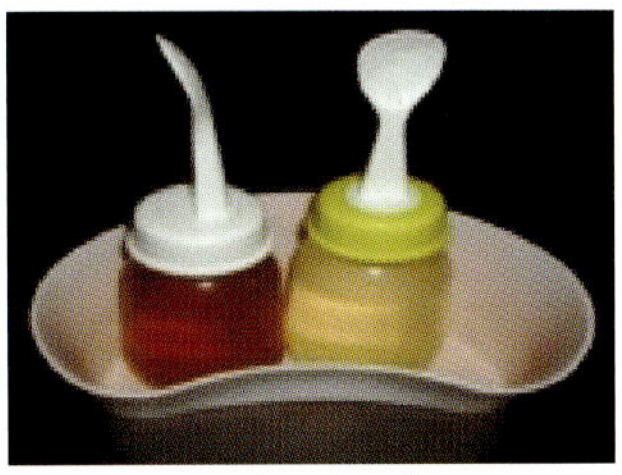

図28-3 うがい水 お茶入りピジョン

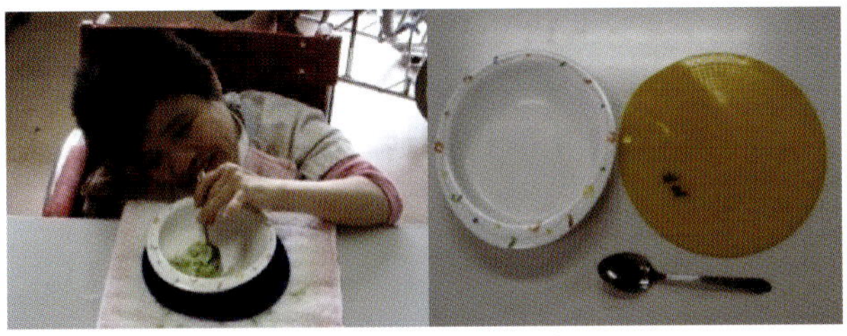

図29-1 特殊食器・滑り止めマット

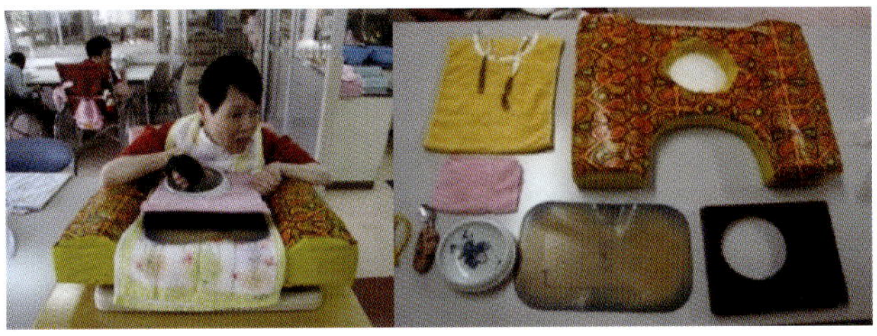

図29-2 患児・者に合った食事セッティング

(5) 食事メニューを伝え、食べる前にお茶などで口を潤す。
(6) 食事の内容に注意し、味の異なるものを区別するなどバランスよく介助する。また、口に入れる1回量は患児・者に合わせ、嚥下を確認した後次の食べ物を口に運ぶ。
(7) 摂取後は口腔内の清潔と水分補給のため、お茶を飲用する。
(8) 歯みがき、含嗽をし、口腔内に残渣物が残っていないか確認する。必要に応じて歯間ブラシを利用し、歯垢を取り除く。
(9) おしぼりで口の周りを拭き、「ごちそうさま」の声をかける。
(10) 患児・者を安楽な体位に調整し、後片付けをする。
(11) 摂取量や摂取状態を報告、記録する。

4) 注意事項
(1) 睡眠中の場合は完全に覚醒させてから介助する。
(2) 全面介助の場合は、原則的に対面介助とし、患児・者と介助者の目の高さを同じくらいにして行う。
(3) 患児・者の食べるペースに合わせて介助する。
(4) その時の状態に合った安全な食べ方(食形態、摂取姿勢、偏食改善等)ができるように工夫し、留意する。
(5) 胃食道逆流現象、誤嚥を起こしやすい患児・者の場合は、嚥下しやすい体位に調整(座位保持椅子で角度を調整)し、食後1時間程度上体を挙上し観察する。
(6) 食事にかかる時間は40分を目安としている。患児・者が疲れないように配慮する。
(7) 誤嚥による気道閉塞等、突発的事故による応急処置を行える準備をしておく。
(8) 摂取状態が不良な場合は、体調の変化のサインでもあるのでバイタルサイン他全身状態を観察し、報告する。

5) 経鼻経管栄養
(1) 目的
① 強度の嚥下障害や経口摂取が困難な場合は、鼻腔または胃瘻より栄養カテーテルを挿入して、水分、栄養物を注入して栄養状態を改善させる。
② 経口的に内服が困難な患児・者の場合、薬物を注入する目的で使用する。
(2) 必要物品
栄養カテーテル(X線不透過のもの)・注入専用注射器・膿盆・タオル・ガーゼ・イリゲーター・pH試験紙・聴診器・絆創膏・注入物・潤滑油(グリセリン、またはキシロカインゼリー)・輸液スタンド・白湯・トレイ
(3) カテーテル挿入方法
① 患児・者には今からカテーテルを挿入することの言葉かけを行い、実施する。
② 可能であれば体位は30°以上のファーラー位とする。
③ 栄養カテーテルの挿入の長さを確認する。耳朶から鼻の先端と耳朶から剣状突起の距離をめやすとする。
④ 栄養カテーテルの先に潤滑剤を塗り、先端から10cmの部分を持ち、鼻腔から静かに挿入する。
⑤ 患児・者の口を閉じて首を前屈して嚥下させ、その嚥下運動に合わせて栄養カテーテルを進め、所定の長さまで挿入したら胃内に到達したことを確かめる。
　a. 初回挿入時の確認方法
　　初回はX線撮影による栄養カテーテル先端部の位置確認を行うが、その際医師のみならず放射線技師、看護師による位置確認を行うことが望ましい。
　b. 季肋部に聴診器をあて、少量の空気(2〜3mL)を送り気泡音を確認する。
　c. 専用注射器で胃の内容物を少量吸引し、試験紙でpH5.5未満であることを確認する。

d．口腔内でカテーテルがループを作っていないか確認する。

e．微温湯を少量注入する。チアノーゼ、咳嗽の有無を確認する。

⑥カテーテルが胃に入ったら、栄養カテーテルの挿入部に印を付け、絆創膏で鼻、頬部の二か所を固定する。はがれやすい人は、皮脂分を除去して、こまめに貼り替える。鼻翼の褥瘡を防ぐために、固定の位置をずらしたり、鼻翼を圧迫しないよう工夫する（必要時テープを貼り替える）。

(4)栄養物の注入

①胃に栄養チューブが確実に入っていることを確認する（カテーテル挿入方法(3)－③参照）

②嘔吐を防ぐため、頭部を15°位に挙上し、顔を横に向ける。

③栄養カテーテルに注射器あるいはイリゲーターを接続し、必要量を注入する。速度は患児・者の身体的状況、注入内容物の濃度、カテーテルの太さ等により異なるため、患児・者に適した速度を設定する（注入速度のめやす、約200ml／時間）。

④注入物は常温で使用し、注入は体位より50cmの高さの自然圧で行う。

⑤注入中は咳き込み、呼吸困難、チアノーゼ、顔色、表情、嘔吐の有無等を確認し、異常があれば一時中止し、原因を確認する。

⑥終了後はチューブ内の細菌繁殖・閉塞を防ぐため、白湯を20ml程度注入し、栄養物がカテーテル内に残らないように注意する。

⑧一般状態や施行時刻及び注入内容、注入量を記録する。

(5)栄養カテーテル挿入中の管理

①カテーテル抜去時は胃内容物が気管内に入るのを防ぐために、カテーテルの口を締めて手早く抜く。

②カテーテルの注入口は清潔に取り扱い、空気が入らないようにキャップをしておく。

③体位変換時や咳嗽時等、カテーテルが抜けかかっていないか確認を行う。

④入浴時はカテーテルが汚染、抜去しないように、カテーテルをまるめて固定する等の工夫をする。

⑤栄養カテーテルの自己抜去に留意し、やむを得ずミトンの使用など身体拘束を行う際は家族の了承を得る。

(6)栄養カテーテルの交換

①栄養カテーテルは原則として4週間に1回交換する。使用するカテーテルによっては、交換する期間が異なるため注意する。ただし栄養カテーテルが閉塞もしくは破損した場合には、その都度交換する。

②患児・者にカテーテル交換の説明、声かけをする。

③交換前に食用色素水20～50mlを栄養カテーテルから注入し、その後交換する。

④口腔内でカテーテルがループを作っていないか確認する。

⑤胃内容物を吸引し、色素水が引けるのを確認する。

2．排泄

1）オムツ交換

(1)目的

①身体の清潔保持

②不快感の除去

③排泄物の性状を観察

④オムツかぶれ、褥瘡の有無などの異常の早期発見

(2)必要物品

オムツ交換車、紙オムツ各種、尿取りパッド、お尻拭き、陰部洗浄用ボトル（微温湯）、速乾性擦式手指消毒剤、ディスポグローブ、ディスポエプロン、トイレットペーパー、洗浄剤、オムツカバー、汚物入れバケツ（尿用、便用）、汚物

入れランドリー
(3) 方法
　①ブラインド、カーテン、スクリーンなどを閉める。
　②速乾性擦式手指消毒剤で手指の消毒を行い、ディスポエプロンとディスポグローブを装着する。
　③オムツ交換することを患児・者に声かけする。その後も適宜声かけする。
　④汚染されたオムツをはずし、廃棄する。
　⑤汚染された部分を陰部、臀部、肛門部の順に丁寧に拭く。排便がある、生理中であるなど、必要に応じて洗浄剤を使用し陰部を洗浄する。その際、洗浄剤はきれいに洗い流し、拭き取る。
　⑥尿取りパッドは、女性は恥骨の上まで覆える位地で使用する。男性は、尿の横漏れを防ぐように陰茎を包むようにあてる。
　⑦紙オムツ、尿取りパッドは、防水ギャザーを立てて身体の中心に合わせることを基本にあてる。
　⑧体動が激しくある患児・者はオムツのずれが生じるため、オムツカバーを使用する場合があるが、使用時には体型に合ったサイズを選び、カバーからオムツがはみ出ないようにする。また、オムツカバーのマジックテープが直接患児・者の皮膚に触れないようにする。
　⑨オムツ装着後、衣類、寝具などを整える。
　⑩尿量を計測する対象となっている患児・者については、尿量を計測し記録する。
　⑪オムツ交換後は、十分に手洗いを行う。
　⑫ブラインドやカーテンを開け、スクリーン等を撤去し、窓を開けて換気を行う。
(4) 注意事項
　①ブラインド、カーテン、スクリーンを使用し、プライバシーの保護に努める。
　②感染防止のため一患児・者一手袋とする。
　③ギャッジが上がっているベッドは水平にしたほうがオムツ交換しやすいが、食事や注入直後は食物の逆流の危険があることを考慮して対応する。
　④ベッド柵の上げ下ろしの際は、患児・者の身体を挟んだり、転落の危険がないように確認し、静かに行う。
　⑤定時排泄の有無を確認する。前回排尿がない場合は、使用するオムツの吸水量を考慮する。
　⑥交換後のオムツは、感染防止のため、ベッド上や床上に直接置かずバケツを使用する。
　⑦体位変換が自力で行えない患児・者については、定期的に体位変換を行う。
　⑧汚染された衣類やシーツ等も速やかに交換する。
　⑨運動の妨げにもなるので、オムツの締め付けに注意する。
　⑩紙オムツ、使用後のオムツ、ディスポタオル、ディスポグローブなど患児・者の周囲に置忘れがないか声出し、指差し確認を行う。
　⑪排泄物や皮膚状態を観察し報告する。
　⑫人工呼吸器装着患児・者、また骨折の恐れがある患児・者などは2人で介助を行う。

2) トイレ及びポータブルトイレ介助
(1) 必要物品
　　パンツ、訓練パンツ、紙パンツ、患児・者にあった紙オムツ等各種、尿取りパッド、お尻拭き（ディスポ）、陰部洗浄用ボトル（微温湯）、速乾性擦式手指消毒剤、ディスポグローブ、ディスポエプロン、トイレットペーパー、洗浄剤、汚物入れバケツ（尿用、便用）、汚物入れランドリー、ポータブルトイレ
(2) 方法
　①尿意の有無を確認し、トイレへ誘導する。
　②ブラインド、カーテン、スクリーンなどを閉める。
　③介助者はディスポグローブ、ディスポエプロンを装着する。

第3章　看護・介護の実際

　④車椅子の場合、ストッパーを確認して安全な方法で移乗する。
　⑤一人で立位をとれる場合、手すりにつかまり立ちしてもらい、ズボン、パンツを下げる。また、汚染したオムツ及びパンツを下げる。
　⑥便座の中央に安定した姿勢で座らせる（冬季は便座を熱すぎないように保温する）。
　⑦便座に座っている間も前掛けを掛けるなど、プライバシー保持に努める工夫をする。
　⑧排泄後は、陰部を丁寧に拭き取る。排便がある、生理中であるなど、必要に応じ、洗浄剤を使用し陰部を洗浄する。その際、洗浄剤はきれいに洗い流し、拭き取る。
　⑨紙パンツ、紙オムツ等を装着し、ズボンを上げる。
　⑩患児・者の手洗いを行う。
　⑪誘導後は、介助者も十分に手洗いを行う。
　⑫ブラインドやカーテンを開け、スクリーン等を撤去し、窓を開けて換気を行う。
(3) 注意事項
　①患児・者のADLに合わせた方法で介助する。
　②プライバシー保持に努める。
　③感染防止のため、一患児・者一手袋とする。
　④転倒転落防止など必要に応じて、腰ベルトを使用することもある。
　⑤ズボンやパンツの上げ下ろしなど、患児・者ができることは自分でできるように見守りながら促す。
　⑥感染予防のため使用毎に便座をイソプラパノールで拭き上げ、消毒する。
　⑦排泄物や皮膚状態、痙攣等、異常がある場合はすぐに報告する。

3) 尿器
(1) 必要物品
　　尿器、スクリーン、前掛け、マット、パンツ、訓練パンツ、紙パンツ、紙オムツ各種、尿取りパット、お尻拭き（ディスポ）、陰部洗浄用ボトル（微温湯）、速乾性擦式手指消毒剤、ディスポグローブ、ディスポエプロン、トイレットペーパー、洗浄剤、汚物入れバケツ（尿用、便用）、汚物入れランドリー
(2) 方法
　①患児・者に声かけをして、排泄の有無を確認する。
　②カーテンやスクリーンなどで第三者の視線を遮る。
　③介助者はディスポグローブ、ディスポエプロンを装着する。
　④患児・者のズボン、パンツ等を下げ、尿器を当て、前掛けを掛ける。
　⑤尿器の下に布やマットなどを敷き、床やシーツなどの汚染を防ぐ。
　⑥男性の場合、側臥位にて排尿を試みる。拘縮や不随意運動などがある場合は、背部にクッションを当てたり、介助者が陰部を押さえるなど工夫も必要である。
　⑦女性の場合は、仰臥位で会陰部に尿器をぴったりとつけ、漏れることがないようにする。
　⑧排泄が終了するまで、他の人の出入りに配慮する。
　⑨排泄後は、陰部を丁寧に拭き取る。排便がある、生理中であるなど、必要に応じて洗浄剤を使用し陰部を洗浄する。その際、洗浄剤はきれいに洗い流し、拭き取る。
　⑩ズボンを上げ、シャツが出ていないかなどを確認し整える。
　⑪患児・者も手洗いを行う。
　⑫誘導後は、介助者も十分に手洗いを行う。
(3) 注意事項
　①尿器を運ぶ際はカバーなどをかける。
　②カーテンやスクリーン、前掛けなどを利用しプライバシー保護に努める。
　③ズボンやパンツの上げ下ろしなど、患児・者ができることは自分でできるように見守りながら促す。

④排泄物や皮膚状態を観察し、報告する。

3. 清潔

1) 入浴の目的
(1) 皮膚の新陳代謝の促進を図ると共に、心身の爽快感を得る。
(2) 全身状態の観察と異常の早期発見及び筋肉の弛緩、機能訓練の機会とする。

2) 必要物品
洗いタオル、プライバシー保護用タオル、シャンプー、洗浄剤、泡立てネット
バスタオル、衣類、オムツ、ドライヤー、綿棒
車椅子またはストレッチャー、吸引器
＊気管切開をしている患児・者の場合
　気管切開部保護用タオル、吸引器
＊緊急時対応物品
　固定用テープ、バッグバルブマスク用フレキシブルチューブ、カラーシリンジ

3) 方法
(1) 一般浴
①入浴前に必要物品を浴室、脱衣所に準備する。
②浴室及び脱衣所の室温を22〜24℃に調整する。冬季は、特に室温の温度差が生じないようにする。
③湯は、40〜42℃の適温に調整し、温度計や手で触れて温度の確認を行う。
④体幹から陰部はタオルなどで覆い、プライバシー保護に努める。
⑤患児・者に合った洗い場(椅子、マット、浴用ストレッチャー)で洗う。できるところは患児・者自身で行えるように介助する。
⑥陰部や皮膚の密着面などの汚れやすい部分は入念に洗う。
⑦洗髪を行う。このとき、眼・耳・口にシャンプーが入らないようにタオル等で保護する。湯やシャンプーが眼に入る可能性がある場合は、シャンプーハット等を利用するとよい。
⑧浴槽に入り、十分に身体を温める。入浴は全身のリラックスができる機会でもあることから、四肢の屈伸、腹部マッサージ等を行うと、よりリラックスできる。
⑨浴槽から出たらバスタオルで全身の水分を十分に拭き取り着衣する。頭髪は、ドライヤーで十分に乾かし、耳孔の水分も拭き取る。

(2) エレベートバス浴
〈気管切開患児・者以外〉
①入浴用ストレッチャーはお湯をかけて温めておく。
　プライバシー保護のため、タオルで保護する。2名の介助者で入浴用ストレッチャーに移乗し、ベルトを締める。洗い場への移動前後は必ずストッパーを確認する。
②お湯は、足元から全身にかけていく。
　患児・者に応じた左右の側臥位で洗う。関節や拘縮して皮膚が密着している部分は、しわをのばして洗う。
③陰部と臀部は最後に洗う。
④毛髪はシャンプーを使用し、適度な力でマッサージしながら洗い、流し残りのないようにする。
⑤顔は、しっかり泡立てた洗浄剤を使用する。顔全体、耳を洗い、洗い流す際は眼や口に湯が入らないように留意する。髭剃りが必要な患児・者は、髭剃りを行う。
⑥洗浄剤を流す際は皮膚に触れ、泡切れを確認しながら湯を流す。関節や皮膚の密着面のしわを伸ばして流し残りがないように留意する。
⑦浴槽に入り、十分に身体を温める。入浴は全身のリラックスができる機会でもあることから、四肢の屈伸、腹部マッサージ等を行うと、よりリラックスできる。
⑧浴槽から出た後は、再度シャワーで洗い流す。
⑨浴室外の介助者に入浴終了を伝え、浴室から

出る。
⑩服やオムツ、バスタオルが準備されたストレッチャー、ベットに移乗し、更衣をする。
⑪身体を拭く際は、擦らずに押さえるように水分を拭き取る。
⑫アトピー性皮膚炎、乾燥、湿疹、保護剤使用などに関する皮膚処置がある場合は、水分を拭き終えて速やかに行う。
⑬頭髪は、ドライヤーで十分に乾かし、耳孔の水分も拭き取る。

〈気管切開・人工呼吸器を使用している患児・者〉
①カフ圧を確認し、入浴前に吸引を行う。
②気管切開部にタオルを巻き、湯が流入しないよう留意して流す。
　人工呼吸器使用の患児・者は、バッグバルブマスク補助呼吸を行う。その際、看護師が2名(可能な場合は療養介助職1名を含めた3名)一組で入浴介助を行う。
③入浴後は着衣が濡れないように気管カニューレ固定紐部をタオルで保護し、速やかに紐の交換を行う。
④この他は、気管切開をしていない患児・者の入浴介助の方法に準ずる。

4) 入浴介助時の注意事項
(1) 安全性の配慮

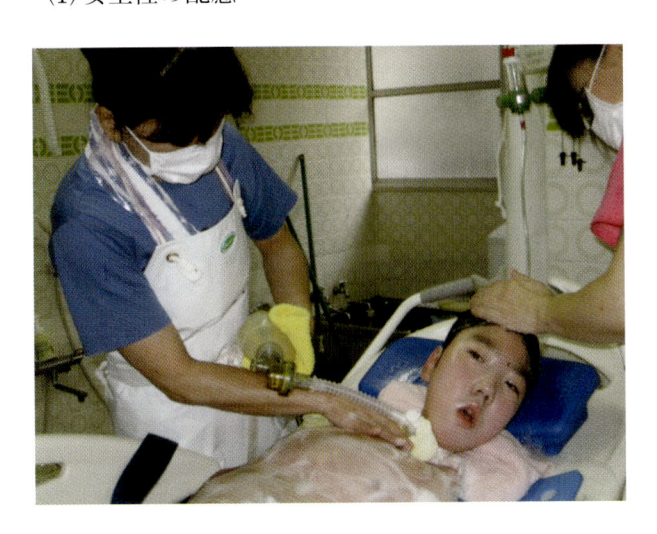

①溺水、熱傷、濡れた床での転倒、移乗時の転落、エレベートバスでの事故等に注意が必要である。
②エレベートバスで入浴する際は、隙間への挟み込みによる骨折等に十分に注意する。
③緊張の著しい患児・者は危険防止のためエレベートバスは避け、一般の浴槽での入浴が望ましい。
④患児・者は緊張や不随意運動などにより危険回避行動が困難であるため、介助者は患児・者の傍で目を離さないようにする。
⑤患児・者に合わせた無理のない体位で介助を行う。
⑥患児・者を移乗する際は、2人以上で介助する。ストレッチャーや車椅子のストッパー、ベルト着用の確認を必ず行う。また、滑らないように足元に気をつけ、入浴介助用エプロンの裾や紐に注意する。

(2) プライバシーへの配慮
①男女の区別をする。
②脱衣後、入浴時は掛け物などで不必要な露出を避ける。

(3) 身体的配慮
①全身の皮膚状態(褥瘡、外傷、発疹、腫脹などの有無)を観察する。
②身体の変形、拘縮等に応じた身体保護を行い個別の対応をする。
③吸引が必要な場合は、適宜看護師が行う。
④痙攣発作時は、素早く安全な場所へ移動し安静や保温に留意し観察する。
⑤入浴後は、水分補給をする。
⑥冬季は、保温に留意する。
⑦皮膚疾患のある患児・者は洗浄剤をよく泡立て、手もしくは柔らかい布タオルを使用し、皮膚への刺激を最小限にする。また、入浴後は速やかに軟膏、保護処置を行い、皮膚悪化予防につなげる。
⑧MRSA等の感染症のある患児・者は、入浴

の順番を考慮する。
(4) 後片付け
　①エレベートバス、浴槽に洗剤をかけて洗浄し、拭き上げを行う。
　②使用物品はすべて洗剤で洗浄後十分に乾燥させる。

5) 清拭
(1) 全身清拭
　①目的
　　a．皮膚を清潔にし、血行促進や拘縮の予防を図る。
　　b．心身の爽快感が得る。
　　c．全身状態の観察と異常の早期発見を行う。
　②必要物品
　　清拭用蒸しタオル、幹拭用タオル、着替え、オムツ等
　③方法
　　a．室温を確かめ、24℃前後の適温にする。
　　b．必要物品を整える。
　　c．個別の条件や状態に合った方法で行う。
　　・患児・者に声をかけながら、リラックスした状態で行う。
　　・顔は、眼の周りから拭く。目頭から目尻に向けて拭き、一度拭いた面で眼を拭かない。次に額から鼻、頬、鼻の下、口の周囲、顎の順でS字を描くように拭く。耳介や耳の後ろも丁寧に拭く。
　　・手指は、手のひら、甲、指、汚れの溜まりやすい指の間も丁寧に拭く。
　　・上肢は手首から腕の付け根に向けて拭く。指の間や脇の下もよく拭く。
　　・胸部は、寒くないようタオルを肌から離さないように拭く。
　　・腹部は、内臓を押さえないよう、腸の走行に沿って「の」の字を描くように拭く。
　　・下肢は、足首から上に向けて拭く。足の甲や踝の周り、指の間、膝の後ろは汚れが溜まりやすいのので丁寧に拭く。
　　・背部は、円を描きながら下から上へ少し力を入れて拭く。
　　・臀部は、外側から内に円を描くように丸く拭く。
　④注意事項
　　a．拭く際は、強く擦らないように注意する。
　　b．背部や臀部は、圧迫されている場合が多いためよく観察する。
　　c．拘縮している場合、皮膚の密着面(しわ)は皮膚を伸ばして優しく拭く。汚染が強い場合は、無理に拭き取らず保湿ローション等で柔らかくした後に優しく拭く。
　　d．テープ、モニター類を使用している場合は、一旦除去して拭く。粘着剤が取れにくい場合は、微温等で濡らすか糊の汚れを拭き取る専用のオイル(使用する場合は、数回の拭き取りを行い、薬剤が皮膚に残存しないように注意する)などを使用し、粘着剤が除去できているかを確認する。
　　e．食事前後1時間くらいは避ける。
　　f．プライバシー保護に努める。
　　g．常に顔色や全身状態(発疹、外傷、浮腫など)をチェックしながら行う。

(2) 部分浴
　①目的
　　a．皮膚を清潔に保ち臭いを除去し、爽快感を得る。
　　b．皮膚のマッサージ効果があり、血行を促進する。
　　c．リラクセーション効果を得る。
　　d．感染などを予防する。
　②必要物品
　　a．手浴、足浴、洗顔、：
　　　洗面器(バケツ)、タオル、ペーパータオル、清拭用ボトル(ぬるま湯入り)、防

水シート、洗浄剤、泡立てネット
b．陰部洗浄：
タオル、ペーパータオル、陰部洗浄用ボトル（ぬるま湯入り）、防水シート、洗浄剤、ディスポグローブ（介助者用）

洗髪：
ラバーシーツ（大判のビニールシートもしくは袋）、バスタオル、タオル、ケリーパッドまたは洗髪車、シャンプー（必要に応じリンスも）、ドライヤー、安楽用枕、耳栓、バケツ（清潔用と汚水用）、ピッチャー（ぬるま湯入り）

③方法
a．手浴
・必要物品を整える。
・個別の条件や状態に合った方法で行う。
・洗面器等に入れたぬるめの湯に手を入れて温める。
・洗浄剤で洗い、ボトルに入れたぬるま湯できれいに洗い流す。
・拘縮している場合などは、ゆっくり手や指を可動域の範囲で広げていき、密着している部分や指間なども洗う。
・タオルで水分をよく拭き取り、必要に応じて軟膏処置などを行い、肌を整える。

b．足浴
・必要物品を整える。
・個別の条件や状態に合った方法で行う。
・両足が一緒に入るくらいの大きめの容器を用いて、39℃前後の湯を入れる。
・温まったら洗浄剤を使用し、指の間まで洗う。
・タオルで水分をよく拭き取り、必要に応じて軟膏処置などを行う。

c．洗顔
・必要物品を整える。
・洗浄する際の39℃前後の湯や洗浄剤が口や鼻などに入らないよう顔を可動域の範囲で横に向ける。気切部や耳に湯が入らないように、また頭皮が濡れないようにタオル等で保護する。
・頭（顔の下）には洗い流せるように防水シートを敷く。
・顔を少し湯で濡らし、洗浄剤をしっかり泡立て（泡立てネットを使用するとよい）強く擦らず優しく洗顔する。その際、眼、口、鼻に泡が入らないように注意する。
・鼻翼や目尻、目頭など汚れ（薬剤）が溜まりやすいところは、特に丁寧に洗う。
・泡が残らないように洗い流し（洗い流しが困難な場合は、タオル等で拭き取り）再度泡が立たないことを確認し、流しを終える。
・タオルで水分を拭き取る。
・必要に応じて軟膏処置を行う。

d．陰部洗浄
・患児・者へ声かけする。
・カーテンを閉め、プライバシーを保護する。
・介助者はディスポグローブを着用する。
・下着を脱衣後、便器を挿入、または紙おむつ等の防水シートを敷く。
・皮膚や粘膜の異常の有無を確認する。
・陰部洗浄用ボトルで恥骨から肛門にかけてしっかり泡立てた洗浄剤で洗い、その後、湯で十分に洗い流す。
女性：陰唇を広げて洗う。
男性：陰茎から陰部の順に洗う。その際、亀頭部を露出し洗う。
・タオルで水分を拭き取る。
・下着を着用する。
・カーテンを開ける。

e．ベッド上での洗髪
・患児・者へ声かけする。

- 痙攣や顔色不良などないか患児・者の状態を観察する。
- 介助者1名が洗髪、介助者1名が患児・者の身体を支えるなど安全に配慮し、複数名で介助を行う。
- 頭がベッドの端にくるように身体を対角線上に移動する。
- 頭の下にラバーシーツ(ビニール袋)その上にバスタオルを敷く。ケリーパッドを使用する際は、馬蹄形のふくらみ部分に首が乗るように置き、バスタオルの下になるようにする。
- 頭部を洗髪車へ移動する。この際、介助者が頭部と身体を支える。
- 介助者は、シャワーヘッドを自身の手元に近付け湯を出し、温度を確認する。
- 耳に水が入らないように、手を耳の上に沿わせて湯を流す。
- 少量のシャンプーを介助者の手のひらに取り、爪を立てずにマッサージするように頭を洗う。
- シャンプーが終わったら、湯の温度を確かめながら洗浄剤を洗い流す。流し残しがないかを確認して洗い終える。
- 頭を拭き上げタオルで包み、全体をよく拭き取る。
- ドライヤーをかける際は、頭から20cm以上離し、乾かしたい部分に介助者の手を添えて温風を吹きかけるようにする。1か所をずっと乾かすのではなく、全体にまんべんなく温風をかけて乾かす。
- 身体の体位を整え、安楽な体位を取る。
- 異常がないか患児・者の状態を把握する。
- 後片付けをする。
- 発熱などで洗髪ができない場合は、ドライシャンプーを用いるとよい。

④注意事項
 a．プライバシーに配慮する。
 b．湯の温度や患児・者の体位など介助者が必ず安全を確認してから介助を行う。
 c．身体の観察を十分に行い、異常があれば報告する。

6) 口腔ケア（第2章Ⅲ－11．歯・口腔疾患参照）
(1) 目的
 ①虫歯や歯周病を予防する。
 ②口腔疾患(口内炎、舌炎、カンジダ症など)の予防と治癒促進を図る。
 ③口臭を取り除くことで、不快感をなくし、対人関係の円滑化を図る。
 ④嚥下性肺炎(誤嚥性肺炎)を予防する。
 ⑤全身的な感染症(病巣感染)を予防する。
 ⑥気分を爽快にし、食欲を増進する。
 ⑦唾液の分泌を促進し、自浄作用を促し、乾燥を防ぐ。
 ⑧正常な味覚を保つ。

(2) 必要物品
　ピジョン(白湯)、ガーグルベース、歯ブラシ、ぬれタオル、ディスポのゴム手袋、手指消毒剤、ガーゼ、必要に応じてマウスピース、バイトブロック

(3) 手順
 ①ディスポ手袋を着用し、患児・者の口腔ケアを行う。
 ②患児・者の体調、疲労度を観察しながら、安全に行う。決して無理に行わない。
 ③車椅子で座位が保てる患児・者は、座位姿勢で頭部が後ろに傾かないように支えを確保して行う。
 ④座位が保てない患児・者はベッドをギャッチアップして上半身を30～60°起こした姿勢で枕またはクッションを頭部にあてる。
 ⑤歯ブラシをペングリップ(鉛筆持ち)で持ち、歯と歯肉の境目(歯の根もと)に毛先を差し込

むようにあて、圧力をあまりかけずに、毛先を細かく振動させるように磨く。力の入れすぎに注意する。
⑥うがいを行う際は、左右の側臥位で行い、水を含ませる量に気をつけながら患児・者のうがいに合わせて行う。
⑦うがいが困難である患児・者は指に巻いたガーゼ等で清拭する。
⑧口腔ケア終了後は乾燥を防ぐため、唇にリップクリーム等を塗布する。
⑨ディスポ手袋を破棄し、手指消毒剤で手の消毒を行い、ディスポ手袋を着用し、次の患児・者の口腔ケアを行う（一患児・者一手袋）。

(4) 注意事項
①口腔ケア前後で痰がある場合は看護師に報告し、吸引してもらう。
②緊張などで口腔内の開口が困難な患児・者は、無理に開口を促さず、他スタッフや歯科医師とともに検討する。
③人工呼吸器装着患児・者の口腔ケアは看護師が行う。

4. 衣類

1) 目的
(1) 体温調節を図る。
　外気の温度、湿度、また患児・者の体温、発汗の状態などに合わせて衣服を調節し、快適と感ずる温度を維持する。
(2) 皮膚の生理機能を保つ。
　清潔で、乾燥した吸湿性のよい衣服を着用することにより皮膚の生理機能が保たれる。
(3) 気温の変化や外傷から身体、皮膚を保護する。
　外界からの汚染、障害、直射日光、熱などから身を守ることができる。
(4) 心理的、精神的満足を得ることができ、社会生活を円満にする。
　自分の好みに合った衣類、似合った衣類を着ることは楽しいことである。また、健康状態に応じた衣類を着用することにより、社会生活を円満にする。

2) 方法
(1) 上着の交換
①健側、または麻痺や拘縮の少ない方から可動域を確認しながら脱がせる。
②被り物の場合は、頭を脱がせ、次に患児・者の健側または麻痺や拘縮の少ないほうから脱がせ、残りの袖を脱がせる。
③着衣は、患側または麻痺や拘縮の強い方の袖口を捲り上げ、可動域を確認しながら、患児・者の指などの損傷を防止するため、患児・者の手を介助者の手で包み込むように握って着せ、健側または麻痺や拘縮の少ないほうを同じ要領で着衣させる。
④襟を整え、ボタンやファスナーなどで締め付けがないか確認する。
⑤背中の衣類やベッド上の場合シーツにしわがないか確認し、整える。

(2) ズボンの交換
①仰臥位の場合、可能であれば腰をあげてもらい、両手でズボンを大腿まで下げる。腰を自分であげられない場合は、介助者が片手で臀部を持ち上げ、片手で左右交互に少しずつズボンを大腿までずらしていく。
②両手でズボンを下腿まで下げ、片手で脚を支え、他方の手で脱がす。その際、患児・者の健側または麻痺や拘縮の少ないほうから行う。
③ズボンの脚の部分を捲り上げ、片方の腕に入れ、患児・者の足を支え他方の手で捲り上げたズボンを膝まで上げる。反対側の脚も同様に入れる。その際、患児・者の健側または麻痺や拘縮の強いほうから行う。
④両手でズボンを持ち、大腿の上部まで引き上

げる。

⑤①の要領でズボンを腰まで持ち上げる。

3) 注意事項

(1) 室温を調整する。
(2) プライバシー保持のためカーテンやスクリーンをし、患児・者にバスタオル等をかけ、露出部分を少なくする。
(3) 身体の下になる部分にしわやたるみ、結び目等を作らない。
(4) 身体を支えるときには、関節部や大きな筋肉をしっかりと支える。
(5) 多くの患児・者は衣類の着脱に介助を要するが、自分でできる患児・者については可能な限り自力で行えるように声かけし見守る。
(6) 衣服の選択基準に留意する。
  ① 保険衛生上のニーズを満たせること。
    a．吸湿性がよい：木綿地が最もよい。特に吸湿性が重要なのは下着である。
    b．夏は涼しく、冬には通気を遮断するものを着ると体温を保持できる。天然素材(木綿、絹、毛)が快適である。
    c．保湿という点では含気性の高い素材が一番よい(ガーゼ、メリヤス、羊毛製品)。
    d．身体を保護する目的で着用するものが、ボタンや紐などの付属品によって危険であっては意味がない。安全性には衣服の着方と素材によるものがある。身体をきつく締め付けるものは、循環を阻害し健康を損なうことになる。素材については、衣料加工剤や洗剤などによる皮膚障害や静電気発生などである。
  ② 病棟内ですごす際、行事参加等で外出する際など目的応じた選択をする。
  ③ 身体状況、機能障害などの程度、また療養上の場面に適していること。
    a．終日臥床で全面介助の場合は、前開きの物がよい。
    b．夜間と日中の衣類は区別するほうがよい。
    c．車椅子移動の場合は、前がはだけない物で、袖口、足首はしまっている物のほうが危険がない。
    d．機能障害がある場合は、着脱が楽なように袖口が広く、前開きの物がよい。また、機能障害の程度に応じた特殊な形(マジックテープ、紐で結び合わせるような物、股開き式の物、つなぎ式でファスナーのある物など)の工夫が必要である。
  ④ 重症心身障がい児・者の場合、生活の中で着脱は自立行動の重要な要素である。麻痺や拘縮がある場合は伸縮性のある生地や前合わせのデザインが、着脱が便利である。
  ⑤ 生活習慣や好みが生かされていること。
  ⑥ いざりや歩行不安定で負担がかかる場所には保護剤を用いるなど、耐久性があること。
  ⑦ 心地よいこと。
  ⑧ 取扱が簡単で経済的であること。
(7) 衣類の管理に留意すること
  ① 管理場所として各病棟内に患児・者一人ひとりに棚などがあり、他の患児・者の衣服を間違えないようにする。
  ② 季節に応じた衣替えを家族の協力を得ながら行う。
  ③ 衣類不足の際は、家族に連絡を取り患児・者に適した衣類を購入してもらう。
  ④ ノロウイルスなど感染力の強い汚物が付着した場合は、感染防止マニュアルに沿った対応を取ること。

5. 散髪

1) 目的

定期的な散髪を行うことにより、頭髪を清潔に保ち、身だしなみを整えて、日常生活に活気をつける。

2) 必要物品

散髪用ケープ、散髪用手ぬぐい、粘着シート、新聞紙、散髪用具セット、クッション、使い捨てタオル、カット綿、ストレッチャー、車椅子、ゴミ袋、吸引器、ドライヤー、クラフトテープ、箒、ちりとり、ティッシュペーパー等

3) 方法

(1) 散髪者予定表を確認し、介助者は安全に行えるように検討して順番を決める。
(2) 患児・者の首に散髪用手ぬぐいを巻き、散髪用ケープを着け、毛髪の進入や付着を防ぐ。
(3) 気管切開している患児・者の気切口周囲を紙やティッシュペーパー、おしぼりなどを使用し、気切口への毛髪の進入を防ぐ。
(4) カット綿で耳を保護し、毛髪の内耳への進入を防ぐ。
(5) 車椅子患児・者は散髪しやすいように車椅子のヘッドレストを外すなどの工夫をする。ストレッチャーでは体位が維持できるようにクッション等を利用する。
(6) 理容師が散髪しやすいように、適宜、体位交換、頭の向きを変える、抱っこをするなどを行う。
(7) 使い捨てのタオル等を用い、流涎などによる毛髪の付着を防ぐ。
(8) 散髪の状況を見て、スムーズに進むように次の準備や移動を行う。

　散髪後はケープを外す前に、実施場所内でドライヤーやくしなどを用い、頭髪を乾燥させ、できる限り毛髪を払い落とす。

(10) 実施場所内でケープや手ぬぐいを外し、患児・者の衣類や身体、車椅子やストレッチャーについた毛髪を払い落とす。
(11) 実施場所を出る際に粘着シートの上を通り、車椅子やストレッチャーの車輪についた毛髪を払い落とす。
(12) ベッドに戻る際は、枕におしぼりやタオル、シートなどを敷き、ベッドや枕への毛髪の付着を防ぐ。
(13) 物品に付着した毛髪を払い、箒等を使用し床や周辺の毛髪を集めて掃除する。
(14) 物品によっては洗浄乾燥させて、後片付けを行う。

4) 注意事項

(1) 麻痺や拘縮がある患児・者は無理のない体位で行う。
(2) 顔色などの観察を行う。
(3) 散髪中は上記の方法で眼や鼻、口、気切部等への毛髪の進入を防止する。
(4) 経管栄養の患児・者は注入時間に配慮する。
(5) 人工呼吸器装着患児・者の散髪は安全に実施できるように十分注意して行う。

6. 整容

1) 身だしなみ

(1) 目的
　① 毎日の生活にメリハリをつける。
　② 爽快感を得る。
　③ 皮膚の生理機能の働きを良くし、感染予防を図る。
　④ 身だしなみを整えながら、患児・者と介助者のコミュニケーションを図る。

(2) 必要物品

ホットタオル、ハンドソープ、ヘアブラシ、ドライシャンプー、髪ゴム、化粧道具等

(3) 方法
　① 洗面・手洗い：食事前にホットタオルで手や顔を拭く。移動できる場合は、洗面所へ誘導し手洗いを実施する。汚染時は適宜実施する。
　② 整髪：ヘアブラシを使用し、髪を整える。寝癖のひどい場合はホットタオルで髪の跳ねを押さえて整える。頭皮の脂っぽい患児・者に対しては、ドライシャンプーを毎日使用して個別ケアを行う。長髪の場合は、三つ編みや

二つ結びなど好みに合わせてヘアスタイルを整える。
③ビューティケア：メーク類を使用して、ポイントメークをしたりネールを塗ったりして楽しむ。
(4) 注意事項
①ホットタオルで眼脂等を取り除く場合、眼を傷つけないように注意する。
②体動が激しい場合は、ヘアブラシ等で眼をついたり傷つけたりしないように注意する。
③メークやネールはその日のうちに必ず落として、つけたままにしない。ネールは部分的に爪の血色が確認できるようにしておく。また、測定部位への塗布は行わない。

2) 爪切り
(1) 目的
①手先の清潔を保つ。
②自傷行為、他傷行為を予防する。
(2) 必要物品
爪切り (爪切りはさみ)、ホットタオル、ヤスリ、切った爪を受ける敷物 (捨てる袋)、アルコール綿、オリーブ油等
(3) 方法
①爪が伸びていることの確認と患児・者に声かけを行う。
②爪を切るところに敷物 (袋) を敷く。
③手や足を安楽な位地に置いて、指先を持って切る。
④爪は硬くてもろく割れやすいので、少しずつ切る。
⑤切った後はヤスリをかけ、引っかからないようにする。
⑥手を洗うか拭いて、きれいにする。
⑦指先が荒れるようであれば、オリーブ油等を塗りマッサージをする。
⑧切った爪は周囲に落とさないように始末する。

(4) 注意事項
①体動がある患児・者は必ず2人で行う。
②深爪にならないように1週間に1回くらいの頻度で少しずつ切る。
③恐怖感を与えないように声かけして、痛くないか確かめながら行う。
④爪の角や巻き爪等は、ヤスリやニッパー、乳児用の爪切り等を使用し、皮膚を傷つけないようにする。
⑤入浴後や手浴後は爪が柔らかく切れやすいので注意する。

3) 髭剃り
(1) 目的
身だしなみを整えると共に、清潔感、爽快感を得る。
(2) 必要物品
①電動シェーバーの場合
電動シェーバー、ディスポグローブ、シェーバー掃除用ブラシ
②手剃りの場合
T字剃刀、ホットタオル、シェービングジェルもしくは洗浄剤
(3) 方法
①電動シェーバーの場合
 a．ディスポグローブを着用する。
 b．髭の生え方とは逆方向に剃る。
 c．剃った髭が肌についている場合は、濡れおしぼりで拭きとる。
 d．使用後は、外刃をはずしてブラシ等で掃除する。
②手剃りの場合
 a．ディスポグローブを着用する。
 b．ホットタオルを顎にかけ、毛穴を開き髭を柔らかくする。
 c．剃りたい部分にシェービングジェルを塗布する。
 d．髭の流れに沿って上から下へ剃る。

第3章　看護・介護の実際

　　　e．剃り終わったらホットタオルで拭く。
(4) 注意事項
　①電動シェーバーは、押し付けすぎると肌を傷つける恐れがあるので注意する。
　②電動シェーバーは、皮膚を傷つけないために確実に外刃カバーが装着されているか破損していないかを確認してから行う。
　③ホットタオルは、熱すぎると火傷の恐れがあるので注意する。
　④T字剃刀は、髭の向きによってはきれいに剃れないので、皮膚を傷つけないように慎重に逆剃りする。
　⑤体動の激しい患児・者、不随意運動がある患児・者には皮膚を傷つける恐れがあるので、T字剃刀は使用しない。

7. 運動・移動

1) 目的
生活空間の選択や拡大や機能維持を図る。

2) 必要物品
車椅子、ストレッチャー、座位保持椅子、歩行器、各種杖等

3) 方法
(1) 歩行動作時の介助
　①ベッドの側端に座らせ、患児・者の足をしっかり床につけさせる。介助者は患児・者の正面に立って両脇を支える。
　②患児・者の両手(片麻痺の患児・者は健側手)を介助者の肩に軽く添えさせる。
　③片麻痺の場合、介助者は自分の両膝で患児・者の患側膝を包むように押さえて立たせる。
　④気分不快なく平衡が保たれ、膝が伸展していることを確かめ、また顔色など一般状態も観察する。
　　a．一般状態を確認後、前面や背面または側面から患児・者の身体を支え歩行介助を行なう。この時に患児・者がバランスを崩さないようにしっかりと支える。また、1人での介助が不安定なときは、2人で介助する。
　　b．ふらつきなどで歩行が困難な場合は中止する。
(2) 車椅子などの移動介助
　①背もたれに背をつけて深く腰掛けさせる。フットレストに足が乗っているか、四肢が外に出ていないか、アームレストや背もたれが完全にロックされているかを確認する。
　②前屈みになったりずり落ちたりと、座位を保持できない患児・者には、固定ベルトや股紐を着用する。
　③ストレッチャーで移動する際は、足側から動く。
　④移動中も介助者は常に患児・者の観察を行う。気分不快の有無を確認し、また手足がはみ出していないか等の体位の確認も行う。
　⑤傾斜路では、幅が十分であれば蛇行して傾斜を緩くする。幅がないときは足元を上にして後方に注意しながら車椅子を後進させる。
　⑥段差手前では、患児・者に声をかけティッピングレバーの先端に足を乗せて体重をかけ、前輪を浮かせて段差を越える。
　⑦走行の向きが変わるとき、路面の変化などで振動が予測されるときは、その都度声かけし臀部のずれなどを確認する。不具合があった場合は、必ず止まって安全を確認してから再び移動を行う。

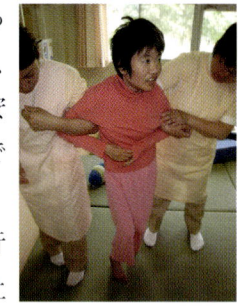

4) 注意事項
(1) 歩行動作
　①患児・者の意思や健康状態に注意する。

97

②固定された障害物、動く障害物に注意する。
　③患児・者がふらついたときなど、すぐに支えることができる位置にて見守りを行い、歩行を安定させる。
　④転倒や骨折に注意する。
　⑤痙攣が起こった場合やふらつきなどで歩行が困難な場合は中止し安全を確保する。
　⑥介助者は歩行の状況を把握し、異常があれば早期に報告する。
(2) 車椅子など
　①ブレーキ、タイヤ、フットレスト、リクライニング等機器の点検を行う。
　②走行の妨げになる障害物がないかを注意しながら走行する。また、日頃より病棟内廊下、病室入口付近などに物を置かないようにする。

8. 睡眠

1) 目的
(1) 生活のリズムを規則的に保つ。
(2) 十分な睡眠をとることにより、活動的に快適な1日を送る。

2) 姿勢
(1) 分泌物が気道に流れ込まないようにすること、および身体全体を広い接触支持面で支え全身のリラクセーションを図り安眠を得るため、なるべく側臥位か腹臥位が望ましい。仰臥位では緊張性迷路反射が出現し、身体の変形を強める。
(2) 患児・者の身体状況に合ったポジショニングが必要である。
　①仰臥位…肩、腕を前方へ位置するようにする。その際、口腔内の分泌物貯留に注意する。
　②腹臥位…顔を横向けに保ち、窒息を防止する。
　③側臥位…上側の下肢を曲げ、枕等で支える。また、胸側に抱き枕、背部に当て枕をして支えるとよい。

3) 睡眠障害の原因
(1) 様々な睡眠に関わる問題行動を持っている(不眠、嗜眠等)。
(2) 睡眠のリズムの乱れ、昼夜逆転等で生活全体のリズムが長年にわたり、不規則となっている。
(3) 自らの生活を認識し、社会生活に参加し得る状態にない。

4) 注意事項
　不眠は上記のように精神的、身体的、または環境的原因によって起こるが、自ら訴えることが困難なため、原因の把握には観察力、注意力が必要になる。

5) 対策
(1) 単調な生活になりがちなので、夜と昼との区別をはっきりさせる。
(2) 昼間はプレイルーム等での訓練、遊び等の働きかけを多くし、夜は静かに眠れる環境を作る。
(3) 一日の生活リズムを明確にし、睡眠の状態を把握する。
(4) 大きな声を発したり、啼泣などにより、睡眠障害のある他患児・者の睡眠を妨げる患児・者には、関わりを多く持ち、原因を探り対応する。
(5) 不眠の患児・者は、原因を探り対応する。
(6) 体位を工夫する。
　仰臥位では緊張性迷路反射が出現し、体の変形を強めるので、なるべく腹臥位にする。
　腹臥位では顔を横向きに保ち、窒息を予防する。側臥位では安楽枕等を使用し、安楽な体位を保持できるようにする。また、緊張がある患児・者、体動がある患児・者は睡眠中、ベッド柵に手足が挟まることもあるため、スポンジやロールなどで柵を保護することも必要である。
(7) 寝具を整える。
　体を動かしやすいように、軽くて暖かいものを選ぶ。また、流涎や嘔吐が見られる患児・者

には、バスタオル、横シーツ等を用いて適宜交換する。季節、気温に合わせ掛け物を調整する。

9. 遊び

1) 遊びとは
本来、子供にとって遊びとは生活のすべてであり、学習であるといわれている。遊びを通して自発性が芽生え、創造性が養われる。また、遊びの中から社会性、道徳性、判断力、探求心、運動能力が育っていく。重症心身障害児・者は理解能力、行動能力の発達遅滞により、コミュニケーションをとることが困難で、他者と楽しむ機会を自ら作ることができない。重症心身障害児・者は、他者からの刺激なしではベッド上での生活が主となってしまうため、遊びを通して何かを楽しむ、感じる、それによる反応の変容、可能性の発見、ADL拡大、自立への訓練を目的にあそび、療育を行う必要がある。

2) 目的
(1) 遊びにより楽しさと喜び、満足感等を感じながら人間形成を図る。また、多くのことを学び、成長発達に役立てる。
(2) 遊びにより、顕在能力・潜在能力の発見拡大に努める。
(3) 積極的に屋外に出ることで、生活範囲を広げ、健康増進を図る。

3) 発達と遊び
(1) 障害をもつ患児・者は、ピアジェの分類の段階評価をし、その段階に合った例えば乳幼児期なら、見たり、聞いたり、触ったり、体を動かしたりする体験の機会を増やす必要がある。その部分では、感覚器官や身体に障害があることから、より繊細に見たり、聞いたり、触ったり、体を動かすことを促進しなければならない。

ピアジェの分類
乳幼児期：感覚運動的思考の時期～見る、聞く、触れる、体を動かす
幼児期：表象的思考の時期～ごっこ遊び、絵本
児童期：具体的操作の時期～パズル、ゲーム
思春期以降：抽象的思考の時期

4) 留意点
(1) 発達段階に応じた安全な遊びを計画する。また、できるだけ能動的な遊びとする。
(2) 筋緊張を除き効果的な遊びであること。
(3) 患児・者に適した遊具・玩具を考える。誤嚥、窒息に注意する。
(4) 季節感のある遊びも取り入れる。

5) 遊び場
危険がない空間で居心地のよい場所とする。
(1) 屋内：保育士と連携して、知的能力・運動能力別療育の選択を行う。全体療育、グループ療育、読み聴かせ、タッチングなどを行う。また、装飾等に季節感を取り入れるように配慮する。
(2) 屋外：重症心身障害児・者は行動範囲が限られているため、慢性的な欲求不満を抱いている。
　屋外での遊びは、これらの重症心身障害児・者に自由と解放感を実感させ、自然を感じる、発見する喜びを知る良い機会となる。天気・温度・安全等に注意し、積極的に屋外での遊びや散歩の機会を作る。院内散歩、日光浴をしながらの療育、社会見学、院外療育などを取り入れ行う。

6) 姿勢
(1) 寝たきりの患児・者は、目と手の協調運動がしやすいように、できるだけ側臥位または、腹臥

位が望ましい。頭部を支え、肩や手を動かしやすいように、ロールや枕、三角マット等を利用して体位の調整をする。
(2) 頸座のできる患児・者は、座位をとる。
(3) 少しの支えで座れる患児・者は、腰部や臀部を支えてなるべく座位の時間を多くする。
(4) 座位は、横座り、長座り、とんび座り、介護者の大腿部にまたがらせた膝上位を、患児・者の状態に応じてとる。

7) 玩具
(1) 単純な形で鮮やかな色のものを選ぶ。
(2) 異食の危険性がある小さい玩具は避ける。
(3) 絵本は色と輪郭のはっきりしたものがよい。
(4) 玩具の大きさは、触れる程度のものから抱えるものまで、訓練と関連をもたせたものを用意する。
(5) 音の出る物、滑り台やボールプール、ブランコ等全身を使うものもよい。
(6) 噛む患児・者もいるため、強度のある玩具を選ぶ。

8) 遊びの方法
その人の応じた危険のないよう環境を整え、遊びを実施する。
(1) 運動遊び
　個々の患児・者の好みや機能に合わせ、無理のない遊具で無理のない導入をし、喜びを感じることができるよう援助する。
①自動運動による身体遊び：這う、いざる、ローリング、物をつかむ、投げる
②他動運動による身体遊び：手、脚の屈伸等リズム体操、転がる等
③遊具を用いての遊び：トランポリン、マット運動、毛布を利用したブランコ、ボール遊び
(2) 感覚遊び
　テレビ、絵本を見る、お話を聞く、音楽を聴く、おもちゃに触る、手をつなぐ等の感覚を通して、楽しみを味わえるようにいろいろな刺激により、快の反応を引き出す。

10. リラクセーションとポジショニング

1) リラクセーションについて
(1) リラクセーションとは
　リラクセーションとは、筋緊張が姿勢の保持や運動を行うのに必要な最も低い筋の緊張にコントロールされている状態をいう。
(2) リラクセーションの効果
　過剰な筋緊張を緩和することで、以下の効果が期待される。
①身体的苦痛が軽減する。
②不安感や恐怖感などの精神的苦痛が軽減する。
③楽な呼吸が得られる。
④周囲の環境へ注意や意識が向けやすくなる。

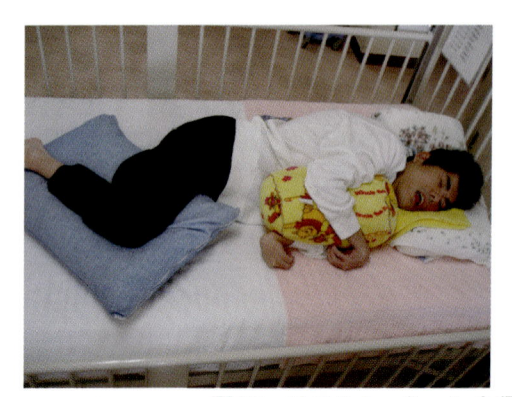

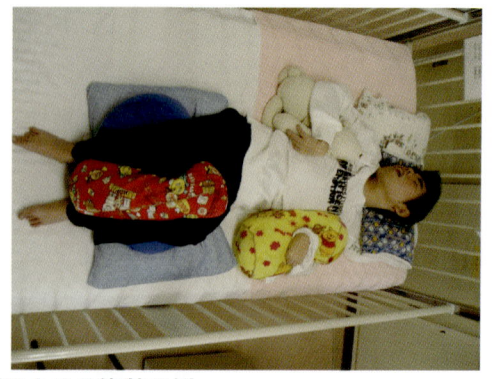

図30　リラクセーションを得るための姿勢の例

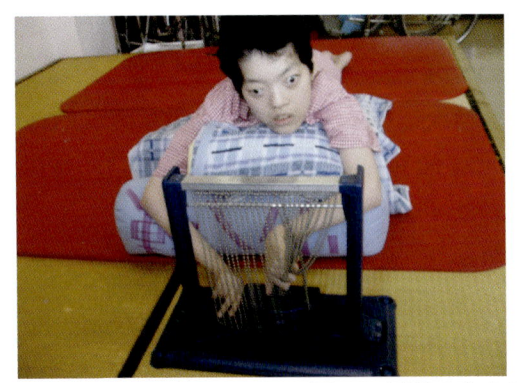

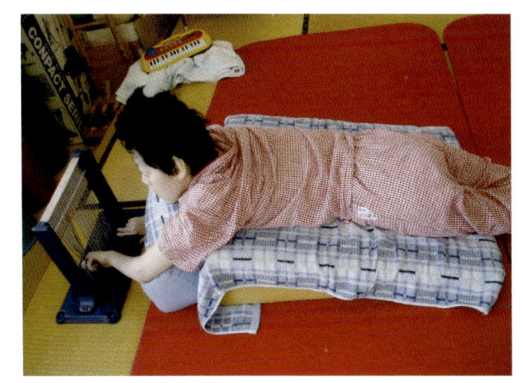

図31　活動のためのポジショニングの例

　　⑤随意的運動が行いやすくなる。
(3) リラクセーションを得るための姿勢
　　①頸部は気道確保できる位置に安定保持する。
　　②重心は低くして有効支持面を増やす。
　　③体圧を適度に分散し、圧の集中を避ける。
　　④随意運動を阻害しない。
　　⑤四肢・体幹を関節可動域の中間位になるように保持する。中間位での保持が難しい場合は、少なくとも関節を最大可動域に固定しないように注意する。

2) ポジショニングについて
(1) ポジショニングの考え方
　　自力での姿勢変換や随意運動が困難な重症心身障害児・者にとって、ポジショニングは重要な援助となる。適切なポジショニングは、変形・拘縮などの発達異常を最小限に留め、注視・追視や上肢操作などの潜在能力を最大限に発揮させる環境を整える。
(2) ポジショニングの基本
　　①「何のため」の姿勢なのか目的を明確にする。
　　②本人にとって安楽であることを最優先する。
　　③長時間同じ姿勢をとらせない。
　　④なるべく多様な姿勢をとらせる。
　　⑤最も変形・拘縮が進行しない姿勢を選ぶ。
(3) ポジショニングの方法
　　①安静のためのポジショニング
　　　背臥位と左右の側臥位を基本とし、換気改善や排痰、変形・拘縮予防などのために必要であれば腹臥位も加える。
　　②活動のためのポジショニング
　　　上肢操作が促進されやすい三角マットを使用した腹臥位や座位保持装置、車椅子、クッションチェアを使用した座位をとる。
　　　幼少期から座位などの抗重力姿勢を日常生活に積極的に取り入れることは、変形・拘縮の予防にも役立つ。
(4) 体位変換の必要性
　　良肢位であっても長時間同一姿勢に固定すべきでなく、1日の姿勢管理においてリラクセーションと活動性のバランスを考えながらなるべく多様な姿勢をとれるよう心がける。体位変換は、褥瘡や変形・拘縮の予防だけでなく排痰や呼吸機能維持のためにも重要である。体位変換することで、換気や肺の血流が変化しこれらの不均等が改善される。

VI. 栄養管理

重症心身障害児・者の栄養と評価

　重症心身障害児・者の生命・健康を保持するために適切な栄養管理は重要である。個人差の大きい重症心身障害児・者においては、一人ひとりの栄養状態の評価を行って必要栄養量の決定を行うことが望ましい。実際には摂取栄養量を確認しながら経時的に栄養評価を行い、栄養摂取量にフィードバックさせることが望まれる。具体的な栄養評価指標として体重、身体組成、身体活動能力、血液検査値等が参考とされる。

1. 栄養設定方法

　重症心身障害児・者の必要エネルギー量の設定方法については各施設独自の方法を用いて設定されていることもあるが、一般的には体重を基準に、年齢、運動量等を加味してエネルギー量を設定し、一定期間の体重の増減を考慮して適宜修正を加える方法がとられている。必要エネルギー量の設定は基礎代謝量に生活活動指数を掛け合わせる方法が多く用いられる。基礎代謝量の算出には体表面積あたりの基礎代謝基準値を用いる方法があるが、第6次改定「日本人の栄養所要量」以降、体表面積あたりの基礎代謝基準値は示されていない。2010年に示された日本人の食事摂取基準の活用版においては体重kgあたりの基礎代謝基準値に標準体重を乗じた式も示されているが、低体重児者の多い重症心身障害児・者においてはその活用は難しいと思われる。最近の共同研究では身長、体重、年齢、性別をもとに算出するHarris-Benedictの式で算出した基礎代謝量を用いた方法も有用であるとの報告もある[4]。また、麻痺のタイプや筋緊張の変動の状態、呼吸状態などの臨床所見を参考に、年齢別体重当たり基礎代謝量の1～2倍程度の範囲に当面の総エネルギー量を設定し、その後の栄養評価を反復して行い、エネルギー摂取量を調節していく方法が実際的であるとの報告もある[5]。いずれにしてもこれらは一定の計算により求められる値であり、体重変化等、身体状況や生化学検査値などをみながらエネルギー摂取量が適切かどうかの評価が必要である。

1) 基礎代謝量の算定方法

(1) 体表面積を用いた方法
　①体表面積の計算
　●体表面積$(m^2)=\sqrt{体重(kg)\times 身長(cm)}/60$
　あるいは
　●1～5歳　　体表面積$(m^2)=$
　　　　　体重$^{0.423}\times$身長$^{0.362}\times 381.89$
　●6歳以上　体表面積$(m^2)=$
　　　　　体重$^{0.444}\times$身長$^{0.663}\times 88.83$
　②基礎代謝量の計算
　　基礎代謝量＝体表面積$(m^2)\times$基礎代謝基準
　　　　　　　値$(kcal/m^2/時)\times 24$時間
　馬場らの成績より[5]
　　85%基礎代謝量$(kcal)=$基礎代謝量$\times 0.85$

(2) Harris-Benedictの式を用いた算定方法
　基礎代謝量(男)$=66.5+13.75\times W(kg)+5.0$
　　　　　　　　$\times H(cm)-6.78\times A(歳)$
　基礎代謝量(女)$=655.1+9.56\times W(kg)+1.85$
　　　　　　　　$\times H(cm)-4.68\times A(歳)$

2) 1日のエネルギー必要量の計算

(1) 基礎代謝量と生活活動指数を用いた方法
　　エネルギー必要量$(kcal/日)=10/9$基礎代謝量$\times(1+$生活活動指数$)$

　　発育期の小児では体重増加指数を加える
　　エネルギー必要量$(kcal/日)=10/9$基礎代謝量$(1+$生活活動指数$+$体重増加指数$)$

<u>体重増加指数</u>
　　体重増加指数$=2.64\times \Delta 1$日当たりの体重増加量$(g)/$基礎代謝基準量

第3章 看護・介護の実際

表28 昭和44年算定体表面積あたり基礎代謝基準値（kcal／m²／時）

年齢(歳)	男	女	年齢(歳)	男	女	年齢(歳)	男	女
0	48.7	48.4	11〜	45.3	43.1	40〜49	35.6	32.5
1〜	53.6	52.6	12〜	44.5	42.2	50〜59	34.8	32.0
2〜	56.2	55.1	13〜	43.5	41.2	60〜64	34.0	31.6
3〜	57.2	55.6	14〜	42.6	39.8	65〜69	33.3	31.4
4〜	56.5	54.0	15〜	41.7	38.1	70〜74	32.6	31.1
5〜	55.1	51.6	16〜	41.0	36.9	75〜79	31.9	30.9
6〜	52.9	49.5	17〜	40.3	36.0			
7〜	51.1	47.6	18〜	39.6	35.6			
8〜	49.3	46.2	19〜	38.8	35.1			
9〜	47.5	44.8	20〜29	37.5	34.3			
10〜	46.2	44.1	30〜39	36.5	33.2			

（第5次改定日本人の所要量　1994）

表29 年齢別・性別の体重増加指数

年齢(歳)	男	女	年齢(歳)	男	女	年齢(歳)	男	女
0	0.03	0.03	11〜	0.03	0.03	40〜49	0	0
1〜	0.02	0.02	12〜	0.03	0.02	50〜59	0	0
2〜	0.02	0.02	13〜	0.03	0.02	60〜64	0	0
3〜	0.02	0.02	14〜	0.02	0.01	65〜69	0	0
4〜	0.02	0.02	15〜	0.01	0.01	70〜74	0	0
5〜	0.02	0.02	16〜	0.01	0	75〜79	0	0
6〜	0.02	0.02	17〜	0	0			
7〜	0.02	0.02	18〜	0	0			
8〜	0.02	0.02	19〜	0	0			
9〜	0.02	0.03	20〜29	0	0			
10〜	0.02	0.03	30〜39	0	0			

（第5次改定日本人の所要量　1994）

表30 年齢別基礎代謝量と基準値

年齢(歳)	男 基準体位 身長(cm)	男 基準体位 体重(kg)	男 基礎代謝基準値(kcal／kg／日)	男 基礎代謝量(Kcal／日)	女 基準体位 身長(cm)	女 基準体位 体重(kg)	女 基礎代謝基準値(kcal／kg／日)	女 基礎代謝量(Kcal／日)
1〜2	85.0	11.7	61.0	710	84.0	11.0	59.7	660
3〜5	103.4	16.2	54.8	890	103.2	16.2	52.2	850
6〜7	120.0	22.0	44.3	980	118.6	22.0	41.9	920
8〜9	130.0	27.5	40.8	1120	130.2	27.2	38.3	1040
10〜11	142.9	35.5	37.4	1330	141.4	34.5	34.8	1200
12〜14	159.6	48.0	31.0	1490	155.0	46.0	29.6	1360
15〜17	170.0	58.4	27.0	1580	157.0	50.6	25.3	1280
18〜29	171.4	63.0	24.0	1510	158.0	50.6	22.1	1120
30〜49	170.5	68.5	22.3	1530	158.0	53.0	21.7	1150
50〜69	165.7	65.0	21.5	1400	153.0	53.6	20.7	1110
70以上	161.0	59.7	21.5	1280	147.5	49.0	20.7	1010

（日本人の食事摂取基準　2010）

表31　生活活動指数

歩行可能	0.18
いざり移動	0.13
座位可能	0.08
寝たきり	0.05

(馬場らの報告による[6])

(2) 年齢別体重当たりの基礎代謝量と係数化した臨床的特徴を用いた方法

基礎代謝量(kcal／日)＝年齢別体重当たりの基礎代謝量×W(kg)

エネルギー必要量(kcal／日)＝基礎代謝量(kcal／日)×R

2. 栄養状態の評価

1人ひとりの患児・者の必要栄養量を検討し、それに適合した食事を必要十分量摂取しているか、過剰摂取になっていないか、定期的に評価しなければいけない。チーム医療において身体状態や摂食嚥下状態をチェックし、多職種協同で適切な栄養状態にあるかの評価を行うことは重要である。

適切な栄養評価のためにも、家族等による食品の持ち込みなどは病棟においては把握されていなければならない。持ち込み等により過剰な栄養摂取となる場合や、持ち込み食品が不適切な形状のものであったりする場合、家族に対し、根拠を以て適切な指導を行うことが必要となる。

福岡病院においては、チームで行う栄養評価の一つとして、3か月に1度、皮下脂肪厚(上腕背部皮下脂肪厚・肩甲骨下部皮下脂肪厚・腹部皮下脂肪厚)の計測を行っている。計測結果からは体脂肪率や体脂肪量、除脂肪量などを算出することができる。そのため、体重の増減だけでは把握できない個々の体組成の変化を把握することができ、より適切な栄養評価、栄養管理を行うことができる。また、やせや肥満などの患児・者で、投与エネルギー量を変更した患児・者に対しては、その効果を評価するため、数週間〜1か月に1度のアセスメントを行っている。

その他のチームで行う栄養評価の例

● 定期的に摂食機能評価ラウンドを実施し、摂取状況と共に摂食機能を評価し、適正な食形態にて食事を提供出来るようにする。

関連職種…歯科医師・看護師・言語聴覚士・理学療法士・歯科衛生士・管理栄養士など

● 毎月1回のNSTラウンドを実施し、主治医より依頼のあった患児・者の栄養状態の向上のためにチームで検討する。

関連職種…小児科医師・歯科医師・NSTリンクナース・管理栄養士・理学療法士・薬剤師など

表32　栄養所要量と臨床的特徴[2]
（R＝現在の体重あたりの栄養摂取量／年齢別体重あたりの標準代謝量）

	A：高エネルギー消費群 (R＞2)	B：低エネルギー消費群 (R＜1)	C：中間群 1＜R＜2 多くがこの範囲に入る
臨床的特徴	・筋緊張の変動激しい　不随意運動あり ・皮下脂肪が薄く筋肉量多い ・刺激に対する反応性高い ・アテトーゼ混合型脳性麻痺 ・移動能力がある ・努力性の呼吸　咳き込み多い	・筋緊張の変動がない　動きが少ない ・皮下脂肪が厚く、筋肉量が少ない ・痙直型脳性麻痺 ・移動しない ・刺激に対する反応少ない ・気管切開　人工呼吸器装着 ・呼吸に努力を要しない	(1＜R＜1.5まで) ・経管栄養のケース 　(経口摂取よりエネルギー効率がよいと考えられる) ・B群の特徴のいくつかをもっている (1.5＜R＜2) ・経口摂取 ・A群の特徴のいくつかをもっている

3. 体格及び体組成と摂取エネルギー量の評価

　十分なエネルギーの摂取がなければ、筋や神経、骨などすべての諸器官の発育発達は阻害されるばかりでなく、筋量・筋力や神経機能、諸器官の機能が低下し体温調節や体力、免疫機能さえ維持が困難になる。当院における体脂肪率・除脂肪体重など体組成の評価によれば、肥満より痩せのほうが深刻な問題であることが推察された。

1) 栄養所要量設定とエネルギー充足率の評価

　重症心身障害児・者個々の栄養所要量に関しては、別記の「栄養管理の項」に記載されているようにHarris-Benedictの式など、いくつもの方法がとられているが、実際には低エネルギー摂取にもかかわらず高度の肥満状態にあったり、高エネルギー摂取していても高度のるい痩である例が多く見られる。適正体重の維持や改善においては、体重・体組成の測定評価と摂取エネルギー量の調節を2週間から3か月ほど行い、結果のフォローアップとフィードバックが必要である。重症心身障害児・者では筋緊張に大きな差が見られるため、体組成測定の評価・比較には、緊張などの影響を受けない栄研式皮下脂肪厚計（キャリパー）を用いている。皮脂厚測定においては、皮下脂肪か筋組織などの癒着組織なのかの判断が困難な事例もあるため、CT画像での脂肪組織の確認も行い、腹部型肥満と思われる重症肥満においては、腹部CT画像による内臓脂肪タイプと皮下脂肪タイプの判断も行っている。体組成は、体脂肪率％と除脂肪体重kgの変化と身長1mあたりの除脂肪体重kg／mで発達年齢の評価を行っている。

　以下の理由から、体組成評価を行っている。

(1) 重症心身障害児・者が成人・高齢化していく中での体脂肪増加や除脂肪体重の減少（生活習慣病化など）を評価する必要がある。

(2) 必要以上の体重増加は、患児・者の活動に影響を与える。

(3) 摂取エネルギー量のコントロールにおいては、体重のみではなく「脂肪量」と筋量を含む「除脂肪量」の増減変化を評価する必要がある。

(4) 家族より持ち込まれる食物摂取エネルギー量管理の必要性が生じた。

(5) 「高度のるい痩」重症心身障害児・者の褥瘡予防と転倒時の骨折予防のために体脂肪や筋肉等での保護の必要性が生じた。

(6) 痩せが貯蓄脂肪量の減少か、筋肉などの除脂肪体重の減少か、または、体重の増加が、貯蓄脂肪量の増加か、活動量増による除脂肪体重の増加かを判断すべきであるなど、健康維持のための体組成（適正体脂肪率と筋量評価のための除脂肪体重の発達評価と変化）の共通理解の必要性が生じた。

2) 摂取エネルギー量の調節と体脂肪率の目標設定

　測定評価の後に肥満者とるい痩者のエネルギー調整を±50kcal前後で経過を見たが、脂肪量・除脂肪体重とも変化は認められず、低体脂肪率の重症心身障害児・者に200kcal前後の正のエネルギーを増強すると、脂肪量と除脂肪量の両方の増加改善が見られる。しかし重症心身障害児・者には、このような大きなストレスは体調を崩す要因になりかねないため、慎重に行う必要がある。

　体脂肪率の目標設定は、一般同様男性は、適正範囲を12～18％とし、12％未満であれば下限である12％を目標に、適正範囲内下限または上限であれば中央値の15％を目標に、25％を超える肥満者は20％を目標に設定する。女性は、適正範囲を18～25％とし、18％未満であれば下限である18％を目標に、適正範囲内下限または上限であれば中央値の23％を目標に、30％以上の肥満者は25％を目標に設定する。

　重症心身障害児・者の体格評価や体組成評価・目標体重設定においては、筋量などの除脂肪体重をひたすら増加させても神経機能が伴わなければ、単に体重負荷を増加させただけになり転倒な

どのリスクが大きくなるだけなど、生活・機能・医療的な多方面からの検討が必要であるため医師・看護師・療養介助員・理学療法士・作業療法士・保育士・児童指導員・栄養士・保護者などの協力と共通理解が必要であり、定期的なケースカンファレンスが必要不可欠である。

4. 経口栄養摂取

1) 食事基準と食形態
そのほか、疾患に応じて特別食（糖尿食・潰瘍食・高脂血症食・肝臓食など）の対応をする。

●食形態（福岡病院の例）
　固形‥‥‥‥‥‥‥‥‥そのままの形態
　1cm角キザミ‥‥‥‥‥固形を1cm角切りにしたもの
　キザミ（小豆大）‥‥‥‥固形を刻んだもの
　極小キザミ（ゴマ粒大）‥固形を細かく刻み、まとまりやすくするために増粘剤を加えたもの
　ペースト‥‥‥‥‥‥‥固形をミキサーにかけてペースト状にし、さらに増粘剤を加えまとまりやすくしたもの

現在、各施設における調理形態・形状・名称は様々であるが、患児・者の状態に応じた適切な食形態を提供し、共通言語として評価するためには、調理形態・形状・名称を統一する必要があると考えられる。今後、調理形態・形状や名称の統一が図られることが期待される。

【増粘剤（トロミ調整食品）】
　増粘剤（トロミ調整食品）には多くの種類がある。増粘剤の種類や使用する食品の種類によりトロミが安定するまでの時間が異なる。一般的にはお茶、果汁、牛乳、濃厚流動食の順でトロミ安定までに時間を要する。また、トロミをつけすぎると、付着性が増し、口腔内に張り付き、嚥下しにくい場合があるため、患児・者の状態に応じた適正な粘度のトロミをつける必要がある。また、増粘剤100g中には250～300kcal程度のエネルギーがあり、多量に使用する場合はエネルギー過剰による体重増加にも注意しなければならない。代表的な増粘剤については表35に示すとおりである。

【凝固剤（固形化補助食品）】
　凝固剤（固形化補助食品）には多くの種類がある。凝固剤の種類により、ゼリー状やムース状などの形態に固形化できる。しかし酸味の強い食品やデンプン質を多く含む食品では、凝固しにくいものもあるため、調理方法の工夫などが必要である。また、凝固剤は100g中には200～350kcal程度のエネルギーがあるため、使用

表33　栄養食事基準

食　　種	エネルギー(kcal)	タンパク質(g)	脂　質(g)	炭水化物(g)
重心軟菜食　A	1650	70	50	220
重心軟菜食　B	1400	60	45	190
重心軟菜食　C	1100	45	35	155
重心軟菜食　D	900	35	25	125
重心ペースト食C	1200	45	35	155
重心ペースト食D	900	35	25	125

（福岡病院の例）

表34　これだけは押さえておきたい4つの危険と4つの工夫

形　状	危　険	工　夫
さらさら	そのまま喉に流れ込みやすい	とろみをつけたり、ゼリー状にする
ばらばら	口の中で広がり、まとまりにくい	つなぎ食材、増粘剤などを利用する
ぱさぱさ（ばさばさ）	口の中でばらけてしまう	水分、油分を加えた調理を工夫する
べたべた	喉に貼り付きやすい	でんぷん類を多く使いすぎない

する場合にはエネルギー過剰による体重増加にも注意しなければならない。

● 形態上の配慮

個々の摂食嚥下能力に応じ、安全に食べることのできる形状にすることが重要である。

誤嚥しやすい食品形態
・液状のもの（汁もの、ジュース類、牛乳、お茶など）
・繊維状のもの（筍、ゴボウ、ぼそぼそした魚など）
・スポンジ状のもの（食パン、高野豆腐など）
・口腔内に付着しやすいもの（干しのり、わかめ、ウエハースなど）
・喉に詰まりやすいもの（大豆、ピーナッツ、干しぶどうなど）
・酸味が強くむせやすいもの（オレンジジュースなど）

安全に食べるための調理の工夫
・肉そぼろ、炒り卵などのぽろぽろしたものはでんぷんや増粘剤を使ってとろみをつけたり、まとめたりする。
・水分の少ない葉菜類はとろろやマヨネーズなどで和える。
・ゼラチン、ペクチン、凝固剤などを利用し、軟らかく寄せたり周囲をゼリー状にして口腔内でばらけるのを防ぐ。

特に注意したい食品（使用しない食品）
● 嚥下困難等により誤嚥、窒息などの危険性が高い食品
葱・里芋・蓮根・鶏肉の皮・筋のある魚・若布など
● 異物混入に繋がりやすい食品
鮭（骨が多いため）・小骨のある魚など

2）食事内容

主食、副食、汁物、果物やデザートをバランス良く組合せ、形状の均一、粘張度、外観、色彩、味、においについて考慮する。その他、お楽しみの一つでもあるおやつや水分補給目的の飲物など、その内容についても考慮する。

おやつの例………果物、プリン、ヨーグルト、アイスクリーム、デザート類、飲物類、行事食（ケーキ、和菓子）など

水分補給等の例…日替わりで牛乳・アップルジュース・コーヒー牛乳・スポーツ飲料・乳酸菌飲料など
＊糖分が多い飲物、酸味の強い飲物は避ける

5. 重症心身障害児・者に不足しやすい栄養素

1）鉄

重症心身障害児・者の場合、鉄の吸収が悪く、しばしば貧血が見られるため、造血に関与する栄養素の鉄、タンパク質、ビタミンB_6、葉酸、ビタミンB_{12}、ビタミンC、銅などの摂取について十分に考慮する[4]。

鉄分の多い食品……レバー、牛赤身肉、アサリ貝、大豆製品、ほうれん草、小松菜、ひじきなど
鉄分強化のために…鉄入りふりかけ・鉄入りのり佃煮・鉄強化飲料など

2）銅

銅の欠乏症には、白血球減少症や貧血などがある。長期経腸栄養症例では免疫能が低下していることが多いため、欠乏による白血球減少症には注意を要する。銅の吸収は亜鉛と競合するため、多量の亜鉛が含まれる薬剤の投与で銅欠乏症を発症したとの報告もあり、亜鉛含有量の多い製品を連

日投与する際には銅の欠乏に注意する。

銅欠乏症への対処には、ピュアココアの投与が簡便かつ安価でもあり、多くの改善例が報告されている。

銅を多く含む食品…牛レバー、豚レバー、甲殻類、豆類、種実類など

3）亜鉛

亜鉛は、代謝調整作用を有する亜鉛含有酵素などの構成成分として、種々の生理機能に重要な役割を果たしている。亜鉛欠乏症状の主徴は、皮膚炎と味覚障害がよく知られており、また褥瘡を含めた創傷治癒の遅延や皮膚萎縮の原因にもなる。亜鉛の欠乏症は、亜鉛無添加の高カロリー輸液施行時、吸収障害を伴う疾患における経腸栄養施行時、亜鉛含有量の少ないミルクや経腸栄養での栄養管理時、未熟児などにおいて報告されている。長期的に亜鉛含有量の少ない経腸栄養剤等を使用している患児・者には、特に注意してモニタリングを実施し、欠乏症の予防、早期発見と対処法を周知することが大切である。亜鉛と銅の吸収は拮抗するため、同時投与時には亜鉛欠乏にも注意する[5]。

亜鉛を多く含む食品…肉類、うなぎ、牡蠣など

4）セレン

セレンの欠乏症には、心電図異常、心筋症、爪白色などがある。鉄、亜鉛と同様に、低出生体重児で急激に発育する生後2〜6か月後に起こりやすくなるが、臨床的に問題になることはあまりないとされている。しかし、セレン含有量の低い経腸栄養剤を長期間使用している児においては著明なセレン欠乏症を示す。特に重症心身障害児・者の場合、摂取カロリーが年齢より少なく設定されている場合も多く、注意が必要となる。

セレンを多く含む食品…魚介類、肉類、海草類など

5）カルシウム

重症心身障害児・者では骨の脆弱化が認められ、些細な外力で骨折することがあるため、カルシウムの摂取には十分に考慮する。また、カルシウムの吸収をよくするためにはビタミンDやタンパク質、マグネシウムの摂取も併せて重要である[4]。

カルシウムの多い食品…牛乳、ヨーグルト、しらす干し、大豆製品、ひじき、小松菜など

6）ナトリウム

ナトリウムは血液や細胞内外の体液のバランス（浸透圧）調節や、カリウムとともに神経や筋肉で刺激を伝達する役割がある。また、筋肉や神経の興奮を静める作用や、体液の酸性・アルカリ性の調節、カルシウムなどほかのミネラルの吸収を助ける働きをしている。ナトリウムは主に食塩として食物から摂取され、大多数の食品には食塩が使用されているため、通常の食生活でナトリウム不足になることはあまりない。逆に過剰摂取には、生活習慣病のリスク上昇を予防するため注意する必要がある[5]。

●便秘対策

適量の食物繊維、有機酸、脂肪酸の摂取が有効で、野菜類は食物繊維の供給源で、果物は食物繊維や有機酸の重要な供給源となる。また、近年ではプロバイオティクスとしての乳酸菌食品が注目され、重症心身障害児・者の便秘や下痢などの便性改善効果が期待されている。腸内環境を整える乳酸菌、ビフィズス菌、オリゴ糖などの併用も有効とされる。

プロバイオティクス食品…ビフィズス菌強化の乳酸菌飲料やヨーグルトなど

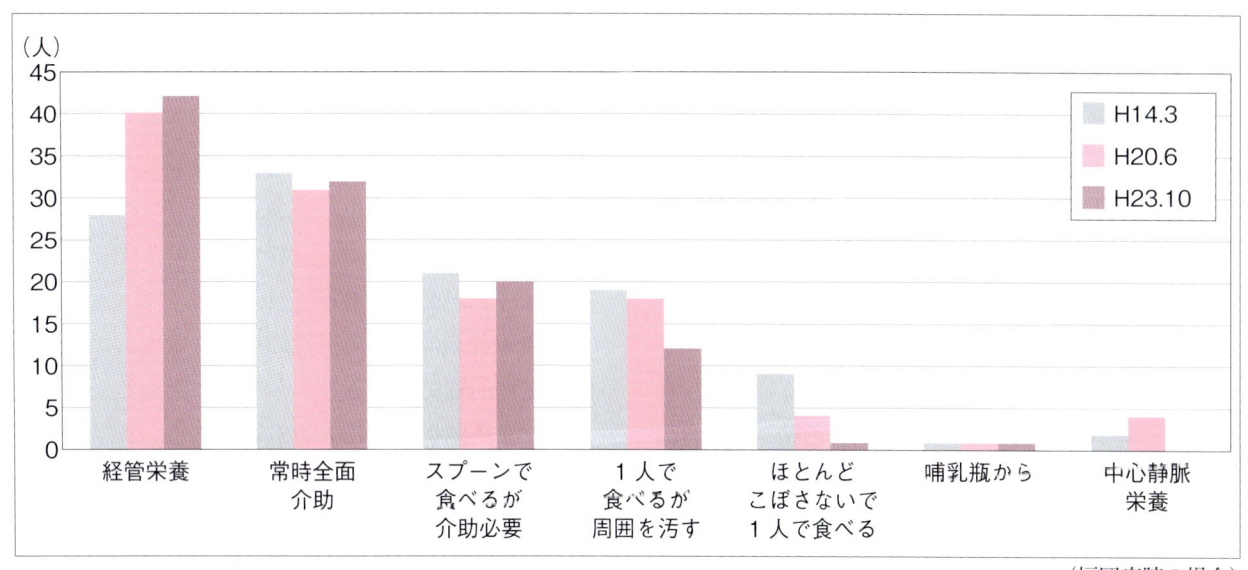

図32　食事摂取状況比較
（福岡病院の場合）

6. 摂食嚥下機能に合わせた食事の工夫

重症心身障害児・者は年々摂食嚥下機能が低下する傾向にある。歯科医師や言語聴覚士らからの評価をふまえ、個人の機能に応じた食事形態の工夫が必要である。

また、現状の機能をできるだけ維持できるような食事形態、食事介助の方法は重要なポイントとなる。必要に応じ、日常の食事に訓練食を組み込む方法もある。

●訓練食の例
・1cm角煮（押しつぶしにより咀嚼機能を引き出すための軟らか煮）
・訓練ゼリー（舌の動きや咀嚼機能を引き出すためのかためのゼリー）

7. QOLを高める食事の工夫

重症心身障害児・者においても食事は大きな楽しみの一つである。

おいしさを味わい、楽しい食事環境を整えることは重要なことである。季節の行事食やさまざまな食事イベントはQOLを高める上でも大きな効果を持つ。

行事食の例

1月	お正月・成人式
2月	節分・バレンタインデー
3月	ひなまつり
4月	病院開院記念日
5月	こどもの日
7月	七夕
9月	秋分の日
12月	クリスマスバイキング
毎月	お誕生会・デザートバイキング

8. 経腸栄養剤の特徴

近年、食品扱いの経腸栄養剤は銅、亜鉛、セレンなどの微量元素が充足されたものが発売、もしくはリニューアルされている（表36）。しかしこれらの経腸栄養剤は1日1800kcal程度の摂取を前提に調整されているため、1日の必要エネルギー量が一般の

患児・者よりも低く、注入量の少ない重症心身障害児・者においては微量元素やビタミン、電解質等の摂取不足が懸念される。特に重症心身障害児・者の経管栄養は長期間にわたるので、経腸栄養剤の選択には必要エネルギーやタンパク質だけではなく、これら微量元素やビタミン類も充足している製品を選びたい。現在のところ、CZ-Hi®、リカバリー®SOYなどがバランスのとれた経腸栄養剤として挙げられる。医薬品扱いの経腸栄養剤にはセレン、ヨウ素、クロム、モリブデンの含有量記載のない製品があるが、ビタミン、その他の栄養素が比較的充足しているのはエンシュア・リキッド®、エレンタール®P、ラコール®、の3製品である。食品の中には微量元素の充足を目的とした製品(ブイ・クレスα、ポチプラス、テゾンなど)もあり、これらを医薬品扱いの経腸栄養剤と併用する方法もある。また、経腸栄養剤のほとんどにタンパク源として乳タンパクが使用されており、また、大豆タンパクを使用されているものも多いため、これらにアレルギーがある場合は注意が必要である。

経腸栄養剤の特徴、患児の状態を考慮しながら製品の定期的変更を行うなどして、欠乏症を来さないようなきめ細やかな工夫が求められる。

また、小児の特性に基づいて調整された経腸栄養剤も発売されている。

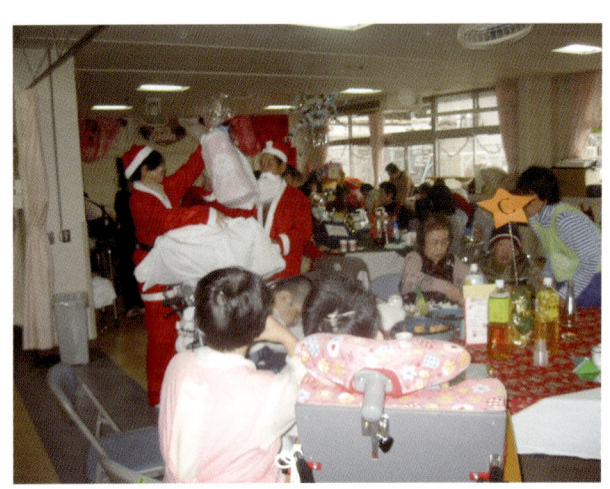

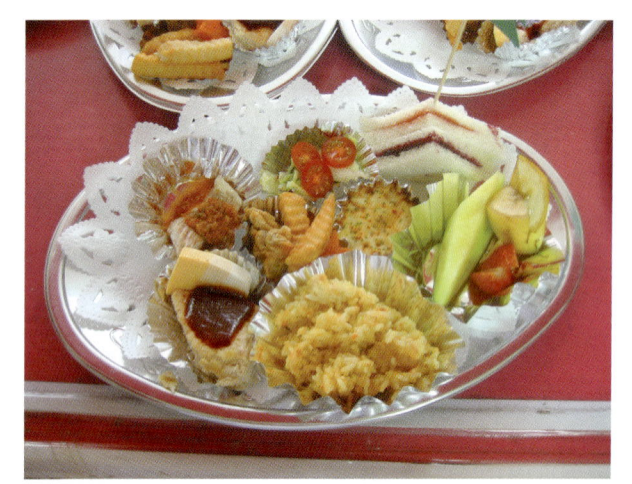

クリスマスイベント

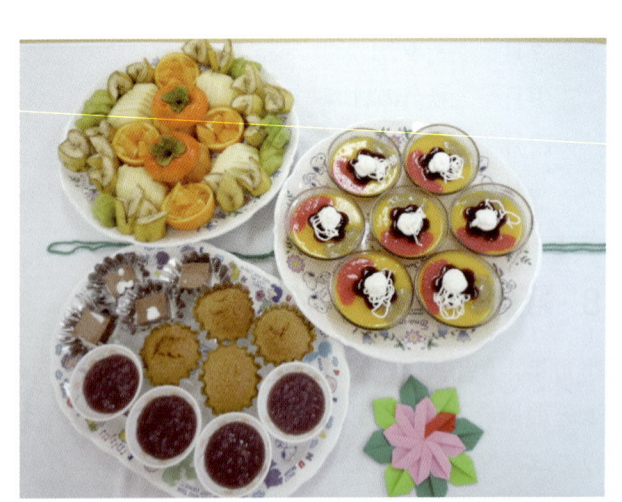

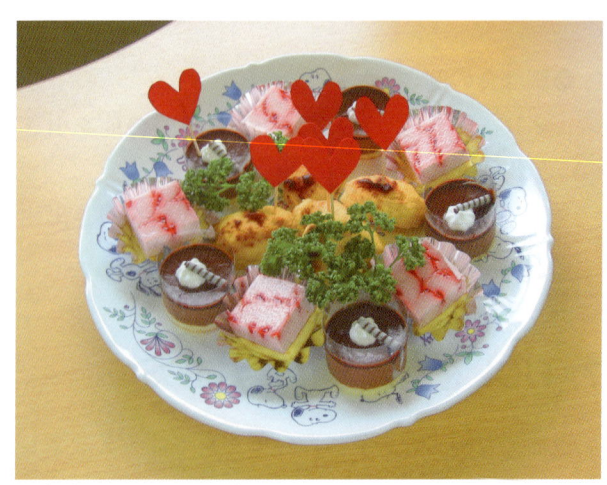

図33　在宅支援棟におけるデザートバイキング

第3章　看護・介護の実際

表35　増粘剤一覧表

分類	第一世代		第二世代		第三世代					
商品名	ムースアップ	トロメリン顆粒	スルーソフトS	トロミアップA	ソフティアSOL	ネオハイトロミールⅢ	トロミクリア	エンガードセレクトⅡ	スルーキングハイパワー	トロメイクSP	つるりんご
原材料	加工澱粉	加工澱粉デキストリン	澱粉増粘多糖類	澱粉デキストリン増粘多糖類	デキストリン増粘多糖類	デキストリン増粘多糖類pH調整剤	デキストリン増粘多糖類塩化カリウムスクラロース	デキストリン増粘多糖類	デキストリン増粘多糖類	デキストリン増粘多糖類塩化カリウム	デキストリンキサンタンガム乳酸カルシウムクエン酸三Na
添加量	多く必要				少量でトロミがつく						
温度の影響	温度が高いと粘度つきにくい		ほとんど影響ないが、温度が高くなると、やや粘度が低下することもある ※低温であると溶解に時間がかかるが、トロミは固めのとなる								
時間経過	粘度低下		安定後は、時間がたってもトロミの変化はほとんどない								
唾液の影響					ほとんどない						
トロミ安定までの目安の時間 お茶	1分以内	1分	10分	4分	1～2分				5～10分	2～3分	
牛乳	5分	5～10分	20～30分	5分以上	5～10分			種類により時間が異なる（5～30分）	20～30分	20～30分	40分※
濃厚流動食	5分	5～10分	20～30分	5分以上	5～10分				20～30分	20～40分	60分※
100%果汁等（pHの影響）	5分	1～2分	10分	5分以上	5～10分				濃厚流動食より早く安定	濃厚流動食より早く安定	30分
付着性	ブレンダー食などをムース状にする場合に向く	多く使用すると付着性増す					付着性が少ない				
用途			汁物のトロミづけ、ブレンダー食などをムース状にする場合に向く		低濃度のトロミづけ、透明感があるので、飲料のトロミづけやあんかけに向く						濃厚流動食には「つるりんご」は不向き。「つるりんご」で牛乳・濃厚流動用」を使用するほうがよい

※牛乳・濃厚流動食には、「つるりんご　牛乳・濃厚流動用」を使用するほうがよい

表36 主な経腸栄養剤一覧表

			医薬品				食品										
		粉末			液体				液体					半固形		液体	
		成分栄養		消化態		半消化態				半消化態						サプリメント	
商品名		エレンタール	エレンタールP	エンテルード(注2)	ツインライン	エンシュアリキッド(注1)	ラコール(注1)	CZ-Hi(注1)	リカバリーSOY(注1)	F2α(注1)	L-8	ペプペスト(注1)	プロナ(注1)	アイソカルジュニア(注1)	テルミールミニ(注1)	テルミールPGソフト	ハイネゼリー	ブイクレスα	テゾン	アルジネード
容量		80g粉末	80g粉末	100g粉末	400ml	250ml	200ml	200ml	200ml	200ml	200ml	200ml	200ml	125ml	125ml	200g	300g	125ml	100ml	125ml
エネルギー 100ml当	kcal	1kcal/mlで調整した場合																	1本当たり	
		100	100	100	100	100	100	100	100	100	150	100	100	150	160	150	100	80	15	100
たんぱく質	g	4.40	3.13	3.75	4.05	3.52	4.38	5.0	4.5	5.0	6.0	5.5	5.5	2.8	5.84	4.0	5.0	0.70	0.00	5.0
脂質	g	0.17	0.90	1.30	2.78	3.52	2.23	2.2	2.5	2.2	4.05	2.8	2.2	3.3	6.0	2.2	2.3	0.10	0(0〜1.0)	0.0
糖質	g	21.14	19.90	18.00	14.68	13.72	15.62	16.7	15.6	15.1	23.55	14.0	14.3	14.6	19.4	15.7	14.5	21.20	3.8(3.6)	20.0
食物繊維	g	—	—	—	—	—	—	2	1	1.7	1.05	1.5	1.5	0.3	2	0.4	1.2	0.2	0.2	—
水分	g	86.7	92.8	75	85	85.2	約85	84	84	84	76.35	84	84	51.1	75.2	44	76	110	97	107
ナトリウム	mg	0.22	0.23	0.2	0.175	80	73.8	90	125	100	195	200	220	133	120	136	177	30	0〜50	55
塩分相当量	g					0.2	0.19	0.23	0.32	0.25	0.5	0.51	0.56	0.34	0.2	0.35	0.45	—	0〜0.13	—
カリウム	mg	72.5	158.7	75	117.5	148	138	150	150	110	172.5	200	130	114	120	129	156	70	35.4(19.2)	3.8
カルシウム	mg	52.5	109.2	75	44	52	44	75	75	90	75	70	60	78	96	60	94	70	3.3(12.1)	20
鉄	mg	0.6	1.64	0.73	0.63	0.9	0.625	1.1	1.5	1.2	1.275	1.2	1	0.71	1.92	1	0.81	5	1	7
銅	mg	0.07	0.11	0.05	0.0023	0.1	0.125	0.1	0.15	0.16	0.12	0.12	0.1	0.06	0.16	0.09	0.12	0.012	0.6	1
亜鉛	mg	0.6	0.95	0.38	0.945	1.5	0.64	1.1	1.2	1	1.8	1.8	1.2	0.86	1.92	1.2	1.8	10	4	10
セレン	μg	—	—	—	1.2	—	2.5	4	2	5	6	9	4	1.3	4.8	6	5	50	20	50
ビオチン	μg	—	—	2.77	3.85	15.2	3.86	5	2.8	—	—	—	6	3.6	10.4	6.5	6	—	—	—
内アルギニン	mg	—	—	12.5	—	—	—	—	—	—	—	3	—	—	—	—	—	—	—	2500
味・風味		—	—	バニラ	バニライチゴコーヒー	バニラミルクコーヒーバナナ	ミルクコーヒーバナナ	小豆	—	フルーツミックス	ブルーヘーゼルナッツ	キャラメル	コーンスープ	—	イチゴ	ヨーグルト	黒糖	人参+ヨーグルト	アップルサワー薬(肉ほかワー)	蜜柑木苺
浸透圧	mOsm/L	906	832	510〜550	470〜510	約330	330〜360	300	350	370	430	430	340	470	470	—	—	1229	265	813
pH		6	6.1	6.5〜7.5	6.3〜7.2	約6.6	6.0〜7.2	6.9	7.2	7	6.9	6.7	7	7	6.8	4.0未満	6.4〜7.2	3.9	3.5	3.1
粘度	cP/20℃	3.9	3.8	2.4〜2.9	1.07〜1.08	約9	5.51〜6.52	17	9.2	10	25	9	17	11	20	20000	6000	9	27	5

※上記の経腸栄養剤について、エレンタール、エレンタールP、エンテルード以外は乳由来の成分を含む
※注1) 大豆蛋白を含む、※注2) 卵白を含む

(主な濃厚流動食等の標準組成表6)より一部改変)

Ⅶ. リスク管理

1. 与薬

1) 目的
疾患の治療、予防、検査など

2) 要点
(1) 薬剤の使用目的を知る。
(2) 薬剤の名称、作用、外観を知る。
(3) 薬剤の使用量を知る。
(4) 与薬時間を確認する。
(5) 薬剤の副作用を知る。
　　薬剤の反応には個人差があり、長期連用により中毒症状を示したり、耐性を高めることがある。
・痙攣との関係及び作用時間を知る。
・方法、注意事項については表37を参照。
(6) 与薬後の確認をする。
　　アレルギー反応、副作用の有無、尿、便の外観の変化等。
(7) 誤薬防止対策
　　Ⅶ－4－5)参照

表37　与薬の方法と注意事項

	方法	注意事項
散剤	①経管栄養の場合、10〜20mL位の白湯で溶かし、栄養チューブより注入する	①薬は食事には混ぜない。 ・単独で内服できない場合は少量の白湯で溶かし、スプーンで与薬する。 ・確実に与薬ができない場合、少量のデザート等に混ぜて与薬する場合もある。 ②経管栄養の場合、チューブ先端が閉塞しやすいので、粒子の粗いものは乳鉢で擦る。 ③粒子の粗い薬は栄養チューブの閉塞を生じるおそれがあるため、水に溶けやすい薬への変更を医師に相談する。
液剤	①薬杯を使用し与薬する ②スプーン付哺乳瓶を使用し与薬する ③注射器、スポイドを用いて与薬する	①薬杯の壁や底に薬がつき量が不正確になりがちなので、必ず少量の白湯ですすいで与薬する。 ※水薬の種類によっては沈殿するものもあるので、使用前に薬瓶をよく振る。
坐薬	①挿入時ゼリーなどを先端につける 　挿入後しばらく肛門を押さえておく	①体温で溶けるため直接手で持たない。 ②挿入前に排便の有無を確かめる。 ③挿入後1時間以内に排便があった場合、薬も一緒に排泄されていないか確認する。 ④下痢や肛門・直腸に疾患があれば使用しない。

2. 環境整備

安全で静か、清潔な環境の中で療養生活を送るという基本は、一般の病棟の管理と同じである。

1) 室温調整

重症心身障害児・者の体温調節機能は非常に不安定である。冷房の効きすぎ、冬は暖房の調整が困難な場合があり、真夏と真冬に発熱者が出る場合が多い。また、それらの器具の吹き出し口の位置やベッド位置、あるいは、直接太陽の光が差し込む窓際とそうでない場所では温度差があり、衣服や寝衣による調整や氷枕・温枕等で対処する。更に、湿度を50〜60％に保つため、定期的に換気を行う。口渇や口唇乾燥を防ぐと共に、ウイルスの発生を予防する。加湿器を使用する場合は、細菌の温床とならぬよう、1回／日は完全に乾燥させた加湿器と交換するようにする。

2) 清掃

重症心身障害児・者は、四つ這いや、いざって移動するために手足や服を汚したり、紙屑や布きれ等を口に入れたりすることがあるため、床の清掃には特に注意を払い清潔にする必要がある。また、感染の流行時にはディスポ雑巾が望ましい。感染源に対応した清掃方法を行っていく。病棟内で使用する職員の履き物は清潔なものを使用する。

3) 整理整頓

病棟内は整理整頓し、特に患児・者が存在するスペースは安全を考慮し、必要なもの以外を置かないようにする。ベッドストッパーや車椅子の車輪の向きにも注意が必要である。患児・者がつまずいたり引っかかったりしないように内側にする。

4) 臭気

病棟内はおむつ、流涎等の臭いにより特有の臭気があるため、換気を十分に行う。使用したオムツや、不潔になった衣類・おしぼり等は早期に洗濯へ出す。やむを得ずできない場合は、蓋やカバーを掛け、換気の効く場所で一時保管する。また、身体の清潔を保つことも基本である。

5) 騒音

病棟内では騒音の原因を防ぎ、静かな場所を作る。ドアの開閉、ベッド柵の上げ下ろし、台車の運送等は静かに行う。

6) 害虫駆除

残飯や汚物の処理及び網戸を取り付け害虫の侵入を防ぐ。また、定期的な害虫の駆除を行う。

7) 感染予防

重症心身障害児・者は抵抗力が弱いことを考慮し、感染源となるものを病棟に持ち込まない。職員のみならず病棟に訪問する人は、必ず病棟内外で履き物を区別する。集団感染等が予測される場合は、面会の制限をして、発熱・咳嗽・嘔吐・下痢などの症状が出現した場合は、個室に隔離する等も必要になる。インフルエンザや風邪症状のある人は面会を禁止する。

3. 院内感染

院内感染とは、病院や医療機関内で、新たに細菌やウイルスなどの病原体に感染すること。病院外での感染を表す「市中感染」と、対を成す用語である。特に薬剤耐性の病原体や日和見感染によるものを指す場合が多い。

1) 重症心身障害児・者の感染症の特殊性

(1) 呼吸器感染症は、呼吸障害や嚥下障害など重症心身障害児・者特有の障害のため、遷延化、重篤化しやすく、重症心身障害児・者死亡の最も重要な原因になっている。

(2) 重症心身障害児・者がB型、C型肝炎などの血液を介して感染するウイルスのキャリアである場合、特別な配慮が必要になる。

(3) メチシリン耐性黄色ブドウ球菌(MRSA)は日和見感染症の面で院内感染対策上注意が必要である。

(4) 腸管出血性大腸菌O-157は重篤な溶血性尿毒症症候群や脳症を発生することがある。消化器感染症は、嘔吐や下痢の際、全身状態の把握が難しい症例や乳幼児の脱水には慎重な配慮を要する。

(5) 重症心身障害児・者では、流涎やおむつ使用のため接触性皮膚炎、皮膚化膿症やカンジダ症を起こしやすい。また手足の指関節の変形拘縮で指が相互に重なり合い、指間の通気性が悪く、指間白癬や爪白癬がしばしば見られる。

(6) 神経因性膀胱、膀胱尿管逆流現象などで反復性尿路感染症がよく見られる。

(7) 重症心身障害児・者の予防接種は健康維持に不可欠である。

(8) 重症心身障害児・者病棟は、オープンシステムの構造であることが多い。病原体に汚染された唾液や鼻汁を排泄することがあること、包帯やガーゼを嫌がって取り除き、血液や分泌物で周囲を汚染する場合があること、寝返り、いざりなどによる移動で、病原体を広げる場合があるなど特別な感染対策に注意が必要である。

2) 感染対策

(1) スタンダードプリコーション

感染症の有無にかかわらず、あるいはいかなる病態であるかにかかわらず適用される標準的な感染対策である。

スタンダードプリコーションでは「全ての患児・者の湿性生体物質(血液、体液、汗を除く分泌物など)、粘膜、損傷した皮膚は感染の可能性がある対象」とみなし、それらに触れた後は手指衛生を励行し、あらかじめ触れる恐れのあるときは、手袋、マスク、エプロンなどの個人防護具を着用するのが基本となる。

(2) 感染経路別予防策(空気感染・飛沫感染・接触感染)

①空気感染

a．感染経路

5μm以下の微粒子に乗って長時間浮遊し、10m以上にわたり飛散する。空気中に浮遊した病原体を吸い込むことで感染する。

b．主な病原体

麻疹ウイルス・水痘ウイルス・結核菌

c．対策

- 個室隔離(陰圧維持)。
- 陰圧空調がない場合は風下となる個室へ隔離し、病室の扉を閉めておく。
- 担当スタッフ以外は対応しない(出入りの制限)。
- 抗体保有者が対応する。
- N95マスクの着用。
- 患児・者の移送はできるだけ避ける。移送時には患児・者にはサージカルマスクを着用する。

②飛沫感染：

a．感染経路

5μm以上の粒子で1m程度に飛散する。病原体が保菌者のクシャミ・咳などで飛ばされ感染する。

b．主な病原体

インフルエンザウイルス・風疹ウイルス・マイコプラズマ・髄膜炎菌　流行性耳下腺炎・RSウイルス・百日咳、ノロウイルスなど

c．対策

- 原則として個室隔離。
- 個室に収容できないときはベッド間を2m以上離す。
- スクリーンやカーテンによる仕切りも効果がある。
- 対応するスタッフは、サージカルマスクやディスポガウンを着用する。
- 飛沫がスタッフの手指を介して感染を起こすこともあるので、手指衛生を徹底する。
- 患児・者の移送はできるだけ避ける。移送時には患児・者にはサージカルマスクを着用する。

③接触感染

a．感染経路

保菌者の皮膚や粘膜などに触れたり、食器や衣類などに間接的に触れることで感染する。

b．主な病原体

薬剤耐性菌(MRSA、VRE、VRSA、MDRPなど)・疥癬・セレウス菌・O-157・ロタウイルス・RSウイルス・ノロウイルスなど

c．対策

- 原則として個室隔離
- 個室に収容できないときは同じ微生物のみに感染している患児・者同士のベッド配置にする。
- スタンダードプリコーションに沿って手袋、ディスポガウンの着用と手指衛生を徹底する。
- 医療器具(聴診器・血圧計・体温計)は

専用化する。
(3) 予防接種の実施

重症心身障害児・者は新生児期より病院で過ごしている場合も多く予防接種を受けないまま年齢を重ねている場合も多い。そのため、病棟内で感染症が発生した場合、感染の拡大が起こる可能性が高い。したがって、医学的に可能と判断されれば、麻疹、DPT、BCGなど予防接種のある疾患に対してはぜひ接種しておきたい。また、毎年冬季に流行するインフルエンザは罹患すると重篤化しやすいため、毎年インフルエンザの予防接種を行うことが勧められる。

また、予防接種を受けない場合であっても超重症心身障害児・者に感染症が発生した場合に備えて麻疹、風疹、水痘、ムンプス、インフルエンザ、百日咳などの抗体の確認は行うことが望ましい。

(4) 家族指導

主に病院内で過ごす重症心身障害児・者にとって、病原体はスタッフや家族の面会により、院外から持ち込まれることが多い。そのため、面会の方々への啓発が必要となる。

①指導内容
 a．来棟時の手指衛生(流水による手洗い、及び擦り込み式のアルコール消毒)。
 b．吸引をされる家族への吸引手技。
 c．一処置一手洗い。
 d．マスクの着用。
 e．及び風邪症状がみられる時の面会の制限。

3) 重症心身障害児・者病棟で注意すべき病原体
(1) MRSA

MRSAは黄色ブドウ球菌がメチシリンに耐性化した病原菌であり、黄色ブドウ球菌と同様に常在菌のひとつと考えられ、健康な人の鼻腔、咽頭、皮膚などから検出されることもある。薬剤耐性菌であるため薬剤の使用が多い病院内で見られることが多く、入院中の患児・者に発症する院内感染の起炎菌としてとらえられている。しかし病原性は黄色ブドウ球菌と同等で、健康な人にも皮膚・軟部組織感染症などを起こしうる。

①症状

MRSAにおける代表的感染症は敗血症・肺炎・腸炎である。肺炎の場合は発熱、咳、痰、呼吸困難などの肺炎症状、腸炎の場合は、発熱、下痢、吐き気、嘔吐などの腸炎症状が見られる。

血液中に菌が入る敗血症の場合は、発熱や低体温、頻脈、多呼吸、さらに関節炎、骨髄炎などを合併しやすく、ショックに陥ったり、心不全を起こすこともある。

②対策

主に医療従事者の手を介して伝播する。患児・者との接触前後には手指衛生は重要であり、必要時はガウンテクニックを行う。その他医療従事者が気をつけることとして手の爪は短く清潔にしておく、業務中は指輪や腕時計は外す、清潔な白衣を着る、などが挙げられる。消毒法として消毒用エタノールが有効である。感染者の入浴は最後にする。

(2) 緑膿菌

自然環境中に存在する代表的な常在菌の一種である。ヒトに対する病原性が弱く、健常者で発症することはほとんどないが、免疫力の低下した人には感染する日和見感染症の原因となる。消毒薬や抗菌薬に対する耐性が強く、一旦発症すると治療が困難であることから、日和見感染や院内感染の原因菌として重要視されている。

①症状

呼吸器の緑膿菌感染は産生される毒素により肺組織が破壊され、重篤化しやすいとされている。緑膿菌は健康な人では好中球によって殺菌されることが多いが、気管支肺炎などで好中球による攻撃が十分に望めない患児・

者で発症することが多くある。尿路感染の原因菌であることがしばしばあり、新生児や高齢者では尿路感染症を起こす。また髄膜炎や敗血症など全身感染を起こすことがしばしばあり、緑膿菌性敗血症では致命率は80％以上といわれている。

②対策
- a．手洗い(石鹸を使用して)15～20秒行う、手指の消毒、うがいを行う。
- b．診療器具、看護用具、寝具、食器、排泄物は通常の取り扱いでよい。創傷より汚染した寝具類はビニール袋に入れて感染性と表示洗濯に出す。
- c．感染者の入浴は最後にして、使用後は浴槽を洗浄・消毒する。
- d．患部等よりの滲出液が緑色を呈し、特有の悪臭があるときには、肉眼的な判断のみに頼らず、主治医に報告し指示に従う。

(3) ノロウイルス

ノロウイルスは経口感染し、嘔吐・下痢をおこす。死に至る重篤な例はまれであるが、特異的な治療法は確立されていない。また感染しても発症しないまま終わる場合(不顕性感染)や風邪と同様の症状が現れるのみの場合もある。ただし、これらの人でもウイルスによる感染は成立しており、糞便中にはウイルスが排泄されている。

①症状

嘔吐・下痢・発熱を主たる症状とする。症状の始まりは突発的に起こることが多く、何度も激しい吐き気が起こり、吐き気が治まった後は急激且つ激しい悪寒が続き、さらに発熱を伴うこともある。これらの症状は通常、1～2日で治癒し、後遺症が残ることもない。

ただし、免疫力の低下した老人や乳幼児では長引くことがあり、死亡した例(吐いたものを喉に詰まらせることによる窒息、誤嚥性肺炎による死亡転帰)も報告されている。

②対策

感染経路を考慮すると、まず飲食物を扱う人が十分に注意を払うことが感染予防につながる。特に調理者が十分に手洗いすること、そして調理器具を衛生的に保つことが重要である。ノロウイルスはエンベロープを持たないウイルスであるため、逆性石けん(ベンザルコニウム塩化物)、消毒用エタノールには抵抗性が強い。手洗いによって物理的に洗い流すことが感染予防につながる。正しい手洗いを習慣づけることが感染予防の基本である。排泄物の処理後や調理、食事の前には必ず石鹸を使用し流水で十分に手洗いをする。

また、ノロウイルスは85℃以上1分間以上の加熱によって感染性を失うため、食品は中心部まで十分に加熱することが食中毒予防に重要である。調理器具をよく洗浄・塩素系漂白剤による消毒をすることも大事である。基本的には接触感染だが、吐物が乾燥してノロウイルスが空気中を漂い、施設内で空気感染を起こした可能性が高い集団感染が多くなっている。そのため、吐物は使い捨てのタオルなどで広範囲に拭き取った後に0.1％次亜塩素酸ナトリウムで湿らせたタオルで10分間覆い、消毒した後水拭きを行う。

(4) ロタウイルス

乳幼児の冬～初春の急性下痢症の主要な原因がロタウイルスによる感染症である。秋から年末にかけてはノロウイルスが、1月～4月にかけてはロタウイルスが主に流行する。

ロタウイルスのように局所感染を起こし潜伏期間が短い感染症では、感染後の免疫が不完全かあるいは免疫が成立しても持続しない(1年以内)ため、再感染を起こす。

①症状

嘔吐、下痢、発熱が主な症状で、潜伏期間は約2日。激しい嘔吐(1日5～6回)、激しい下痢が特徴だが3～8日程度で治まる。発熱

は半日～1日で終わる場合が多い。激しい嘔吐や下痢により急激に水分を失うため、特に乳幼児では脱水症状に注意する必要がある。
② 対策

ノロウイルスと同様、患児・者の便や嘔吐物には大量のウイルスが含まれているので、その処理には十分に注意する必要がある。また、下痢の症状がなくなった後も、患児・者の便にはしばらくウイルスの排出が続くと考えられ、症状が治まっても汚物を処理する際にはディスポ手袋ディスポガウンを使用し、用便後や調理前の手洗いを徹底する必要がある。殺菌には熱湯あるいは0.05～0.1％の次亜塩素酸ナトリウムを使用。ウイルスは乾燥すると空気中に漂い、これが口に入って感染することがあるため、便や嘔吐物の処理を徹底して行うことが重要である。

(5) 病原大腸菌 O-157

エンテロトキシンにより、コレラのような激しい水様性の下痢を起こす。このエンテロトキシンには60℃、30分の加熱で活性を失う易熱性毒素(LT)と、100℃、15分の加熱にも耐える耐熱性毒素(ST)の2種類がある。血清型O6、O25、O148、O169など。

O-157は、湿度も上がりはじめる初夏、5月頃から発生が見られることが多い。O-157に関するこれまでの統計で、最も多く発生しているのは7～8月だが、5月と11月に発生した例も少なくない。

① 症状

潜伏期間は、1～10日。主症状は腹痛と下痢であり、下痢は血性が主体で、典型的なものは赤痢に似た膿性血性下痢であり、時に便を含まず血液そのものの嘔気嘔吐、悪寒、発熱さらに上気道感染症状を伴う風邪と間違われる症状で始まることもある。

② 対策

a．手洗の励行。手洗いは洗浄剤を用いることが望ましい。食品に触れる機会がなくても、食前や用便後など、毎日の手洗いを習慣にする。

中心温度を75℃で、1分の加熱をする。75℃で1分加熱すれば死滅する。調理する際は、材料の中心温度が75℃以上になるようにして、1分以上加熱する。また、調理後に菌がつき、繁殖することもあるので、調理したものは長時間の保管は避けるよう努める。

b．入浴時にも注意が必要である。下痢をしているときは他者が同じお湯に入らないように、シャワーなどで済ませるか順序を最後とする。

c．衣類は熱湯消毒や逆性石鹸、もしくは漂白剤で消毒後洗濯する。便・嘔吐物は汚物処理槽に流し、容器は乾燥させる。

(6) 肝炎ウイルス(B型)

感染経路としては、血液、血液製剤(輸血用新鮮血を含む)のほか、血液が付着することがある医療器具、カミソリ、歯ブラシ、タオル等などを介しての感染が考えられる。医療行為における針刺し事故も多く、感染者の1／3は医師、看護師、検査技師などの医療従事者である。

① 症状(B型急性肝炎)

B型急性肝炎は、感染から2か月ないし3か月の潜伏期を経て、黄疸、全身倦怠感、食思不振、悪心嘔吐などを初発症状として発症する。大多数は全身倦怠感、食思不振などで始まり、尿濃染、黄疸と続くが、一般に発熱を伴うことは少ない。免疫不全状態での感染を例外として、これまでは慢性肝炎へ移行することは原則としてなく、ほとんどの症例では遅くても3か月以内に肝機能が正常化して治癒してきた。最近は慢性化しやすいタイプのB型肝炎ウイルスによる感染者が増加している。まれに重症化して劇症肝炎となり、死

亡することがある。

②対策

医療機関内の勤務職員、特に患児・者血液に触れる機会の多い職員は、血液がB型肝炎またはC型肝炎の感染源となりうる可能性のみでなく、他の病原体の感染源ともなりうることを認識しておくべきである。これはB型およびC型肝炎対策に限ることなく、感染症に対する医療従事者としての守るべき一般的な注意である。気がつかないような小さな皮膚の傷や、かすり傷、水ぶくれ、火傷などからの経皮感染、眼に血液がはねたり、汚染された手から口腔粘膜への感染の可能性が考えられる。したがって、注射針の取り扱いに注意すること、荒れた手や炎症を起こしている手で直接感染源に触れないこと、眼を擦ったりしないようにすること等に絶えず注意して感染を受けることのないように日頃から注意しておく。使用済みの器具はできるだけ速やかに、水または消毒液に浸すなど適切な処理をすることが必要である。

(7) RSウイルス

RSウイルス感染症は年齢を問わず、生涯にわたって何度も罹患する。軽い風邪様症状から重症の細気管支炎や肺炎などの下気道疾患に至るまで様々な症状を呈す。特に、乳児期において重要な疾患で、初感染の1／3が下気道疾患を起こし、入院が必要となることがある。乳児の約70％が1歳までに罹患し、3歳までにすべての小児が罹患するといわれている。

①症状

感染後4〜5日の潜伏期ののち、鼻汁、咳、発熱などの上気道症状が現れる。3割程度はこのあと炎症が下気道まで波及して、気管支炎や細気管支炎を発症し、咳の増強、呼気性の喘鳴などが現れてくる。すべての患児・者の1〜3％が重症化し、特に心肺に基礎疾患がある小児は重症化しやすいとされている。

通常は数日〜1週間で軽快。新生児も感染して発症し、無呼吸を起こすことがあるので注意が必要である。また、細気管支炎にかかったあとは、長期にわたって喘鳴を繰り返しやすいといわれている。

②対策

院内感染は、主に患児・者との濃厚接触や分泌物に汚染された表面への接触によるため、予防には標準予防策と接触感染予防策が推奨されている。可能であれば、患児・者の隔離とスタッフのコホーティングも有用である。RSウイルスは鼻および眼からも感染すると考えられており、通常の鼻と口を覆うマスクでは限られた効果しかないとされる。

(8) インフルエンザウイルス

通常の風邪と比べ、症状が重く、全身症状も顕著に現れる。そのため、高齢者がかかると肺炎を併発したり、持病を悪化させたりして重篤になり、最悪の場合は死に至ることもある。また、潜伏期間が短く感染力が強いことも特徴で、毎年、流行期の12月下旬から3月上旬にかけて多い。

①症状

インフルエンザウイルスに感染後、1〜3日間の潜伏期間を経て、突然38〜40°の高熱が出て発症する。それと同時に、悪寒、頭痛、背中や四肢の筋肉痛、関節痛、全身倦怠感などの全身症状が現れる。鼻水、のどの痛みや胸の痛みなどの症状も現れ、発熱は通常3〜7日間続く。

②対策

毎年の予防接種の実施。高齢者の場合、インフルエンザの発病阻止率は70〜90％、小児の場合はさらに低くなる。インフルエンザウイルスは乾燥した状態で活発に活動する。インフルエンザウイルスの活動を抑えるため部屋の湿度を保ち、定期的に室内の換気を行う。院内で疑わしい症状が認められた場合は、

早急に主治医に連絡をとる。できれば、診断確定までは患児・者は他の入院患児・者と隔離しておくことが望ましい。

4. 事故防止

重症心身障害児・者は自己防衛機能が極端に弱く、ちょっとした外力で骨折が起こりやすくなっているので十分に注意する。また、ほとんどの患児・者は、危険を予測、回避できないので広範囲にわたり安全の配慮がなされなければならない。インシデント・アクシデントレポートを記入し、事故の原因究明と対策を講じることが必要である。

1) 転倒・転落
(1) 原因
　①ベッド柵の上げ忘れから転落する事故が多い。
　②動く重症心身障害児・者は足元が不安定なため、床や敷物につまずく、壁に頭を打ち付ける等がある。
　③浴室で転倒。浴室は滑りやすくバランスを崩し、転倒しやすい。
　④車椅子からの転倒。安全ベルトの固定を忘れてずり落ちる。
　・車椅子のブレーキをかけ忘れたことによって、患児・者が動き回り危ない。
　⑤痙攣発作時の転倒・転落で起こる。

(2) 対策
　・重症心身障害児・者に合ったベッドの種類を選択する。
　①ベッドから離れる際は必ずベッド柵を上げ、ベッドの高さ、ストッパーの固定確認を行う。
　②座位保持不安定な重症心身障害児・者はベッド柵で頭を打ちやすいため、保護帽を着用する。
　　また、ベッド柵に保護材(スポンジロールカバー)や網をつける、毛布、布団で隔壁を作るなどの工夫をする。
　③浴室の床は滑りやすく、排水溝の金属板上は特に留意する。特に滑りやすい個所には弾力のあるラバーマットを敷く。入浴中は重症心身障害児・者から目を離さず一人にしない。浴室から脱衣所への移動は、たとえ歩行できる患児・者であっても患児・者の転倒を常に考慮し介助する。
　④車椅子使用時の際には、ずり落ちないように安全ベルトなどを使用する。
　　移動時は手足を挟まないように確認する。病棟内、特に廊下に歩行の障害となる物を置かない。
　⑤車椅子を停車させている時は必ずブレーキをかける。

(3) 処置
　①頭部外傷の場合には24時間観察を十分に行う。受傷時刻、場所、状況、病的症状(瞳孔・麻痺・痙攣・受傷部位・創部からの出血・腫脹・頭痛・吐き気・嘔吐)意識レベル、バイタルサイン等を各勤務帯に確認し、記録に残す必要がある。
　　また、医師の指示によりCT撮影、X-P撮影などが行われる。
　②頭部外傷の場合には、受傷後もしばらくショック、呼吸停止、心停止に注意する。
　③部位の異常や症状を正しく観察し判断して対応する。
　④安静を保つ。
　⑤家族への対応。医師より家族に説明を行う。

2) 骨折
(1) 原因
　①入浴・オムツ交換・体位交換・リネン交換・リハビリ時の不注意による圧迫や不自然な体位で起こる。
　②ベッド柵の上げ忘れなどによる転落により骨折することがある。

③硬直・伸展等でベッド柵に当たり受傷することがある。
④骨粗鬆症による剥離骨折を起こすことがある。
⑤動く重症心身障害児・者は足元が不安定であり、床や敷物につまずいて転倒する、小さな隙間に手や足の指が入る、膝立ち時にバランスを崩して転倒するなどして骨折することがある。
⑥浴室など硬い床での転倒時に大腿頸部骨折や四肢の骨折を起こすことがある。
⑦車椅子からの転倒。安全ベルトの固定を忘れてずり落ちて骨折する。
＊第2章Ⅲ－7骨・関節疾患の内容参照
(2) 対策
①ベッド柵は必ず上げる習慣をつけ、確認の徹底をする。予防と共に観察を行い早期発見に努める。
②変形、拘縮がある重症心身障害児・者には、可動域を知って介助する。
③痙攣、筋緊張が見られる患児・者および座位保持不安定な重症心身障害児・者には、ベッド柵で四肢を挟んだり、打ち付けたりしないために保護クッション等の工夫をする。
④動けない重症心身障害児・者の保護と、動く重症心身障害児・者の把握に努め、同じ場所で過ごす時には必ず観察ができる人員配置をする。個別的な対応策を計画立案、実施する。
⑤外気浴は間接的な骨折予防になる。
⑥施設設備で危険と考えられる場所の把握と対策を行う(床の段差、隙間の保護。鋭利な柱の角への保護材使用など)。
⑦浴室などでは患児・者に必ず付き添い、重症心身障害児・者の動きに対応できるようにする。
⑧移送時には四肢末端の保護に努め、物にあたったりしないように注意する。
⑨定期的な骨塩量の測定と骨密度・関節可動域に見合う負荷、ADL・介助の方法を検討し計画を立案する。
(3) 処置
①骨折部位の観察・一般状態の観察。
②患部の安静を保つ。
③医師の指示によりX線撮影などが行われる。
④家族への対応。医師より家族に説明を行う。

3) 熱傷
(1) 原因
①運動麻痺や知覚麻痺があり、温度覚・痛覚・触覚が障害されて危険を感知することができない、またそのような状態から回避することができないことにより起こる。
②長時間使用する温枕、電気毛布、蒸しタオル等で起こる。
③入浴時に、浴槽の湯、湯の噴き出し口で起こる。
(2) 対策
①温枕等の使用時は、患児・者の身体に直接つけない。
②入浴前の温度の確認と入浴中の湯の調整を確実に行う。
(3) 処置
①熱傷部位の状態・一般状態を観察する。
②衣服を着ている場合は衣服ごと患部を流水で冷やす。水疱を破らないように、患部に直接流水を当てない。
③医師の指示により処置を行う。
④家族への対応。医師より家族に説明を行う。

4) 窒息
(1) 原因
①食事中の痙攣発作や咳嗽、咀嚼・嚥下機能が未発達なための食物の誤嚥による場合。
②異食による気道異物・分泌物貯留・吐物の逆流による場合。
③重症心身障害児・者は変形・拘縮があり舌根

沈下しやすいため、不適切な体位や寝具類により起こる。
④食物の丸呑みによる誤嚥や窒息。
⑤後咽頭や喉頭蓋等への食物の残渣や食道からの逆流、反芻等の行動による。

(2) 対策
①食事中の痙攣発作の時には顔を横に向け、痙攣発作が治まり意識レベルを確認してから再開する。
②食べさせる体位・1回量・食物の形態・好き嫌い・タイミングなど熟知しておき、誤嚥しないように注意する。
③分泌物が貯留しやすい時には、吸引を十分に行い気道浄化に努める。
④体位変換時には鼻口周囲に枕や寝具がかからないように注意する。腹臥位の場合は頭を左右のどちらかに向ける。
⑤環境整備
　a．担当看護師は、環境整備時、床、ベッド、ベッド周囲の清掃、片付けを意識的に行う。また、訪室時に患児・者のベッド上及び周囲に危険物になり得るものはないか点検する。
　b．処置を行う看護師はトレーなどを持参し、処置後は置き忘れがないか点検する。
　c．衣類等のボタン・紐等がとれかかっていないかを点検する。
⑥食事内容・形態の工夫
　重症心身障害児・者の状態や、嚥下能力を考慮し、医師、看護師、栄養士間の連絡をとり、食事内容・形態を工夫する。パンの種類によっては固形化し窒息の原因となりやすい。自己摂取可能な患児・者にはパンを丸ごと準備しないようにし、摂取状況の観察をする。また、介助の必要な重症心身障害児・者には嚥下可能な大きさ、柔らかさを調節して一口ずつ嚥下を確認して介助する。
⑦原因⑥により食後しばらくして、誤嚥・窒息を生じることがあり、密な観察を要する。

(3) 処置
①背部のタッピング・ドレナージ・吸引などにより異物の除去に努める。
②呼吸状態・一般状態の観察。
③必要により酸素の投与、人工呼吸を行う。
④救急カートの準備。

5) 誤薬

重症心身障害児・者は自ら訴えることができず、また間違いを認識できない。与薬する看護師にすべて委ねられているため、看護師は患児・者の状態を把握した上で、医師の指示を確認して責任をもって確実に与薬するように努めなければならない。

(1) 原因
①与薬の基本原則(5R：患児・者名・薬品名・用法・用量・時間)が守られていない
②服薬確認不足
③指示・与薬方法の確認。特に過剰投与に対する注意不足
④副作用に関する観察不足
⑤職員間の伝達不足(特に指示変更時の伝達方法の不徹底)
⑥薬剤管理体制の不備
⑦家族への説明不足
⑧患児・者の状態把握不足
⑨与薬業務の中断
⑩口頭指示
⑪薬剤の形態類似

(2) 対策
①与薬の基本原則を守って行動する。
　・本来は重症心身障害児・者に名前を名乗ってもらいフルネームで確認するが、重症心身障害児・者は自分の名前を言えないので本人であることをベッドネームなどで確認する。
②薬の変更時は、医師の指示と処方箋を確認し

変更の目的を知って与薬し、効果を確認する。
　③介護福祉士が与薬する場合は看護師が薬の確認を行ってから与薬を行う。その際、与薬する患児・者1名ごとに確認を行う。
(3) 処置
　①誤薬した薬剤名と量を確認する。
　②医師に報告し、指示を受ける。
　　a．薬剤間違い・患児・者間違い・用法用量間違い
　　　・重症心身障害児・者の状態観察：アナフィラキシーショックの危険性、アレルギー反応（発疹、瘙痒感ほか）、薬の作用、副作用に基づいた観察
　　　・バイタルサイン異常時は、救急処置を行う。
　　　・点滴の場合は、直ちに中止する。
　　b．与薬忘れ
　　　・内服薬の作用を再確認する。
　　　・重症心身障害児・者の状態観察、バイタルサインのチェック、症状の悪化の有無を観察する。
　　　・時間指定の内服、日毎の服用量が指定されている場合は、主治医に指示を受け対応する。
　　c．事故発生時の対応
　　　・必ず主治医、病棟師長への報告を行い、重症心身障害児・者の状態観察を十分に行う。
　　　・家族への連絡は主治医、または、病棟師長が行う。
　　　・夜間は当直師長・医師に連絡する。

6) 行動障害
(1) 自傷行為・他傷行為
　ストレスや何らかのできごとが要因となることもあるが、原因は不明なことも多い。
　①自分の手で頭や耳などを叩く
　②壁やベッド柵など物に自分の体を打ち付ける
　③自分の手や指・口唇・舌を咬む
　④他重症心身障害児・者を蹴る・殴る・引っ掻く・咬む・引っ張る等
(2) 対策
　①重症心身障害児・者特有の自傷・他傷の兆候に留意する（落ちつかない通常と異なる行動、大きな声など）。
　②精神的な要因が考えられる場合は、関わりを多く持ち行動障害が出ないように個別的な対策を講じる。
　③重篤な自傷・他傷行為の場合は身体を保護する工夫を行う。保護帽・手袋・マウスピースが有効。
　④手首固定付きのテーブルなど身体拘束を行う場合は、家族の同意のもと、できるだけ短時間の使用を行う。（Ⅶ6身体拘束　参照）
　⑤他傷行為のリスクがある場合は、患児・者の行動を観察する人員を配置する。他重症心身障害児・者との距離に留意する。

5. 災害時の対応

災害とは
　自然災害としては、台風・地震・津波・火山噴火・干ばつ・集中豪雨・竜巻・洪水などが挙げられる。ここでは主に病院への被害を及ぼす可能性の高い地震とその二次災害として起こりうる火災・停電について、対策と予防策を述べる。

1) 地震
　地震発生時は、まず看護師自身の安全確保に努める必要がある。地震がおさまれば看護師長（またはリーダー）はナースステーションを離れず、全体の把握・連絡指示係としての役割を担う必要がある。スタッフは看護師長（またはリーダー）の指示のもとで、手分けして以下のことを行う。

(1) 避難経路の確保

①病室の入り口のドアを開放する。
②非常口のドアを開放し、非常階段及びベランダへの通路を確保する。
③各病室のドアのストッパーを外す。
④廊下にあるものを移動させる。
⑤避難場所、避難経路を確保する。
⑥車椅子、ストレッチャーを確保する。
(2) 入院患児・者の被災状況の確認
　①呼吸器の作動確認(必要時はバッグバルブマスク補助呼吸を行う)
　②トリアージ(限られたスタッフで可能な限りの患児・者の命を救うために搬送の優先順位を決定する)
(3) 応援要請
(4) 患児・者の安全確保
　①ベッドは窓際から離し、ストッパーをかける。
　②ベッドをフラットにして、ベッド柵を上げる。
　③布団を掛け、頭部の保護を行う。
　④点滴架台をベッドに固定する。
(5) 設備や備品の被害状況の確認
　※停電時の対応参照
(6) 出火防止の措置や消火活動
　①火災が発生していないかの確認。
　②出火時は火気使用を中止する。
　③電気のブレーカーを落とし、ガスの元栓を閉める。
　※火災時の対応参照
(7) 患児・者の不安の緩和
　①不安や恐怖を抱かせないように落ち着いた言動で情報を伝え、パニック防止に努める。

2) 火災

火災発生時にはまず大声で周囲に知らせ、初期消火に当たることが重要である。その際、看護師長(またはリーダー)が全体の把握・連絡指示係としての役割を担う必要がある。スタッフは看護師長(またはリーダー)の指示のもと手分けして以下のことを行う。

(1) 出火発見・通報
　①大声で周囲に知らせる。
　②火災報知ボタンを押す。
　③管理課(夜間は管理当直)へ連絡する。
　④応援を要請する。
(2) 初期消火
　①手近の消火器、消火栓を使い初期消火にあたる。
(3) 避難準備
　①人工呼吸器患児・者の枕元にバッグバルブマスクを置く。
　②引火性の危険物(酸素ボンベ等)を安全な場所に移す。
　③原則、火元に近い患児・者から順に外に避難させる(煙が充満した時はハンカチやタオルで鼻と口を覆い、壁伝いに這うようにして冷たい空気が流れてくる方向へ逃げる)。
　④カルテ及びフィルムを外へ持ち出す。
　⑤中央パイピングの酸素の元栓を閉める(人工呼吸器患児・者が全員バッグバルブマスク補助呼吸になったのを確認した後)。

3) 停電

停電時はまず呼吸器の作動確認及びその対応を行うことが必要である。その際も、看護師(またはリーダー)が全体の把握・連絡指示係としての役割を担い、スタッフは指示のもと手分けして以下のことを行う。

(1) 呼吸器の作動確認と対応
　①呼吸器の作動を確認する。
　②管理課(夜間は管理当直)連絡と応援を要請する。
　③呼吸器のバッテリー作動確認後、応援者に患児・者の呼吸状態、酸素飽和度、呼吸器の作動確認を依頼する。
　④配電盤の確認を行い、一度スイッチをオフにし、オンにすることで復旧を試みる(戻らなければ、漏電またはショートしている可能性

を考え配電盤の落ちている部分よりショート及び漏電部位を確認する。ショート部位が確認されたらそこのコンセントを抜き、再度配電盤の復旧を試みる)。
　⑤復旧しない場合は自家発電への切り替え作業を行う。
　　(福岡病院の例)
　　　赤コンセントから白コンセントへの差し替えを状況により指示する。
　　　全停電の場合、非常照明がバッテリーに点灯し約5秒でNo.1発電機が赤コンセントへ電源を送電する。照明及び白コンセントはNo.2発電機が起動し約30秒で送電する。その時非常用照明は消灯する。つまり、30秒経つと普段と変わらない状態となる。
　⑥内蔵バッテリー及び外部バッテリーを使用。バッテリーは消耗している可能性があるため時間は短く見積もり、復旧に向けての対応を行う。
　　(呼吸器バッテリー時間)
　　　ニューポート：内蔵バッテリー約4時間
　　　LTV：内蔵バッテリー約1時間、外部バッテリー約3時間
(2) その他の医療機器の作動確認と対応
(3) ライフラインの被害状況の確認
　①電気は使用できるか。
　②水道は使用できるか。
　③排水はできるか。
　④電話は使用できるか。
(4) 病院設備の確認
　①インターホン、ナースコールの使用は可能か。
　②医療ガス(酸素及び圧縮空気)の使用は可能か。
　③吸引器の使用は可能か。

4) 被害を最小限にとどめるための対策
(1) 地震
　①ベッドや呼吸器及びその他の医療機器等もストッパーは常時かけて転倒防止に努める。
　②患児・者のベッド周囲の整理整頓。
　③ベッド柵を常に上げておく。
　④廊下には必要最低限以上の物を置かない。
　⑤ガスの元栓、配電盤の位置確認。
(2) 火災
　①消火器及び消火栓の位置や使用方法の確認。
　②ガスの元栓、配電盤の位置確認。
　③避難経路の確認。
　④避難時の患児・者の搬送方法の確認。
　⑤火災報知器の作動確認。
　⑥消火設備の定期的な点検
　⑦漏電防止の点からもコード類が傷んでいれば早めに交換する。
　⑧コンセント周囲の掃除及び整理整頓。
　⑨カーテン等は燃えにくい防炎製品を使用する。
(3) 停電
　①コンセント周囲・コード類の整理整頓を行い漏電防止に努める。
　②病棟内の配電盤の位置確認。
　③呼吸器及び医療機器のバッテリーや自家発電へ切り替える方法等の知識の習得。
　④非常用の医療機器(呼吸器バッテリー・携帯用吸引機等)の作動確認。

5) まとめ
　災害においては、常日頃より緊急対応訓練を行い、スタッフ間の緊急時に関する知識を高めるとともに、役割に沿った行動が実践できるようにすることが重要である。また、災害時に必要となる医療機器においては、作動点検や充電状況の確認を行うことが必要となってくる。特に重症心身障害児・者病棟では、疾患及び呼吸器装着等の条件により自力では動くことのできない患児・者も多い。そのため、病院への被害を及ぼす可能性の高い地震や二次災害として起こりうる火災・停電への予防及び緊急時に備えた対策を日々行うことが

重要といえる。

6. 身体拘束

　生命又は身体を保護するため緊急やむを得ない場合を除き、身体的拘束その他入所者の行動を制限する行為を行ってはならない。身体的拘束などを行う場合には、その対応および時間、その際の入所者の心身の状況ならびに緊急やむを得ない理由を記載しなければならない。

　介護保険指定基準の身体拘束禁止規定（平成11年3月31日厚生省令31, 39, 40, 41, 46号から抜粋）

1) 目的
(1) 治療・看護上、患児・者の安静を保持し安全を確保する。
　①挿管チューブ、IVH、点滴など各チューブ類、創部ガーゼ、各カテーテル類の自己抜去の危険性が高い場合。
　②自傷行為のための身体損傷を防ぐため。
　③治療上安静が必要な患児・者の運動を制限するため。局所的に行う場合と全身的に行う場合がある。

2) 必要物品
　拘束帯・指なし手袋（ミトン手袋）・ベスト・シーツ・砂嚢

3) 方法及び注意事項
(1) 身体拘束を行う場合、事前に患児・者・家族に十分に説明し、患児・者の理解が得られない場合は家族が納得した上で同意を得てから行う。身体拘束の指示と家族の同意があることをカルテに記載する。
(2) 身体拘束は必要最小限に行う。
(3) 目的に応じ抑制方法を選ぶ。
　① 四肢の拘束
　　　手・足関節を小タオルなどで保護する。
　② 体幹部の拘束
　　　拘束帯を使用する場合は患児・者の呼吸を妨げないように注意する。
　③ ベッドでの拘束
　　　患児・者が座位や起立ができ、危険を伴うときに、安全を確保するために柵の高いベッドを使用することも身体拘束の一つである。
(4) 施行中は末端チアノーゼ・浮腫等の循環障害に気をつけ、呼吸状態や一般状態にも注意する。ベッドに密着する側は汗疹・褥瘡を作りやすいので清潔に心がけ局所のマッサージ等も行う。
(5) 拘束中は、音楽・テレビ等の気分転換方法を考える。患児・者への声かけやスキンシップを図り、精神慰安への援助を行う。
(6) 拘束用具は清潔な物を使用し、汚染時はその都度取り替える。
(7) 拘束目的・時間・部位・状態については必ず申し送り、記録に残す。
(8) 月に1回以上のカンファレンスを行い、拘束の効果、合併症の有無などを評価、検討する。

7. 外科手術における術前・術後の看護

　重症心身障害児・者の高齢化・重症化に伴い手術を受ける重症心身障害児・者が、増加している。胃瘻造設と気管切開術について述べる。

1) 胃瘻造設
(1) 目的
　　内科的治療では胃食道逆流や誤嚥のコントロールが困難な重症例に胃瘻形成術を行い、胃内に留置したカテーテル、もしくはガストロボタンより経腸栄養剤、水分を注入する。
(2) 特徴
　①経鼻や経口の栄養法に比べ、管理がしやすい。
　②術後合併症として、癒着性イレウス、胃食道逆流の再発が見られる。
　③逆流の強い例で糜爛を作りやすいので皮膚管

理が重要である。
④下痢や腹部膨満を起こさないため、注入時間を長めとする必要がある。

(3) 手術適応
①薬物療法や体位工夫によってもコントロールできない頻回な胃食道逆流現象(GER)や、コーヒー様嘔吐を認め、誤嚥性肺炎を繰り返している。
②口腔機能が悪く、嚥下障害を認め、長期にわたって経管栄養を行っている。
③全身状態不良、極度の過緊張・重度の胸郭の変形がない。

福岡病院では胃瘻造設クリティカルパスに沿って手術を実施している。

(4) 看護
①手術について患児・者・家族への十分な説明を行い同意を得る。
②重症心身障害児・者は、危険の予知ができず、自ら訴えができないことからも十分に観察を行う。
③手術後は、出血や痛みによる緊張が出現する事が予測される。バイタルサイン、SpO_2、表情、緊張の有無、出血の程度等の観察が重要となる。鎮痛薬など医師の指示を受けておくことも必要である。

重症心身障害児・者　胃瘻造設クリティカルパス（No1）

患者氏名　　　　　　様　指示日（平成　　年　　月　　日）主治医（　　　　　）指示受け看護師（　　　　　）

月日		
経過	手術予定日の1週間前～前々日	手術前日
達成目標	#1最良の状態で手術を受けることが出来る。→	
治療処置	Drサイン　Nsサイン 　　　　　　　　　　　　（　　　）（　　　） ○手術承諾書 □ ○家族・本人への説明 □ ○術前準備確認 □ ＜準備物品チェックリスト＞ 食事中止入力 □ IDバンド・手術帽 □ 輸液ポンプ □ 心電図モニター □ 吸引器 □ 酸素流量計（呼吸器患者以外） □ ストレッチャー（クロスで清掃する） □ 酸素ボンベ（ストレッチャーに乗せる） □ 電気毛布 □ カルテ □ X-Pフィルム □ IDカード □ 紙おむつ □ 前あきの寝具 □ 呼吸器（状態に応じて） バッグバルブマスク □ ○定期処置	日勤 □　　　　　　　　　準夜 □ ○OP前準備物品再確認 　（左下の項目） ○定期処置　　　　　　　○定期処置
薬剤	Drサイン　Nsサイン 　　　　　　　　　　　　（　　　）（　　　） ○臨時薬の追加（無・有） ○中止薬（無・有） ○中止する薬剤名 ○中止期間（　　　　～　　　　）	Drサイン　Nsサイン 　　　　　　　　　　　　（　　　）（　　　） ○臨時薬の追加（無・有） ○中止薬（無・有） ○中止する薬剤名 ○中止期間（　　　　～　　　　）
検査	Drサイン　Nsサイン 　　　　　　　　　　　　（　　　）（　　　） ○血液型 □ ○生化、CBC、感染症 □ ○凝固、出血時間 □ ○胸部X-P □ ○腹部X-P □ ○腹部CT □ ○心電図 □ ○腹部エコー □	
栄養	通常通り	手術開始8時間前より絶食（　　時より絶食）
清潔活動	入浴 通常通り→	入浴又は清拭　　　　　準夜21時口腔内清拭 □
記録		※術前看護チェックリストを使用する場合は準夜から術当日 　手術搬入までの記録は術前看護チェックリストに記載
バリアンス		日勤（無・有）　　　　準夜（無・有） （　　　　　　）　　　（　　　　　　）
Nsサイン		日勤（　　　　）　　　準夜（　　　　）

国立病院機構福岡病院2012年6月改訂

第3章　看護・介護の実際

重症心身障害児・者　胃瘻造設クリティカルパス（No2）

患者氏名　　　　　　様

月日	/
経過	手術当日（術後）
達成目標	＃1 胃瘻部の出血が少ない。 ＃2 胃瘻ボタンの抜去がない。
治療処置	深夜 □　　　　　　　日勤 □　　　　　Drサイン　Nsサイン　　　　準夜 □ ○定期処置　　　　　　　　　　　　　　（　　　）（　　　）　　　○定期処置 　　　　　　　　　　　○術後の説明 　　　　　　　　　　　○心電図モニター管理 　　　　　　　　　　　　設定値　HR　　／ 　　　　　　　　　　　　　　　　　SpO₂　　％ 　　　　　　　　　　　○酸素吸入（マスク・オキシベント・ネラトン） 　　　　　　　　　　　　（　　　L／mまでで調整可） 　　　　　　　　　　　○定期処置
薬剤	日勤 □　　　　　　　Drサイン　Nsサイン ○疼痛時　　　　　　　（　　　）（　　　） ○輸液 □
検査	Drサイン　Nsサイン ○X－P（手術室）□　（　　　）（　　　）
栄養	絶食
清潔活動	全身清拭 □　　陰部洗浄 □　　口腔ケア □ 床上安静　　体動の状況により抑制帯使用
記録	帰棟時間　　時　　分

時間	:	:	:	:	:	:	:	:
T	℃	℃	℃	℃	℃	℃	℃	℃
P								
R								
BP	/	/	/	/	/	/	/	/
SpO₂								
酸素								
呼吸雑音	無・有	無・有	無・有	無・有	無・有	無・有	無・有	無・有
苦顔表情	無・有	無・有	無・有	無・有	無・有	無・有	無・有	無・有
胃瘻部の発赤	無・有	無・有	無・有	無・有	無・有	無・有	無・有	無・有
胃瘻部の腫脹	無・有	無・有	無・有	無・有	無・有	無・有	無・有	無・有
胃瘻部の出血	無・有	無・有	無・有	無・有	無・有	無・有	無・有	無・有
胃瘻部の分泌物	無・有	無・有	無・有	無・有	無・有	無・有	無・有	無・有
分泌物の性状								
腹部膨満・緊満	無・有	無・有	無・有	無・有	無・有	無・有	無・有	無・有
嘔吐	無・有	無・有	無・有	無・有	無・有	無・有	無・有	無・有
排便								
IN								
OUT								

＊痛みに伴う緊張、HRの増加や苦顔表情の出現、痙攣がみられたりした場合は随時経過記録とする。

バリアンス	深夜（無・有） （　　　　）	日勤（無・有） （　　　　）	準勤（無・有） （　　　　）
Nsサイン	深夜（　　　）	日勤（　　　）	準夜（　　　）

国立病院機構福岡病院2012年6月改訂

重症心身障害児・者　胃瘻造設クリティカルパス（No3）

患者氏名　　　　　　　　　様

月日	/	/
経過	術後1日目	術後2日目
達成目標	#1 胃瘻部の出血が少ない。―――――――――――――→ #2 胃瘻ボタンの抜去がない。―――――――――――→ #3 胃瘻周囲の皮膚トラブルがない。―――――――――→	
治療処置	深夜□　　　　　日勤□　　　　　準夜□ ○胃瘻処置　　　○胃瘻処置　　　○胃瘻処置 　ガーゼ交換□ 　固定具90度回転□ ○定期処置　　　○定期処置　　　○定期処置	深夜□　　　　　日勤□　　　　　準夜□ ○胃瘻処置　　　○胃瘻処置　　　○胃瘻処置 　ガーゼ交換□ 　固定具90度回転□ 　注入前白湯フラッシュ□ ○胃内容確認　　○胃内容確認　　○胃内容確認 ○定期処置　　　○定期処置　　　○定期処置
薬剤	○輸液□―――――――――――――――――――→	
検査		
栄養	絶食―――――――――――――――――→	日勤　ソリタ水100ml開始
清潔活動	全身清拭□　陰部洗浄□　口腔ケア□ 床上安静　　体動の状況により抑制帯使用	全身清拭□　陰部洗浄□　口腔ケア□ 通常通り　　状況により抑制帯使用

記録		深夜	日勤	準夜			深夜	日勤	準夜
	時 間					時 間			
	T	℃	℃	℃		T	℃	℃	℃
	P					P			
	R					R			
	BP	/	/	/		SpO₂			
	SpO₂					呼吸雑音	無・有	無・有	無・有
	呼吸雑音	無・有	無・有	無・有		苦顔表情	無・有	無・有	無・有
	苦顔表情	無・有	無・有	無・有		胃瘻部発赤	無・有	無・有	無・有
	胃瘻部発赤	無・有	無・有	無・有		胃瘻部腫脹	無・有	無・有	無・有
	胃瘻部腫脹	無・有	無・有	無・有		胃瘻部出血	無・有	無・有	無・有
	胃瘻部出血	無・有	無・有	無・有		胃瘻部分泌物	無・有	無・有	無・有
	胃瘻部分泌物	無・有	無・有	無・有		分泌物性状			
	分泌物性状					腹部膨満・緊満	無・有	無・有	無・有
	腹部膨満・緊満	無・有	無・有	無・有		嘔 吐	無・有	無・有	無・有
	嘔 吐	無・有	無・有	無・有		排尿回数			
	排尿回数					〃 最終	:	:	:
	〃 最終	:	:	:		排便回数			
	排便回数					IN			
	IN					OUT			
	OUT								

バリアンス	深夜（無・有） （　　　　）	日勤（無・有） （　　　　）	準夜（無・有） （　　　　）	深夜（無・有） （　　　　）	日勤（無・有） （　　　　）	準夜（無・有） （　　　　）
Nsサイン	深夜（　　　）	日勤（　　　）	準夜（　　　）	深夜（　　　）	日勤（　　　）	準夜（　　　）

国立病院機構福岡病院2012年6月改訂

2) 気管切開術後の看護
(1) 目的
　① 重症の呼吸困難を改善するために行う。
　② 気管分泌物の除去を容易にして、呼吸管理をしやすくする。
　③ 換気の改善を図る。
(2) 患児・者の準備
　① 患児・者・家族に気管切開の必要性、合併症等を説明し、同意を得る。
　② 心電図、血圧、パルスオキシメーターなどモニターが見えるように配置し、リズム音、アラーム音を大きくしておく。
　③ 指示の術前投薬を行う。
　④ 気管挿管して呼吸管理下で気管切開を行うことが多いので、気管内分泌物を十分吸引しておく。
　⑤ 福岡病院の場合、気管切開術は手術室で行うため、病棟から手術室までの搬入時に患児・者の状態を十分に把握して観察をしながら搬入する。
(3) 看護
　① 手術について医師より家族への十分な説明を行い同意を得る。
　② 重症心身障害児・者は、危険の予知ができず、自ら訴えることができないため、十分に観察を行う。気管カニューレを自己にて抜去しないなどの対応について日頃より意識して看護する。
　③ 手術後は、出血や痛みによる緊張が出現する事が予測される。バイタルサイン、SpO_2、表情、緊張の有無、出血の程度等の観察が重要となる。鎮痛薬など医師の指示を受けておくことも必要である。
　④ 気管切開後は気管切開チューブのカフの確認、呼吸状態、気道内圧、分泌物の状態観察、口腔内の吸引と保清を行う。
　⑤ チューブの交換は気管切開後、皮膚気管瘻孔が完成する48時間以後に行う。その間、チューブの自己抜去をしないように注意する。
　⑥ 気管切開孔の消毒は、粘膜用消毒薬を使う。ガーゼ交換は通常1日1回でよいが、汚染時はそのつど交換する。
　⑦ 気管切開チューブの固定は、きつすぎると顔面にうっ血を来したり、ゆるすぎると咳嗽時に抜去したりするので注意する。
　⑧ 患児・者によっては、紐と皮膚の接触部に水疱を形成したりするので、ガーゼなどにより保護を行う(固定紐の活用)。
(4) 合併症予防のための対策
　① 気管切開後、初期は固定をしっかり行い、自己抜去を予防する。呼吸器を使用する場合は、呼吸器の蛇管の重みによるチューブの歪みに注意する。
　② 術後出血に注意して、適宜、気管内吸引時の分泌物の性状を確認する。
(5) 気管切開の合併症
　術　　中：出血・気管食道瘻・気胸・縦隔気腫、反回神経損傷、輪状軟骨損傷、心肺停止
　術後早期：出血、創部感染、皮下気腫、嚥下障害、気管チューブ閉塞、気管チューブ移動、気管粘膜潰瘍、肺炎
　術後後期：気管肉芽腫、晩期気管食道瘻、気管皮膚瘻、気管部皮膚陥没、喉頭・気管狭窄、無名動脈瘻、声帯機能不全

重症心身障害児・者　気管切開術クリティカルパス（No1）

患者氏名　　　　　　　様　指示日（平成　年　月　日）　主治医（　　　　　）　指示受け看護師（　　　　　）

月日	/	/
経過	手術予定日の1週間前～前々日	手術前日
達成目標	#1最良の状態で手術を受けることが出来る。	→
治療処置	Drサイン　Nsサイン （　　　）（　　　） ○手術承諾書□ ○家族・本人への説明□ ○術前準備確認□ <準備物品チェックリスト> 食事中止入力□ IDバンド・手術帽□ 輸液ポンプ□ 心電図モニター□ 吸引器□ 酸素流量計(呼吸器患者以外)□ ストレッチャー(クロスで清掃する)□ 酸素ボンベ(ストレッチャーに乗せる)□ 電気毛布□ カルテ□ X-Pフィルム□ IDカード□ 紙おむつ□ 前あきの寝具□ 呼吸器(状態に応じて) バッグバルブマスク□ ○定期処置	日勤□　　　　　　　　　　準夜□ ○OP前準備物品再確認 　　（左下の項目） ○定期処置　　　　　　　　○定期処置
薬剤	Drサイン　Nsサイン ○臨時薬の追加（無・有）（　　　）（　　　） ○中止薬（無・有） ○中止する薬剤名 ○中止期間（　　　～　　　）	Drサイン　Nsサイン ○臨時薬の追加（無・有）（　　　）（　　　） ○中止薬（無・有） ○中止する薬剤名 ○中止期間（　　　～　　　）
検査	Drサイン　Nsサイン （　　　）（　　　） ○血液型□ ○生化、CBC、感染症□ ○凝固、出血時間□ ○胸部X－P□ ○心電図□	
栄養	通常通り	手術開始8時間前より絶食　（　　時より絶食）
清潔活動	入浴 通常通り	入浴又は清拭　　　　　　準夜21時口腔内清拭□　→
記録		※術前看護チェックリストを使用する場合は準夜から術当日 　手術搬入までの記録は術前看護チェックリストに記載
バリアンス		日勤（無・有）　　　準夜（無・有） （　　　）　　　　（　　　）
Nsサイン		日勤（　　　）　準夜（　　　）

国立病院機構福岡病院2012年6月改訂

第3章 看護・介護の実際

重症心身障害児・者　気管切開術クリティカルパス（No2）

患者氏名　　　　　　　様

月日	/
経過	手術当日（術後）
達成目標	#1出血・分泌物による気管孔の閉塞がない。 #2呼吸が安定しSpO₂の低下がない。 #3気管カニューレの抜去がない。
治療処置	深夜 □　　　　　　　日勤 □　　　　　　　Drサイン　Nsサイン　　　　準夜 □ ○定期処置　　　　　　　　　　　　　　　　（　　　）（　　　）　　　○定期処置 　　　　　　　　　　　○術後の説明 　　　　　　　　　　　○心電図モニター管理 　　　　　　　　　　　　設定値　HR　　　／ 　　　　　　　　　　　　　　　　SpO₂　　　％ 　　　　　　　　　　　○酸素吸入（マスク・オキシベント・ネラトン） 　　　　　　　　　　　（　　　　L／mまでで調整可） 　　　　　　　　　　　○定期処置
薬剤	日勤 □　　　　　　　Drサイン　Nsサイン ○疼痛時　　　　　　（　　　）（　　　） ○輸液 □
検査	Drサイン　Nsサイン ○X-P（手術室）□　（　　　）（　　　）
栄養	絶食
清潔	全身清拭 □　　　陰部洗浄 □　　　口腔ケア □
活動	床上安静　　体動の状況により抑制帯使用

記録	帰棟時間　　時　　分								
時間	:	:	:	:	:	:	:	:	
T	℃	℃	℃	℃	℃	℃	℃	℃	
P									
R									
BP	/	/	/	/	/	/	/	/	
SpO₂									
酸素									
呼吸回数									
呼吸雑音	無・有	無・有	無・有	無・有	無・有	無・有	無・有	無・有	
チアノーゼ	無・有	無・有	無・有	無・有	無・有	無・有	無・有	無・有	
苦顔表情	無・有	無・有	無・有	無・有	無・有	無・有	無・有	無・有	
創部出血	無・有	無・有	無・有	無・有	無・有	無・有	無・有	無・有	
創部分泌物	無・有	無・有	無・有	無・有	無・有	無・有	無・有	無・有	
分泌物性状									
排便									
IN									
OUT									

＊痛みに伴う緊張、HRの増加や苦顔表情の出現、痙攣がみられたりした場合は随時経過記録とする。

バリアンス	深夜（無・有） （　　　）	日勤（無・有） （　　　）	準勤（無・有） （　　　）
Nsサイン	深夜（　　　）	日勤（　　　）	準夜（　　　）

国立病院機構福岡病院2012年6月改訂

重症心身障害児・者　気管切開術クリティカルパス (No3)

患者氏名　　　　　　　　　様

月日	/	/
経過	術後1日目	術後2日目
達成目標	#1 出血・分泌物による気管孔の閉塞がない。――――― #2 呼吸が安定しSpO₂の低下がない。――――― #3 気管カニューレの抜去がない。――――― #4 気管孔周囲の皮膚トラブルがない。―――――	→ → → →
治療処置	深夜 □　　　　　日勤 □　　　　　準夜 □ ○気切部処置　　○気切部処置　　○気切部処置 　ガーゼ交換 □　　創部消毒 □　　ガーゼ交換 □ 　　　　　　　　　ガーゼ交換 □ ○定期処置　　　○定期処置　　　○定期処置	深夜 □　　　　　日勤 □　　　　　準夜 □ ○気切部処置　　○気切部処置　　○気切部処置 　ガーゼ交換 □　　創部消毒 □　　ガーゼ交換 □ 　　　　　　　　　ガーゼ交換 □ ○定期処置　　　○定期処置　　　○定期処置
薬剤	○輸液 □ ―――――	→
検査		
栄養	絶食 ―――――	→ 日勤　ソリタ水100ml開始
清潔活動	全身清拭 □　　陰部洗浄 □　　口腔ケア □ 床上安静　　　体動の状況により抑制帯使用	全身清拭 □　　陰部洗浄 □　　口腔ケア □ 通常通り　　　状況により抑制帯使用

記録		深夜	日勤	準夜		深夜	日勤	準夜
	時 間				時 間			
	T	℃	℃	℃	T	℃	℃	℃
	P				P			
	R				R			
	BP	/	/	/	BP	/	/	/
	SpO₂				SpO₂			
	酸素	無・有	無・有	無・有	呼吸雑音	無・有	無・有	無・有
	呼吸雑音	無・有	無・有	無・有	苦顔表情	無・有	無・有	無・有
	チアノーゼ	無・有	無・有	無・有	創部出血	無・有	無・有	無・有
	苦顔表情	無・有	無・有	無・有	創部分泌物	無・有	無・有	無・有
	創部出血	無・有	無・有	無・有	分泌物性状	無・有	無・有	無・有
	創部分泌物	無・有	無・有	無・有	排尿回数			
	分泌物性状				〃 最終	:	:	:
	排尿回数				排便回数			
	〃 最終	:	:	:				
	排便回数							

バリアンス	深夜(無・有)　　日勤(無・有)　　準夜(無・有) (　　　　　　　　　　　　　　　　　)	深夜(無・有)　　日勤(無・有)　　準夜(無・有) (　　　　　　　　　　　　　　　　　)
Nsサイン	深夜(　　　)　日勤(　　　)　準夜(　　　)	深夜(　　　)　日勤(　　　)　準夜(　　　)

国立病院機構福岡病院2012年6月改訂

Ⅷ. 超重症心身障害児・者の看護の特徴

1. 超重症心身障害児・者の概要

　超重症心身障害児・者とは、重症心身障害児・者のなかでも濃厚な医療処置、特に呼吸管理と栄養管理が必要で、超重症心身障害児・者・準超重症心身障害児・者の判定基準で25点以上の重症心身障害児・者をいう（第1章、Ⅲ　参照）。2006年の「障害者自立支援法施行に関する調査」で超重症心身障害児・者の施設入所は公法人立約903人、国立病院機構約717人であった。

　1999年調査では公法人立361人、国立病院機構387人でおおよそ2倍に増加している。その要因として「NICUの高度医療の進歩」、「重症心身障害児・者の長期生存に伴う、二次的呼吸障害の増加」「救命救急医療の進歩」などが考えられる。

　また、在宅の超重症心身障害児・者の実態は明らかではないが、施設入所者よりも明らかに在宅者が多く、特に都市部においては在宅志向が増加していると思われる。しかし、超重症心身障害児・者はショートステイを受け入れる施設が限られており、家族が安心して在宅で介護できる環境が十分に整備されていないのが現状である。

2. 超重症心身障害児・者の看護

1) 超重症心身障害児・者は医療的ケアが多く、なかでも呼吸管理が重要である。
2) 重症心身障害児・者のなかでも特に意思表示が困難であるため、観察を十分に行い、少しの変化でも察知できる能力が必要である。
3) 予備力がないため、感染に罹患すると生命の危機に直結する。特に、呼吸器感染には十分に注意し職員や面会者からの感染防止に努める必要がある。
4) 超重症心身障害児・者は危険を回避できないので、チューブ管理や人工呼吸器のトラブルなど看護師のリスク管理が重要である。

3. 呼吸管理

1) **呼吸管理とは**
　種々の治療法を用いて血液ガスを下記の範囲に保つこと。
　酸素化能力：PaO_2　　80〜100torr
　換気能力：$PaCO_2$　35〜45torr

2) **重症心身障害児・者の呼吸管理**
　呼吸状態の呼吸不全の原因により、医師の指示に従い、酸素投与、人工呼吸器管理を行うなど慎重な呼吸管理が必要となってくる。

3) **呼吸障害**
（1）原因
　①上気道の閉塞、狭窄
　②筋緊張異常、筋力低下や胸部変形による呼吸運動の異常や制限
　③感染や無気肺
　④中枢性低換気

4) **気道の確保**
（1）体位の工夫
　①身体の変形や疾患に伴う呼吸困難を最小限にとどめる呼吸しやすい体位の工夫。
　②唾液を誤嚥しないよう流涎が口の外に流出するような体位の工夫。
（2）気道の清浄化
　①体位ドレナージ、呼吸介助などによる排痰の援助と吸引。
　②気管支拡張薬、痰溶解薬を用いた吸入と加湿。
（3）気管切開
　①感染予防、事故防止を考慮した気管カニューレの管理。

5) 酸素投与

(1) 患児・者の状態に応じた酸素飽和度、医師の指示に応じた酸素を投与する。
(2) 加湿と感染予防。
(3) 患児・者に応じた酸素吸入器の選択。

6) 体位と呼吸管理

(1) 換気と血流

呼吸は換気と血流の二つの要素をもつ。いくら換気量が多くてもそこでガス交換を行う血流量が少なければ無駄な換気となる（死腔効果）。また、逆に血流量が多くても換気量が少ないと十分なガス交換が行われない（シャント様効果）。要するに換気血流の比が適切な場合に最も効率よくガス交換が行われる。

(2) 体位と換気量

肺内血流分布は体位に関係なく重力の影響により下位ほど増加する。自発呼吸の場合は下位肺のほうが換気、血流ともに多くなる。一方、人工呼吸（陽圧呼吸）では換気は上位肺が血流は下位肺が多くなる。

(3) 気道クリアランス法（排痰法）

聴診及び胸部X線撮影等で気道内分泌物（痰）の貯留が認められる場合に行う。

排痰促進には1) 痰に作用する重力の影響除去、2) 痰の粘性低下、3) 肺の換気量増加、4) 咳嗽・気管内吸引による気道外への排出増加、といった要素が関係する。したがって、効果的な排痰にはこれらの要素に関係する療養状況を評価し、整えることが重要である。

①排痰法の手順

・吸入・加湿療法：気道過敏性や痰の粘性が高い場合には、気管支拡張薬等の吸入や加湿を行う。
・痰の貯留部位の確認：聴診や胸部X線写真により痰の貯留部位を確認する。
・排痰体位をとる：重症心身障害児者においては、脊椎側湾や四肢の変形・拘縮により、一般的な体位ドレナージ姿勢保持が困難な場合も多いが、可能な限り痰の貯留部位が中枢気道より上側となるような姿勢を保持することが重要である。保持時間は日常の体位変換と同等（2時間）でも支障ないが、対象者の排痰状況やバイタルサインの変化・疲労などにより調節する。
・各種排痰手技の併用：後述する各種排痰手技のうち、徒手的なものは基本的に排痰体位で実施する。
・咳嗽促進・吸引の実施：排痰法実施の最後には、必ず咳嗽の促進や気管内吸引を行う。
・定期的な再評価の実施：少なくとも1日に1回は聴診やバイタルサインによる評価を行い、実施内容の継続、修正、終了の判断を行う。

②主な徒手的排痰手技

・軽打（含振動）法：痰の遊離・移動促進を目的に行う方法である。最適振動数は12〜20Hzとされる。市販のバイブレーターには振動数と強度を調整できるものもあり活用可能である。痰の貯留部位上に実施するが、その際、過度な振動とならないように厚く折りたたんだタオル等を介して行うなどの注意が必要である。また、気管支喘息発作の場合は気道攣縮を助長する可能性があるため禁忌である。
・呼気胸郭圧迫法：対象者の呼気に合わせ徒手的に胸郭を圧迫することで呼気流速を増加させるとともに、続いて生じる胸郭の反動による吸気量の増加作用と相まって痰の移動促進を目的に行う方法である。効果的に行うには、対象者の胸郭運動に同期した徒手圧迫が重要となるが、重症心身障害児・者においては、胸郭変形により、一般的な胸郭運動と異なる場合がほとんどであり、実施に際してはこの点を十分に考慮する必要がある。

- 徒手的肺過膨張手技：蘇生バッグを使用して他動的に肺を膨らませ、肺胞再拡張、痰の移動促進を目的に行う方法である。自発呼吸がある場合は、吸気に合わせて行う。フェイスマスクでも可能であるが、顔面の過敏性がある場合は困難な場合もある。圧損傷防止のため、気道内圧に注意しながら行う。

③器具を用いた排痰手技
- 持続的気道陽圧療法（CPAP，Ez-PAP®）
- Mechanical In-Exsufflator（MI-E：カフアシスト®）
- 高頻度胸壁圧迫法（Smart Vest®）
- 肺内パーカッションベンチレーター（IPV）

4. 救急処置

重症心身障害児・者においては、家族の予想を超えて、急変する場合に、遭遇することがある。そのため、患児・者の一番よい状況におくように援助していくとともに、常に観察して異常の早期発見に努めなくてはならない。また、保護者に、急変時、気管切開や長期人工呼吸管理が必要になる可能性と、QOLを高められるかどうか、行わない選択も含め決断をどうするかなどを話し合っておく必要がある。

患児・者が急変した場合に次の手順を踏まえて対応していく。

1) 呼吸状態・一般状態の確認をして、呼吸補助・胸骨圧迫が必要な場合は速やかに開始する。
2) 他のスタッフに応援を求め、心電図モニター・SpO₂モニター・血圧計を装着し、直ちに医師に報告する（夜間であれば当直師長に連絡する。応援体制を整えておく）。
3) 医師の指示に従って血管確保する。
4) 救急カートを準備し、挿管が必要な場合は医師の指示で患児・者に合った挿管チューブ、気管支鏡を準備し介助する。変形の強い患児・者に対しての体位の調整や挿管チューブの固定を確実に行えるよう心がける。注射薬は指示にて準備し施行する。
5) 必要時人工呼吸器・輸液ポンプを準備して速やかに対応する。
6) 患児・者の状態・モニターのデータとともに行われた処置について経時的に記録を残す。
7) 患児・者の呼吸状態・一般状態・検査データの把握をして観察や処置を行い経過観察する。
8) 保護者に連絡をとり、医師より病状の説明が速やかに行えるよう調整する。

留意事項
(1) 重症心身障害児・者は気道過敏性が亢進している可能性があるため、無呼吸発作を起こしやすい患児・者に対してむやみに痰の吸引は行わず、バッグバルブマスク補助呼吸にて状態を観察する。
(2) 気管内挿管する率の高い患児・者・特殊な挿管チューブを使用する患児・者に対しては、あらかじめ準備をしておく必要がある。
(3) 患児・者の窒息・痙攣の重積発作・腕頭動脈からの出血などの急変処置に備えて、日頃からシミュレーションを行い、スタッフの緊急対応に関する認識を高め緊急時に備える必要がある。また、病院全体でも、応援体制の整備、シミュレーションの検討も必要である。

5. 気管内挿管患児・者の看護

重症心身障害児・者は、上気道の通過障害、筋緊張の亢進、脊柱側彎症や胸郭の変形、中枢性の呼吸異常などの様々の要因によって呼吸障害がもたらされる。また、嚥下障害や胃食道逆流現象などの消化管の異常も合併しやすく、これらの消化管異常と呼吸障害は相互に関連している。重症心身障害児・者では、慢性呼吸障害があり、肺炎、誤嚥、窒息などを契機として急性増悪することや、呼吸障害が経年的に増

加した結果として呼吸不全に陥る例が少なくない。

1) 呼吸障害への対策

(1) 姿勢のコントロール

　　舌根沈下や筋緊張による上気道の通過障害がある場合は、姿勢を調節したり下顎を前方に挙上して咽頭・喉頭を広げることで気道の確保を行う。姿勢調節について、枕やパッドの使用、緊張を和らげる、股関節の軽い屈曲、筋緊張や反り返りを抑えるなどの工夫が必要となる。

(2) 気管内吸引

　　吸引効果を上げるためには、咳嗽反射の利用、積極的な体位交換、十分な加湿などが必要である。血液あるいは血性の吸引物を認めるときは、気管の肉芽、ポリープ、潰瘍などのほか、脳出血や致死的動脈穿孔の前兆の可能性もあり、内視鏡検査などで確認する。

(3) 気管切開の管理

　　カニューレは長期にわたり留置されることが多く、気管粘膜を損傷し出血や肉芽形成、時には気管動脈瘻の原因となることがある。そのため、損傷予防の工夫として、カフ圧計による確認が重要である。

　　また、重症心身障害児・者では、脊柱の側弯やねじれなどの変形を来していることが多く、気管カニューレと気管壁が、カフ以外の部位で接触していることがある。この場合も慢性の接触刺激や圧迫により気管壁の損傷が起こりうる。そこで、同一部位への接触・圧迫をできるだけ避けるため、カフなしカニューレや挿入の長さを変えられるカニューレ、長さ角度を変えた特製カニューレなども使用される。

2) 気管内挿管の適応

(1) 用手的気道確保やエアウェイによる気道確保が困難な場合

(2) 人工呼吸器使用が必要な場合

(3) 誤嚥の危険性のある場合

(4) 気道内分泌物が多く、患児・者が喀出不十分なため、頻回の吸引が必要な場合

(5) 死腔の減少を必要とする場合

3) 挿管チューブの種類と管理

(1) 挿管チューブの種類

①挿管チューブの素材

　　最近の挿管チューブは、ポリ塩化ビニール（PVC）、シリコン、ナイロン等の合成樹脂によって作られている。一般にゴム製のものは接触部に対する刺激性が強い。合成樹脂性のものは刺激が少ないが、特にシリコン製のものは刺激が小さいといわれている。気管切開用として用いられた金属挿管チューブも酸化による局所の刺激性が強いため次第に用いられなくなってきている。

②挿管チューブの太さ

　　気管の太さには個人差があるので、必ず基準の挿管チューブと、前後のサイズの挿管チューブを用意しておくこと必要がある。

③カフ付き挿管チューブ

　　経口用・経鼻用は同一のものであり、比較的長く、軽度の弯曲をもったものが用いられ

表38　経口的挿管と経鼻的挿管

	経口的気管内挿管	経鼻的気管内挿管
挿管に要する時間	短時間	やや長引くことあり
カニューレの口径	太 (成人男8.0～9.0mm、女7.5～8.5mm)	やや細くなる (一般に経口挿管より0.5mm細い)
挿管操作の清潔度	良	やや劣る
患児・者の協力	必要	不要
開口不能	不適	適
気管内吸引	容易	やや難
カニューレの固定	やや難	容易
患児・者の苦痛	大	やや少ない
経口摂取	不能	慣れれば可能
挿管中の清潔度	劣	やや良

短時間の場合(1週間以内)の場合は経口的挿管でもよいが、比較的長期(2週間程度)に気管内挿管が必要と思われるときには経鼻的挿管のほうがよい。

表39 気管内挿管の長所と短所

長所	短所
・簡単 ・手術操作なしで素早く行える ・Stomaの出血、感染などの危険性がない	・気管より上のレベル（鼻腔、咽頭、声門、声門下）での障害が起きやすい ・気道内吸引がやや困難 ・患児・者に苦痛 ・会話不能

ており、年長児以上に用いられるものは一般にカフ付きのものである。

④カフなし挿管チューブ

カフなし挿管チューブを使用する小児の場合、加圧した時に軽度のもれがなければならない。このもれがないと挿管チューブが太すぎ、気管に密着するため損傷を生ずる。

(2) 挿管チューブ管理

経口的・経鼻的気管内挿管を行ったら、両肺野が正しく換気を行っていることを聴診する。

正しい位置に挿管されたら、挿管チューブの深さを記録し、印をつける。首を動かしたり、『バッキング』を起こしたりすると、挿管チューブが深くなりすぎて片肺挿管になったり、浅くな

表40 経口気管内挿管の場合の気管内カニューレと吸引チューブ（目安）

年齢	気管内カニューレ内径(mm)	吸引チューブ(Fr)
未熟児	2.0、2.5	5
新生児	3.0	5
乳児	3.5	6～6.5
1歳	4.0	8
2～3歳	4.5	8
4～5歳	5.0	8
6～7歳	5.5	10
8～9歳	6.0	10
10～11歳	6.5	12
12～13歳	6.5	12
14～15歳	7.0	12
16～17歳	7.5	12～14
成人(女)	7.5～8.5	12～14
成人(男)	8.0～9.0	14

(注)あくまでも目安である。気管の発育具合によって前後のサイズを使用する

りすぎて気管から抜けてることもあるので、挿入の深さの印を定期的に確認する。

正しく挿管されていても、口唇より外の挿管チューブの部分が長すぎると屈曲してつぶれてしまうことがあるので、適当な長さに切断して用いる（一般に経鼻挿管では長すぎることは少ない）。

挿管チューブの固定は確実に行う。

(3) カフの管理

①カフの役割

挿管チューブのカフの役割は気管と挿管チューブの間の空気のリークをなくすこと、唾液や吐物が気管内に流れ込むことを防ぐことである。そのためには密着度が高いほうが良いと考えられる。しかし、気管への圧迫が強いと気管粘膜の虚血及びこれに引き続く潰瘍、出血、肉芽形成さらに抜管後の気管狭窄、気管軟化症を引き起こすことにもなる。これを予防するためには低圧でも気管との密着が良いように低用量高圧カフを選ぶことが必要である。

①カフ圧

カフ圧を上昇させた場合に気管粘膜下の微少循環が保たれる限界圧は25～35mmHgとされている。

従ってカフ圧は必要最小限に保つ必要がある。一般に低圧カフは定期的に緩める必要はないが定期的に確認を要する。

カフ内圧は、動脈系の血流を維持し、かつ肺炎の発生予防を考慮し、25～30cmH$_2$O（18～22mmHg）程度で管理することが望ましい。

挿管チューブやカニューレの種類によっては自然減圧するものもあるので適宜確認する必要がある。

(4) カフ圧計での調整

カフ圧測定が難しい場合、シリンジで空気を注入すると確実に行えるが、その場合も、最終的にはカフ圧測定でカフ内圧を確認する。

4）換気の維持

気管内挿管患児・者の管理は、気道の維持と適切な換気の維持の二点に集約される。

5）気道の維持

(1) 開放された気道の確保

気管内チューブは、深すぎると片肺挿管になり、浅すぎると換気不十分になる。チューブに印を付けて定期的に深さを確認する。

(2) 聴診

両肺野の呼吸を聴診し比較することが必要である。一方の肺野の呼吸音が聞こえない場合は片肺挿管を疑う（右気管支に入り込むことが多い）。カニューレの深さに疑問が生じた場合、胸部X線を撮り検討することが必要である。

6）気道内分泌物

挿管された患児・者は自分で気道内分泌物を除去できないので、この除去が看護の重要な役割の1つである。気管内吸引の判断として、呼吸音の変化、最大気道内圧の上昇、SpO_2、PaO_2、フローボリュームパターンや呼吸パターンの変化、ファイティングの出現などが挙げられる。

気管内吸引で重要な点は、「主気管支より下に存在する気道分泌物は、吸引ではとれない」ということである。主気管支への貯留が確認できなければ、体位交換、体位ドレナージ、気道加湿や全身の水分管理とうまく併せて、評価を続けていくことが重要である。

(1) 吸引圧

気管粘膜の損傷を起こす可能性が高いため、成人は150〜200mmHg、小児は100〜150mmHgで行う。

(2) 時間

吸引時間が長ければ長いほど、動脈血酸素濃度が低下するため、最長でも7秒とする。

(3) 挿入の長さ

カテーテルの長さが深すぎると、肺内ガスを吸引してしまい、無気肺を起こす恐れがあるため、気管チューブでは末端から末梢気管支に向かって3〜5cmとする。

7）自己抜管

意識が明瞭で聞き分けの良い患児・者であってもバッキングを起こして、苦しい時や睡眠中のうちに抜いてしまうこともある。意識の明瞭な患児・者には十分に説明をして、必要に応じて鎮静薬を用い、観察しなければいけない。治療に対する協力、危険を予測、回避できないので、広範囲にわたり安全の配慮が重要であるが、自己抜管となるケースもある。自己抜管の可能性が高い患児・者の場合は、気管カニューレ挿入が円滑に行えるように、常時準備が必要である。また、患児・者の体位交換時にカニューレや人工呼吸回路が折れ曲がり閉塞したり、カニューレが抜けてしまうことがある。したがって、回路を外さずに患児・者を動かすときには呼吸回路に張力がかからないように余裕をもたせておき、必ず2人で実施する。

8）換気の監視

(1) 人工呼吸器の管理

人工呼吸器の設定は、勤務交代の開始時に医師の指示に照らしてチェックする。警報が鳴ったらすぐに用手換気を行い原因を追究する。

(2) 動脈血ガス分析

現在の人工呼吸器が適切であるかどうかを知る最も有効な手段である。人工呼吸の設定を変えたり、吸引を行った場合は、30分くらい経過してから測定しないと正確な情報は得られない。

9）換気状態

自発呼吸を行っている場合は、少なくとも各勤務交代ごとに1回換気量、呼吸数、努力呼吸の有無をチェックしなければならない。これにより呼吸不全に陥る徴候を捉えることができる。

10) ウィーニング

　ウィーニングは、調節呼吸から自発呼吸への移行段階である。ウィーニング時は呼吸器管理によるモニターと、循環器系モニター、意識レベルを観察し評価を行う。

6. 気管切開患児・者の看護

　呼吸管理の補助手段のひとつとして気管切開というものがある。胸骨上窩からやや頭側の皮膚を切開し、気管を露出させ、その部位すなわち声帯下で気管を開窓し、気管カニューレを挿入するものである。気管切開患児・者に対する管理、看護は、基本的には気管内挿管患児・者と同じである。しかし気管内挿管と気管切開とが患児・者の治療上それぞれ独自の意味を持っているのに相応し、気管切開患児・者に対しての特有の患児・者管理、看護がある。特に気管切開患児・者の場合、長期にわたってその状態が持続したり、あるいは意識障害を伴っていることが多いため、その管理に占める看護師の役割は重要である。言い換えれば、看護の内容次第で患児・者を良くも悪くもする可能性があるということになる。そういう意味で、気管切開に対する十分な理解が要求される。

1) 気管切開の適応

　気道閉塞・狭窄、下気道分泌物貯留と誤嚥、呼吸不全などで他の内科的治療が無効なときが適応になる。

2) 気管切開の利点と問題点

　利点は、苦痛が少なく、気管カニューレも短いため、ガス交換にかかわらない空気(死腔)をより少なくし、気道分泌物の除去を容易にするため長期の呼吸管理を容易にする。

　問題点は、多くの症例で長期にわたり気管カニューレを装着使用するが、重症心身障害児・者は変形や、体位や回路の重みで気管カニューレ先端部が気管粘膜を損傷し肉芽が発生しやすく、腕頭動脈などに波及、気管内に穿破し大出血に至る場合がある。危険因子として、下位気管切開(第4気管軟骨以下では危険因子が高い)、頸部痙直、短頸、胸郭変形、腕頭動脈走行異常が知られており、予防策として、可能な限り甲状腺狭部は切断し、第2、3気管輪で気管切開を行う。

　さらに、気管切開後は、側面も含めたX線による定期的なカニューレの位置確認とカフ圧のモニターが不可欠である。また、3次元ヘリカルCTが、予防・診断に有用である。気管腕頭動脈瘻が疑われる場合は、観察を含めた看護として、前兆として、大量出血に先行する少量出血、カニューレの異常な拍動、前触れなく突然大量出血することがある。出血状態、バイタルサインにより病状の把握、早期発見に努める。医師の指示のもと、カニューレのカフの調節、吸引時の吸引チューブの長さ、体位調節を行い、吸引刺激により病状が悪化することもあるため慎重に行う必要がある。出血時の対処として、1次止血として、気切口から経口用のカフ付挿管チューブに交換し、カフの過膨張による止血を行う。また、Utleyらが報告したように、気管切開孔を鈍的に縦隔方向へ開いて手指にて腕頭動脈を胸骨に圧迫する手技を行う。手指による腕頭動脈の圧迫方法は救急処置として重要で、本症を扱う可能性のある医師は念頭におかなければならないとされている。その後は、手術治療による根治的止血を行う。

3) 気管カニューレの種類

　気管カニューレには、素材・太さ・長さ・カーブの角度・翼の可動性の有無、二重構造のものなど種々あり、患児・者に合わせて選択する。

4) 気管切開患児・者に対して注意すること

(1) 気管カニューレの装着・固定

　気管カニューレは紐やテープで頸に固定して、皮膚との間に滅菌ガーゼを挟み、適宜取り

替える。紐の締め方には注意を要する。自発呼吸や咳嗽がしっかりしている場合、気管カニューレを簡単に喀出してしまうことがある。そのため、少々の咳嗽には耐えられるようにしっかり結んでおく必要があるが、結んだ紐と皮膚が摩擦を起こさない程度の緩みをもたせ（頸と紐の間に指が1本入るように）3回真結びする。頸部の皮膚状態の観察、皮膚の清潔を保ち、皮膚トラブルを防ぐ。

また、人工呼吸器を装着している場合、その回路の重みで引っ張られて、気管カニューレが左右にずれないように気をつけなければならない。左右にずれると気管カニューレの先端が気管壁に当たり、肉芽を形成したり、気管狭窄を起こしたりする。個別に応じたカニューレ紐、固定方法の検討と実施が必要である。（**図36**）

(2) 気管カニューレの交換

　交換は時間を要さず迅速に、かつ気管内に入る部分に触れることなく行わなければならない。また、万一に備えて、手元に吸引器、バッグバルブマスクなどを必ず揃えておく。

(3) カニューレガーゼの効果

　気管カニューレが気管切開創部と接触する部位には、通常は切り込みガーゼをおく。切り込みガーゼの意味は、気管切開部の創面を保護するということだが、同時に気管カニューレを気管の正中に正しく位置させるための手段でもある。ろう孔を形成している場合は、清潔にする必要はあるが、消毒の必要はない。

(4) カフについて

　カフは気管チューブを気管の中央に保持し、陽圧呼吸時のエア漏れを防止し、十分な換気を維持する。また、口腔から気道への分泌物や血液、胃液などの誤嚥を防止している。カフ付の気管カニューレを使用する場合は、カフ圧計を用い、常にカフ圧に注意しなければならない。シリコン製チューブは、ガス透過性が大きいので、塩化ビニール製チューブカフよりもカフ内圧は低下する。福岡病院では、シリコン製チューブは、2時間毎にシリンジにて、カフ内圧調節を行っている。

(5) 吸引

　長期に気管切開を行っている重症心身障害児・者の気管内吸引は、さまざまな要因、すなわち、分泌物の性状・量、咳嗽の強さ、気管肉芽を含めた気管粘膜の損傷の状態、気管の走行と気管切開チューブの適合状況を考慮して、低酸素や無気肺、気管攣縮、嘔吐、過緊張などを誘発しないよう、安全に行わなければならない。

(6) 肉芽

　気管カニューレを数か月以上の長期にわたって使用する場合、気管壁に肉芽を生じることがある。気管カニューレのカフ部分や先端部分が、気管壁に接触し刺激を与えることで増生するため、大きくなってしまった肉芽は、痛みや出血の原因になったり、時に気管カニューレの先端

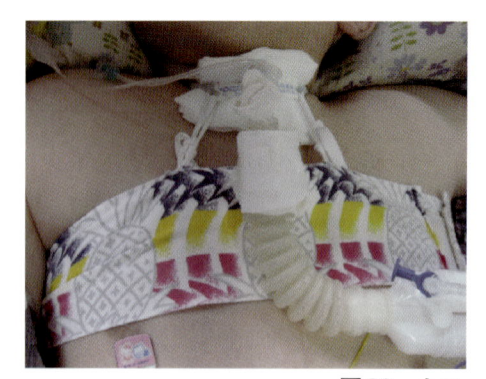

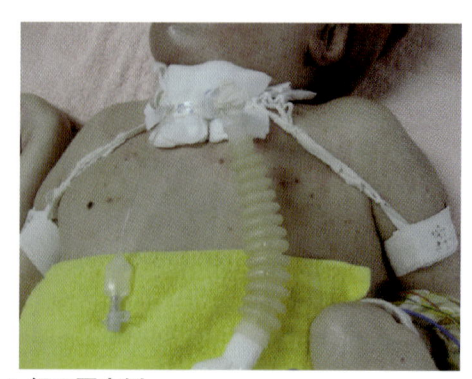

図36　カニューレ紐の固定例

部分を閉塞させてしまうことがある。
(7)加湿

気管切開により気管が乾燥すると線毛運動が障害され、分泌物の粘稠度が増す。患児・者の状況に合わせて人工鼻や超音波ネブライザー、加湿器などの使用を工夫する。

(8)感染

気管カニューレ挿入部からは、感染が発生しやすく十分な注意が必要である。

①ケアのポイント
　a．周囲の清潔な環境を心掛ける。
　b．医療従事者全員が正しい手順で操作を行う。また、手洗いを励行する。
　c．ラインチューブの管理を正しく行う。
　d．目に見えない汚染がたくさんあることを認識する。

②ケアの実際
　a．気管切開部、気管カニューレの清潔に努める。
　b．清潔で素早い有効な吸引を心掛ける。
　c．確実なカフ管理を行う。

5) 気管切開の合併症

気管切開の三大合併症は、出血・気管閉塞・感染である。出血はカニューレやカフの圧迫、不適合や固定不良による刺激、高圧での乱暴な吸引、気管内乾燥、感染などにより起こる。前壁出血は致死的動脈穿孔の前兆である可能性があり、気管支ファイバーによる定期健診を行い肉芽やびらんができないよう気管カニューレの長さ、角度などを調節する。閉塞は刺激での肉芽形成、粘稠な痰、気管カニューレ不適合により起こる。感染予防のため清潔に配慮し、乾燥予防に吸入などを行う。

7. 人工呼吸器装着患児・者の看護

1) 人工呼吸器の目的

筋ジストロフィー、重症心身障害児・者、筋萎縮性側索硬化症(ALS)等の長期療養患児・者の人工呼吸器装着は、その多くが呼吸筋力の低下に伴う換気障害を原因とするものである。患児・者の多くは気道、肺などの病変は見られないことから、これらの患児・者が装着する人工呼吸器の目的は、大きく次の3点となる。

(1) 必要な換気を維持し、PaO_2・$PaCO_2$(動脈血炭酸ガス分圧)を改善する。
(2) 換気仕事量(呼吸仕事量)を減らし、酸素やエネルギー消費量を少なくする。
(3) 肺機能の改善、少なくとも肺機能の低下を防ぐ。

2) 人工呼吸器の種類

人工呼吸器を侵襲度により分類すると「非侵襲的陽圧換気療法」と「侵襲的陽圧換気療法」がある。

3) 人工呼吸器のモード

A／C ：補助／調節呼吸
　　　患児・者の吸気努力に誘発されて、設定された1回換気量が供給される。誘発された補助呼吸がない時は設定された呼吸回数で調節呼吸が供給される。

SIMV：同期式間歇的強制換気
　　　自発呼吸の合間に補助呼吸が供給される。設定された1回換気量は自発呼吸と同期して供給される。

CPAP：持続気道陽圧
　　　自発呼吸の全過程を通して気道に一定の陽圧をかけ肺胞の虚脱を防止する。

PEEP：呼気終末陽圧
　　　呼気相の終りに気道に一定の陽圧をかけることで、末梢気道の虚脱や肺内シャントを減少させ肺の酸素化能を改善する。

PS　 ：圧支持換気
　　　トリガーにより、自発呼吸を検知したときに規定した圧力で換気をサポートする。

トリガー：補助呼吸などで患児・者の自発呼吸に合わせて換気するときに患児・者の吸気陰圧を引き金とすること。トリガーには、圧トリガーとフロートリガーとがあり、圧トリガーでは、PEEPからどの程度の陰圧がかかるかを調節し、フロートリガーでは、どの程度のフローの減少で感知させるかを規定する。

4) 人工呼吸器の設定法
表41　人工呼吸器の設定基準

吸入気酸素濃度	0.21～0.40
一回換気量	10ml／kg（肺疾患を持っていない前提）
呼吸回数	15～30回／分
分時換気量	一回換気量×呼吸回数(L)
トリガー感度	PEEP（－1～2cmH$_2$O）（フロートリガーの場合は5L／分）
PEEP	3～6cmH$_2$O
PS	呼吸回数モニター下に一回換気量と大きな差がないように設定する
吸気／呼気比	1:1～1:3
気道内圧上限	30cmH$_2$O以下

5) 人工呼吸器装着の適応
病状変化時の対応については、保護者と日頃から十分に話し合っておくことが必要である。

人工呼吸器の装着が必要とした場合は、同意書に基づいて説明したうえで同意を得る。

6) 人工呼吸器の管理
(1) 機種により推奨される定期点検期間が定められているので、各メーカーが定める定期点検期間に沿って点検を行う。ＭＥのいる施設では、さらに細やかに管理が可能である。

(2) 原則としてSpO$_2$モニター、ECGモニターを装着する。

(3) 使用中の点検と必要事項
　①人工呼吸器や加温、加湿器が設定通りに作動していること、人工呼吸器回路などに異常がないことを確認する。

　②人工呼吸器の破損、回路などの破損は速やかに管理責任者へ報告する。

　③人工呼吸器回路の確認
　　ａ．人工呼吸器回路のチューブやコネクター類がしっかりしており、ひび割れや破損がなくリークがないことを確認する。
　　ｂ．人工呼吸器回路内に水の貯留などが見られる時、回路内ウォータートラップからこれらを排出する。必要であれば呼気弁も点検する。

　④加温加湿器の動作確認
　　ａ．設定通りの温度で作動しているか確認する。
　　ｂ．加湿しているか確認する。
　　ｃ．滅菌蒸留水の量が不足していないか確認する。

(4) 換気動作の確認
　①設定条件の確認：設定条件は医師が人工呼吸器指示表に記載する。設定条件を変更した時は、医師は人工呼吸器指示表へ変更内容を記載し、看護師に指示する。看護師は設定条件を確認し指示受けのサインをする。
　②各勤務開始時と終了時には必ず人工呼吸器チェック表に沿って確認しサインする。

(5) 警報設定の確認
　アラーム条件の設定を確認する。

7) 人工呼吸器装着時の看護
人工呼吸器離脱を目的としない患児・者は、装着後は人工呼吸器と生活を共にすることになる。したがって、いかに患児・者のQOLの維持、向上を実現させるかという点を十分に考慮しなければならない。

(1) 人工呼吸器の種類、機能を理解して対応する

人工呼吸器装着のショートステイ患児・者もいる。ショートステイ患児・者は在宅で使用している人工呼吸器を持参するので、使用方法等の説明書をよく読んで対応する。

第3章　看護・介護の実際

(2) チェック表を用いて人工呼吸器の設定、回路、加湿器の点検を行う

　各勤務毎に行うが入浴、散歩、外出、外泊などの後に再装着するときは特に注意する。

(3) 点検などで人工呼吸器の交換後はアラームの音量が患児・者に合っているのか確認する。

(4) 清潔操作を心がける。

(5) アセスメント項目

　①バイタルサイン（血圧、脈拍、SpO₂、呼吸状態、体温）

　②呼吸状態

　　自発呼吸が残存している場合は人工呼吸器との同調性を確認する。自発呼吸がほぼ消失している場合は、胸郭の動きが人工呼吸器の吸気に合わせて、左右対称に膨らんでいるか確認する。

　③呼吸音

　④人工呼吸器の作動状況

　⑤皮膚の色、血行動態、（末梢冷感、浮腫の有無、頸静脈怒張の有無）

　⑥低換気症状　過換気症状の有無

　⑦痰の量、性状

　⑧加湿の状態

(6) 日常生活の援助における留意点

　①入浴

　　a．入浴はバッグバルブマスクを用いて行い、補助換気は看護師が行う。

　　b．人工呼吸器の電源は切らない　テストラングを使用する。

　　c．バッグバルブマスクを行う看護師は事前に患児・者の一回換気量および呼吸回数を確認しておき、バッグバルブマスクの加圧具合を確認しておく。

　　d．入浴により加湿され痰が出やすい状態に

表42　トラブルシューティング

トラブル	考えられる原因	対策
全く作動しない	電源プラグが差し込まれていない 電源スイッチをOFFにしている ヒューズが切れている	確実にコンセントを差し込む スイッチをONにする ヒューズを交換する
高圧アラーム、気道内圧上限アラームが鳴る	気管カニューレが分泌物で閉塞している 患児・者の興奮や不穏、発作などによるファイティング 人工呼吸器回路が閉塞している 警報設定圧が低くなっている	吸引などで分泌物を除去 医師に報告し指示を受ける 閉塞を除去する 指示された警報設定圧にする
低圧アラーム、分時換気量低下アラームが鳴る	人工呼吸器回路の接続不良 人工呼吸器回路に亀裂、破損がある 加湿器モジュールにリークがある 警報設定圧が高くなっている 気管カニューレのカフの圧不足	各接続部を確実に接続する 人工呼吸器回路を交換する モジュールを交換する 指示された警報設定圧にする 適正圧まで空気を注入する
その他のアラームが鳴る	配給ガスの停止、あるいは供給圧の異常、供給電源の異常 酸素濃度の設定異常 PEEPの設定異常 （高圧、低圧両方のアラーム）	ガス、電気の担当者に連絡 その間バッグバルブマスク用手換気を行う 指示された酸素濃度にする 指示されたPEEP圧に設定する
患児・者の自発を拾わない	トリガー感度の設定が低い	自発呼吸にトリガー感度を合うように設定調節を医師に依頼
加温加湿器のアラームが鳴る	温度プローブが外れている 滅菌蒸留水交換などの温度差	プローブを確実に取り付ける 温度が徐々に上がってくるのを確認する
加湿されていない	滅菌水が不足している ヒータープレートが冷たい	滅菌水を追加する 加湿器を交換する

なるため入浴前後は吸引を行い必要時入浴中でも吸引できるように準備しておく。
　e．安全面を配慮しながらできるだけプライバシーの保持に努める。
　f．異常が発生した場合は直ちに対応する。
②療育
　a．寝たきりにならないように行事や学校教育などが受けられるように配慮する。
　b．スキンシップや声かけを常に行っていく。
　c．日常生活のなかで患児・者に対しての療育は他の職種に協力を仰ぐが、人工呼吸器の操作に関しては看護師が行うこと。
(7) トラブルシューティング(**表42**)

IX．身体計測

1) 身長とは
　人間が重力に抗して直立した際の、頭頂から足底までの最短距離のこと。
　直立位以外での頭頂-足底間直線距離は、厳密に

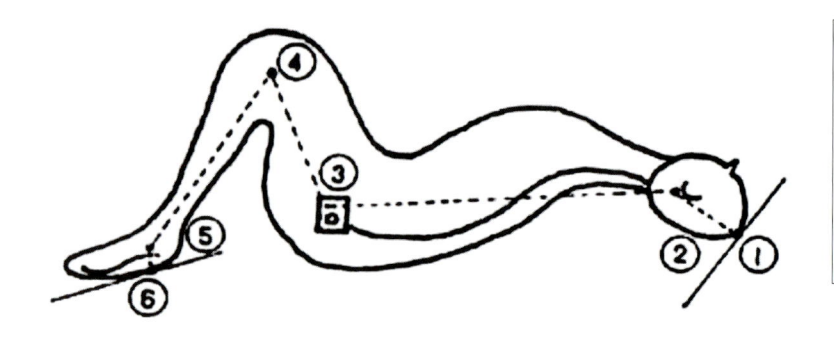

図37の計測点
　①頭頂(図37a)
　②乳様突起(図37a)
　③大転子(図37b)
　④膝関節外側の中央点(図37c)
　⑤足底点(踵部)(図37d)

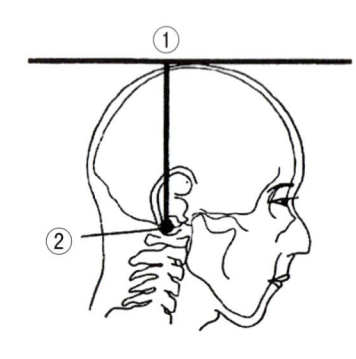

図37a ①頭頂〜②乳様突起までの計測法

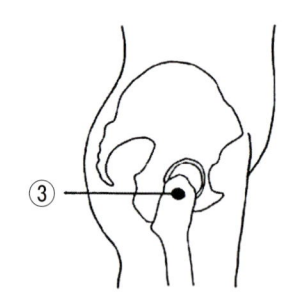

図37b ③大転子の位置

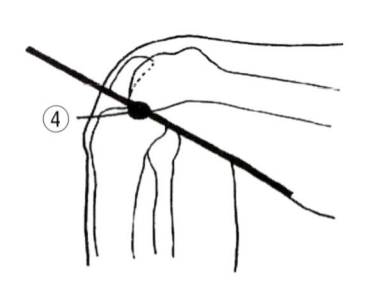

図37c ④膝関節外側の中央点の位置

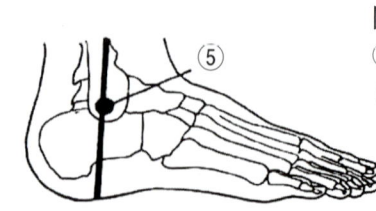

図37d ⑤外果〜⑥足底点(踵部)までの計測法

図37　石原式身長計測法

第3章　看護・介護の実際

図38の計測点
　A：頭頂－第7頸椎間
　B：第7頸椎－腸骨稜間
　C：腸骨稜－足底間

図39の計測点
　a 頭頂　　　b 腸骨前上棘
　c 大腿骨内果　　d 足底

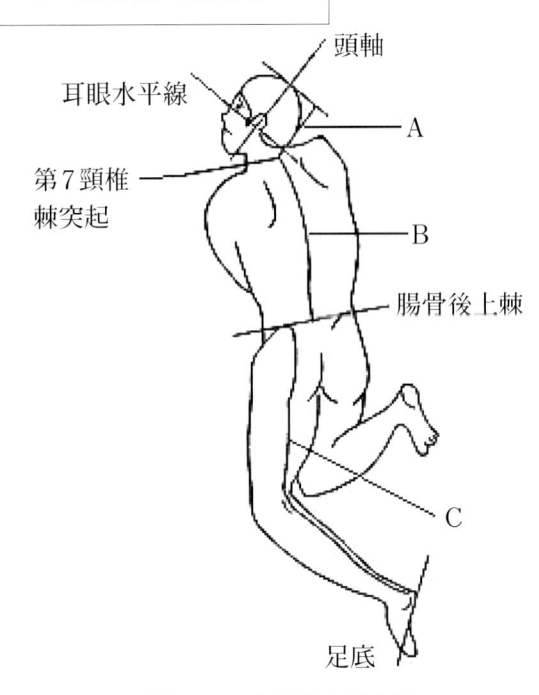

図38　三分割法の概念図

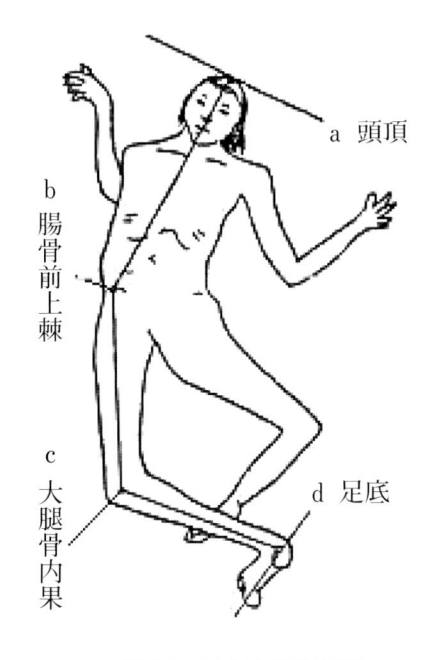

図39　三点法の概念図

は体長という。

2) 身体計測の目的
- 成長過程を知る。
- 変形の進行状況を知る。
- 必要熱量、必要水分量、体表面積、基礎代謝率等の算出の基礎資料とする。

3) 必要物品
巻尺、物差し、記録用紙、身長計、計測点マーキング用の水性ペンや目印用のシール、など。

4) 計測方法
(1) 体長：臥位で頭頂から足底までを直線最短距離で測定する方法(乳児用の身長計の原理)
(2) 石原式身長(体長)測定法：臥位で身体の側面を計る方法(図37)

脊柱の変形が重度ではなく、下肢の伸展が十分にできない場合に用いる。

(3) 三分割法：側弯を考慮し、脊柱の彎曲に沿って身体の背面を測定する方法(図38)

脊柱の後弯・側弯などが重度な場合に用いる。

(4) 3点法：下肢長の定義を用い、上体と下肢に分けて測定する方法 (図39)

側弯は強くないが、下肢に変形・拘縮があり石原式では測定できない場合に用いる。

5) 記載事項
- 測定年月日と測定者および計測方法
- 計測側(左・右)と各計測点間の長さ、およびそれらの総和(体長・身長)
- 前回と比較した増減値

6) 注意事項

①身体測定法の原則・趣旨を理解して、被測定者の側彎・変形の状態に応じた計測法を選択する。

②手技の統一を図り、計測点は毎回正確にとる。

③計測法の違いにより生じる誤差が異なるので、患児・者ごとに前回と同一の方法で計測する。

④変形増強などにより測定方法を変更した場合や、変形・拘縮などにより通常の計測点と異なった計測点を用いた場合は、その旨を具体的に記録として残す。

⑤正確に効率的に計測するには、介助者・計測者・記録者などと役割分担し、複数の職員で計測することが望ましい。

⑥特に緊張が強い場合や突発的な緊張を有する場合などでは、頭部の固定や膝関節の伸展、足関節の背屈時などに、疼痛や筋断裂、剥離骨折などを生じる場合があるので、慎重に、急な動きにも対応できるようにする。

⑦股関節脱臼などで脚長差がある場合は、脱臼が一側であれば健側を、両側にある場合には脚長の長いほうを計測する。

X. 病棟の構造と設備

1. 病室の環境条件

1) 室温、湿度：温度計、湿度計を各部屋に設置

適温　冬季：21〜22℃（湿度45〜50％）
　　　夏季：26℃（湿度45〜50％）

冷房使用中は外気温マイナス5℃を目安とするが患児・者は安静にしているので冷えすぎないようにする。

加湿器：壁に設置型のものを使用、蒸気加湿器が望ましい（噴霧型では細菌の繁殖あるため使用できない）。

2) 換気

強制的に換気できるシステムを採用するのが望ましい（数か所に設置し24時間稼動）。

一人1時間当たり15m³必要（これ以下で院内感染率上昇する）。

全熱交換器にすると夏は外気を冷やし、冬は外気を暖め、湿度も保たれる。

二重サッシにすると結露を防ぎ、冷暖房の効きがよくなる（コスト削減につながる）。

換気扇を設置する場合は患児・者のベッドの位置から離し設置する（換気扇に近い患児・者は易感染となる）。

3) 採光

安静時：50〜100ルクス
夜　間：常夜灯を使用した状態（顔色が観察できる程度は確保）

1ベッドに1電灯使用し、処置以外は消灯できるようにする。

活動するときは直接照明が適しており、明るく光の利用度が高く眩しさや影が生じにくい。リラックスするときは間接照明が適しており、効率は悪いが眩しくなく影も生じにくい。

間接照明は、光源を天井や壁などに組み込み、建築構造と一体化させることで病室が明るくなり患児・者は眩しくない。電気スタンドのような局所照明を必要に応じて使用する。

朝、日中は身体を活動的にするためにも十分な光が降り注ぐ環境であり、夕方や夜間は落ち着いた明るさに変化させることが望ましい。

レストラン（食堂）の採光は、天井や壁が暗く見えないようにしたほうが食の場としては適当で、間接照明や壁面照明を積極的に使用する。光源は、暖色系で、演色性の高い光源が好ましい。蛍光ランプを使用するときは暖かい光色の電球色や温白色のランプが良い雰囲気を作る。

4) 騒音

昼間：50dB以下が望ましい
夜間：40dB以下が望ましい

表43　福岡病院の夜間騒音レベル

呼吸器のアラーム	53〜77（dB）
ECGのアラーム	56〜70
呼吸器の作動音	46〜53
吸入器の作動音	70〜71
吸引機の作動音	55〜59
テレビ、ラジオ	45〜
看護者の足音	51
看護者の話し声　（ひそひそ）	60.1
（大声）	73.2
（通常話す程度）	67.5
ベッド柵の上げ下ろし音	63〜71

5）空間

ベッド間隔：最低1.2〜1.5mのスペース

感染予防と作業能率を考慮するとX線撮影以外は1.2〜1.5mあればほとんど看護行為を行うことができる（咳、くしゃみによる飛沫感染のリスクを考慮すると1.5m以上、できれば2mの間隔が望ましい）。

ワンフロアー：観察の点からは良いが、インフルエンザなどの感染症の面からは隔離できる部屋が望まれる。

6）色彩

モスグリーンやベージュなどの柔らかな色調に変化してきている。

安らぎを感じ、疲労感を感じない色彩の壁紙を用いる。

ベッド、床頭台、椅子、オーバーテーブル、カーテン、ロッカーなどの備品は壁や床の色を基調に調和のとれたものを選ぶ。

部屋毎に色を分ける。色から五感を刺激しストレスを軽減する。

・天然木→暖かく安らぎを与える。
・淡いグリーン→森の風、フィトンチッドの香り、鳥のハミング、ミントの味。
・パープル→ラベンダーの香り。
・オレンジ→暖かい心地。
・テラコッタ色→土のぬくもり。

また、床の色をグレイッシュに抑えると落ち着き感が出てリラックスできる。

レストランにおいての色彩：暖色系のレッドやオレンジ、淡色のピーチやソフトイエローは食が進む色とされている。

7）窓

強化ガラスもしくはアクリル板を使用（災害予防）。二重にすることで結露を防ぐ（冷暖房が効きやすく、コスト削減）。

2. 設備

今後病棟を改築するときには、以下の設備を整えることが望ましい。

1) 車椅子を収納できる倉庫を設ける。
2) 各ベッドにパイピングを設置する（酸素、吸引、圧縮空気）。
3) 吸引器は壁掛けのものを使用する。
4) 三又コンセントを全ベッドに配置する（配線が床を這わないようにする）。
5) テレビのアンテナを各ベッドに設ける。
6) 時計をどの部屋からでも見えるように設置する。
7) 注入室を広くする。
8) ベッドバス（浴槽を）を2台設置する（スタッフの人数が可能であれば）。
9) 身体障害者用のトイレを1か所設置する（外から見えないようにし、観察者が中に入れる広さ）。
10) 病室は男女に分ける（感染や重症度、人数などを考慮すると難しい）。
11) 個室のドアを2枚にして、両開きにする（ベッド移動しやすくするため）。
12) ベッドはギャッジアップする際に、柵も同時に上がるベッドがよい。
13) ベッド柵に打撲防止用のクッションのようなものを取り付ける（取り外しできるタイプ）。

14) 呼吸器を使用していない患児・者は、プレイルームで日中過ごす(このスペースを床暖房にする)。
15) 天窓を設ける(ブラインド付)。
16) ボランティアハウスの改装(空調、パイピングを設置し、在宅と同じ環境をつくる)。

＊なかなか面会に来ることができない家族が、患児・者と過ごしたり、退院や外泊に向けて練習したりするためのスペースにする。

第4章 療育支援

I. 療育とは

　療育とは、医療・看護や教育・保育などが一体となって障害の克服を目指すと同時に、生きる力を育て人としての全面的な発達を促すものである。

　狭義的な意味では、療育とは発達期にある児童に関する概念とされているが、重症心身障害児・者の療育は、児童、成人に関係なく、これまで培われた体力や運動機能、生活動作や個々の楽しみなどができるだけ維持され、さらなるQOLの向上を目指すことと捉えている。

1. 日中活動支援としての療育支援

　児童、成人に関係なく、日々の生活の中で心地よい経験や楽しい活動を体験することで充実した生活を過ごすとともに、季節の行事や院外でのレクレーション活動など、さらには地域社会との交流などにより更なるQOLの向上を目指すことが重要である。

　そのためには、利用者一人ひとりの個別のニーズを的確に捉え、アセスメントに基づいた療育プログラムを計画、展開していくことが求められる。障害名、合併症、超重症児スコア、強度行動障害などの医学的情報は言うまでもないが、発達段階、行動観察から得られた情報、家族の思いなどを十分に盛り込んでアセスメントし、個々に応じた療育プログラムを立案することが重要である。また、療育実践では保育士等がこれまで培ってきたノウハウを活かし、看護師、療養介助員等と連携をとりながらチームアプローチしていくことが必要である。それぞれの専門的知識や意見等を取り入れながら実践し評価することは、一人ひとりの利用者がより楽しい活動を体験することにつながり、利用者のニーズに適した療育支援の充実が図れると考えられる。

2. 療育の目標

　一人ひとりの命を大切にし、その力を精一杯伸ばすこと、生活の幅を広げ豊かな環境を作ることを療育目標とする。
　　①命を守り、健康を維持
　　②感覚、知覚、認知等の発達
　　③情緒豊かに文化的な生活の支援
　　④QOLの向上

3. 発達の評価と療育

　重症心身障害児・者は、脳障害の部位や程度により全般的に、獲得している発達段階に遅滞が見られる。しかし、それぞれの発達プロフィールの様相は様々で、個々人に適切な支援プログラムを実践するには、個々の発達段階を分析し、それを基に療育内容の選択をする必要がある。

　基本になるのは、正常発達段階の順序性である。療育目標を設定する場合、どの段階の目標が適切か発達評価を行い、療育目標、及び療育プログラム内容を具体的に設定する。グループ療育を実施する場合も、グループ間のメンバーでも若干の発達段階の違いがあることが多く、自ずと個々の目標も違いが出てくるので、玩具の使い方や刺激の提示方法等、個人に合った方法を選択できるように、個別の療育目標、プログラムを念頭に置いて療育にあたるようにしなければならない。

　重症心身障害児・者の発達の特殊性として、運動発達・感覚発達のアンバランスがあるので、発達プ

ロフィールをよく把握して療育を実践する必要がある。また、ひとつの発達段階から上の発達段階に成長するのに時間を多く要するため、発達の段階だけでなく、刺激への反応の変化や期待度の観察等も、発達の指標になるので留意する。

重症心身障害児・者の多くは発達年齢1歳未満の者が多く、この発達段階にある重症心身障害児・者への療育は、感覚発達の援助が目標となる。触れる遊び(触覚)、歌・音楽遊び(聴覚)、見て楽しむ遊び(視覚)、揺らす遊び(前庭覚)が有効なアプローチ方法である。

II. 療育内容

1. 療育形態

療育支援の実践は、個々に応じて立案された目標と計画に沿って、個別、グループ、集団という形態で実施されている。個別とグループは、より個別性のある目標を達成するために適した形態で、少人数または個別の場合は1対1で、少なくとも週1回、一年を通して繰り返し実践することで療育効果を期待することができる。集団は、生活のリズムを確立するための朝の集いやレクリエーション的、行事的色彩が強い活動に適し、情緒性や社会性を高めることができる。

2. 療育実践

1)個別療育

個別療育は、病状や状態から日常的に離床しての療育活動が困難な利用者、個別療育のほうがより利用者の実態に即した活動ができ、反応を的確に捉えることができると思われる利用者を対象に実施する。実施にあたってはグループ療育と同様、活動案を作成し実践する。

近年では、特に準・超重症児・者への療育支援の在り方が課題となっている。反応表出が捉えにくい準・超重症児・者への個別療育では、刺激を十分に作用させることによって、障害を受けた脳の機能を育て高めていくことが大切である。日頃の1対1の関わりや日常生活場面での情報収集で、どの刺激にどういった反応が見られるのかを明らかにした上で療育活動に取り組んでいく。受容しやすい刺激で働きかけること、わずかな反応を捉えて即座に応答し、自分の反応が他者に影響を与えていることに気付いてもらうこと、スイッチ等のAAC機器を活用し、運動制限への配慮を行うことが関わる上での必要な視点である。また、療育時の反応をより細かく捉えるために、観察による評価(快・不快の情動反応、覚醒状態、緊張度や体動等の身体状況)と併せて生理的指標(心拍数、唾液アミラーゼ)を用い、療育効果を定期的に検証することが重要である。

準・超重症児・者は、人工呼吸器管理や医療ケアを濃厚に要するため、特に看護師との連携が不可欠である。安全管理に十分配慮するために、療育活動手順を作成し項目に沿ってチェックを行い、また、安全管理マニュアルを常に念頭において、療育支援を行うことが求められる。以上のような経過後、散歩やグループ療育参加等離床支援を行い、活動場面を広げながら、行事参加等へつなげていくことが重要である。

療育支援は、利用者の興味、関心、好み、希望等の情報を収集し、利用者の実態に沿った個別性のある支援を行うことが大切である。

2)グループ療育(少人数)

グループ療育は、一人ひとりに適切な働きかけを丁寧に行いながら、どのような反応が見られたか細かく観察し、快適な表情、興味、意欲を引き出す等支援することが大切である。そのためには、目標を達成できるような療育内容を選んでグループを編成し、グループメンバー全員の目標と計画に基づいたグループ療育計画を立案する。さらに、日々の療育実践時は、個々の計画を盛り込んだ活動案を作成し、

そこには、進行方法、個々の留意点と観察項目、準備物、環境構成等を記載し、当日の療育担当である看護師、療養介助員も理解しやすいよう、時系列に具体的に作成、連携をとりながら実践することが望ましい。グループ療育の内容は、ムーブメント、スヌーズレン、音楽、製作・ゲーム等がある(表44)。

その他、室内では味わえない開放感、季節感、心地良さを感じるために、戸外で自然環境の刺激を体験することも大事な療育活動である。気候の良い春と秋に戸外に出て、広々とした外の空気、そよぐ風、太陽の暖かさ、鳥や人々の声、車などの雑踏音、影や木漏れ日の光と明暗、花・実・葉っぱ等の香り、様々な刺激を全身で受け取ることで、室内とは違う表情を見ることができる。声かけしながらゆっくり散歩することで、心地良さを共に感じ、見たこと感じたことを会話し楽しむことが大切である。

3) 集団療育(大人数)

朝の会は、覚醒を促し生活リズムが確立するために、離床できる利用者全員が一同に集まり、楽しい雰囲気を味わい、利用者同士の交流を深めることが大切である。集団ではあるが、自分の存在感を実感できるよう呼名やタッチング等の関わりや役割をもつことで意欲的に参加することができる。受け取り方や満足感などは一人ひとり違っていても、同じ場所で活動を行うことで、喜びを共有することができると思われる。朝の会の内容は、歌、呼名、触れ合い遊び、楽器、感覚遊び、エアートランポリンなどがある。

3. 療育行事

行事は、家族との触れ合い、季節や人生の節目を味わい、社会参加をはかるために、普段の生活とは違う楽しみや四季折々の季節を感じられるような内容を企画することが大切である。非日常性を楽しむことは、生活に潤いと変化をもたらし、利用者同士、ボランティア、地域の方々との交流を深めることに

表44　療育の内容

療育の内容	目的	方法
感覚遊び	マザーリングを中心に視聴覚や触覚に働きかけ、覚醒を促し、心地良い状態を経験させる	・語りかけ ・抱っこ ・身体へのタッチング ・歌いかけ ・本の読み聞かせ ・音、音楽あそび ・風、水などの感触あそび
ムーブメント	楽しく運動や動作を行う中で感覚の統合、身体意識や運動機能の維持、拡大、さらには心理的諸機能の発達を促す	・トランポリンなどを使用した揺らしあそび ・パラシュートやスカーフなどファンタジーな環境を作る ・プール遊び(水中ムーブメント) ・リズム遊び(音楽ムーブメント)
スヌーズレン	様々な器材を用いて、光、音、匂い、振動、風など視覚・聴覚・嗅覚・触覚などを心地良く刺激する多重感覚環境を創出して、興味ある活動を引き出したり、リラックスを促したりする ・光る遊具、映像などを楽しむ環境を作る	・癒しの音や音楽使用する ・アロマの香りを使用する
音楽活動	音楽を通して感情の解放や表出反応、積極的な活動を促す	・わらべうた ・手遊び、スキンシップ ・楽器あそび ・歌いかけ
製作・ゲーム	製作を行う過程やゲームを通して人との協力や交流を楽しむ	・季節に合った製作物の作成 ・ゲーム

もつながる。楽しく有意義な体験ができるよう、生活支援者が協力し綿密に計画を立てながら進めていく。療育行事には、年間行事、院外療育、院内でのお楽しみ会などがある(表45)。

1) 全体行事

全体行事は、季節の行事や生活あるいは人生の節目を味わうために、参加者同士、家族、職員、ボランティアが一堂に集まり、お祝いや催しものを開催し共に喜び合うことが大切である。ボランティアによるコンサートやダンス、職員による出し物等趣向を凝らして楽しい雰囲気作りを行うことが望ましい。

2) 院外行事

院外行事は、社会参加することを目的に外出し、家族、ボランティア、職員と共に季節感を味わいながら楽しい体験をする貴重な機会である。利用者の体調を考慮して無理なく参加できるよう、一日コース、半日コース等日程や適切な参加人数等柔軟に対応することが大切である。また、バス乗車、レストラン・喫茶店・戸外で食事、散策、買物等楽しい体験を味わうことができるように、安全に留意し余裕を持って家族や職員と共にゆっくり過ごせるよう計画、実施する。目的地は、公園、植物園、果物狩り、ショッピング施設、文化施設等がある。

3) 院内行事

高齢化や重症化により院外行事に参加することが難しい利用者が増えてきたため、院内で楽しい体験ができるよう、家族・参加者と共に、少人数でゆったりと過ごせる企画が必要である。様々な演奏を楽しめるコンサートや会場を喫茶店の雰囲気に演出しティタイムを楽しむ等、工夫を凝らして計画、実施することでより良いサービスを提供することができる。

表45 療育行事の実施例

月	行事名	目的
毎月	誕生会	誕生日を迎えたことを家族、職員と祝う。
5月	院外療育(植物園など)	家族と共に、季節の花や散策を楽しむ。
7月	夏のイベント	家族やボランティアと夏の催し物を楽しむ。
9月	院外療育(果物狩りなど)	家族と共に、季節や果物や花等の自然に触れる
10月	院外療育(公園など)	家族と共に季節や散策を楽しむ。
12月	クリスマス会	家族やボランティアとクリスマスの催し物を楽しむ。
1月	成人のお祝い会	人生の節目である成人の日を喜び、新たなスタートを祝う。

III. 療養介助職の役割

平成18年10月、障害者自立支援法が本格的にスタートした。福岡病院は、重症心身障害児・者病棟を持つ国立病院機構の中で唯一、療養介護事業へ移行した。すでに在宅支援ではB型通園事業を国立療養所では初めて導入し、その後A型通園事業への拡大、入院面でも患児・者と職員の傾斜配置、超重症児対応病棟、療養介助職の大量導入など、療養介護事業に入る態勢はほぼでき上がっていた。国立病院での介助職の導入は全国でも初めてで、27名の療養介助職が配置されている。療養介助職の資格はヘルパー2級以上となっているが、福岡病院の場合、介護福祉士としている。

療養介助職は介護の専門的知識及び技術を持って、身体上また、知的障害があることにより日常生活を営むのに障害がある重症心身障害児・者に入浴、排泄、食事、その他の介護を行い、家族に対して介護に関する指導を行っている。

1. 業務内容

看護が提供される場において、看護チームの一員として、看護の専門的判断を要しない療養生活にかかわる業務、主に身体介助にかかわる業務、及び療

養環境にかかわる業務、診療補助にかかわる身辺業務を看護師等の指示、指導のもとに行う。

2. 業務範囲

1）療養生活にかかわる業務
 (1) 身体清潔に関する介助
    清拭、部分浴、入浴、口腔清潔、洗髪、整容（ひげ剃り、爪切りなど）更衣
 (2) 食事に関する業務
    配膳、下膳、食事姿勢の介助、食事介助、水分補給介助
 (3) 排泄に関する介助
    床上での排泄介助、おむつ交換、トイレ（ポータブルトイレを含む）介助、トイレ誘導
 (4) 安全安楽に関する介助
    身体保護（衣類、帽子、履き物などの調整）、転倒・転落予防ベルトの調整、安楽な姿勢の保持（枕、クッションの調整）
 (5) 運動・移動に関する介助
    移動動作介助、体位変換介助、移動の介助

3. 重症心身障害児・者介護の特徴

　重症心身障害児・者は、肢体不自由と知的障害が重複してあり、歩行・手の機能などの自立困難であり、言語理解・排泄・更衣・清潔などの日常生活動作の大部分に介護を必要としている。個々に視力や聴力障害などを持っている場合もあり、多くの患者（児）に何らかの麻痺・関節の変形・拘縮・知的障害がある。コミュニケーションはほとんどが非言語的コミュニケーションであるが、周囲の環境や相手の感情等は敏感に感じ取ることができる。興奮時等に行動障害を来す。温度変化や感染に対する抵抗力が弱く、薬の影響や機能低下により骨が脆くなっており、骨折・脱臼を起こしやすい。そのため、環境を整え感染予防や安全に配慮した介助が必要である。
　こうした特徴を持ち、病棟を生活の場としている患児・者が快適で満足な生活を送るために、個別対応を行い、発達段階に合わせた関わりを実践している。食事・入浴・排泄・清潔介助の充実を図り、患児・者のADLを維持、拡大しQOLの向上を図ることを目的に他職種と協働しながら支援を行っている。

4. 重症心身障害児・者介護に共通する基本的理解

1）重度の知的障害、身体的障害があり、日常生活において介助、見守りが必要である。

2）相手の態度、感情や周囲の環境等を敏感に感じ取る事が出来るので、言語コミュニケーションや非言語コミュニケーションを活用し、生活の中の楽しみ（QOL）の向上に努める介助を行う。

3）自己防衛、危険回避の行動がとれないため、環境を配慮した介護を行う。

4）ほとんどが意思表示が十分にできないか、全くできないため、介助者側が関わり、観察を通して訴えていることや必要としていることに気付く必要がある。

5）骨が脆く骨折、脱臼等を起こしやすいため、それぞれの身体の状態を考慮した上で安全な介助を提供する。

6）年長化に伴い健康レベルの低下や、変形・拘縮の悪化によりADLが低下していくので残存機能の維持を目的とした援助を取り入れる必要がある。

7）感染に対して抵抗力が弱いため、室温管理や衣類の調整などに気をつける必要がある。

8）定期的な、また汚染時の清潔援助が必要である。不潔な物を児・者の手の届く所に置かないように配慮する。

9) 自傷行為、他傷行為、異食、便こね等の行為をすることがあるため、観察や環境への配慮、衣類の工夫を行う必要がある。

10) 痙攣を起こすことがあるため、痙攣が見られた場合は安全を確保し速やかに看護師に報告する。

11) 行動範囲が制限されており自らが自由に動き回れる所は病棟内に限られているため、外出、散歩等での関わりを通して気分転換を図る。

12) コミュニケーションがとれない重症心身障害児・者がほとんどのため、介助者との関わりが重要である。

5. 介護の基本的な目的

　介護の基本的な目的とは、健康保持・増進させること、基礎的な感覚・運動能力を高めること、日常生活の基本動作を高めること、コミュニケーションを広げること、そして生活経験を豊かにすることなどである。

6. 介護目標

1) 患児・者の生命と人権を尊重し自立支援の観点から日常生活援助や余暇活動・生活経験の充実を目指す。

2) 思いやりの精神を大切に患児・者、家族に信頼される介護を提供する。

3) 患児・者の状況を判断し、ニーズに応じた援助計画の立案・実施をする。

4) 自己研鑽し介護の質の向上に努める。

7. 期待される療養介助職の資質(努力目標)

1) 感性豊かな人間性と幅広い教養を身につけ、上手に意思疎通を図って介護を必要とする患児・者、その家族との信頼関係を築いていくことができること。

2) 要介護者等の状況を判断し、それに応じた介護目標の立案、介護過程の展開を行い、その結果を自ら評価できること。

3) 介護を必要とする人の生命や人権を尊重し、自立支援の観点から介護できること。

4) 他の保健医療従事者等と連携し、協働して介護できること。

5) 資質の向上を図るために自己研鑽とともに後輩の育成に努めること。

8. 療養介助職の役割

1) 入浴、排泄、食事などの身体介助を行う。

2) 衣類等の日常生活物品の整理・管理を行う。

3) 看護師や他職種、患児・者の家族との連絡・連携を行う。

4) ベッド周りや生活環境を整えサポートする。

5) 介護は介護従事者と患児・者との人間関係をベースに進める。

6) 介護は患児・者が持っている様々な生活上の課題を挙げ、解決していくために展開する。

第4章 療育支援

9.介護過程の展開

1)介護過程
　介護過程とは、介護者が介護の知識体系と経験に基づいて、対象の介護上の問題を明確にし、計画的に介護を実践・評価しうる系統的・組織的な活動である。
　介護の目標を成し遂げるための計画的な一連の思考過程
　(1)情報収集
　(2)問題点・課題の抽出、分析
　(3)介護計画の立案
　(4)介護計画の実施
　(5)評価

2)介護記録の構成要素
(1)基礎情報(データベース)：介護を必要とする人についての属性、個別的な情報が記載されてもものである。現在あるいはこれから必要とされるケアや患児・者の問題を判別するため及びケアを計画し、実行する上での基礎となるものである。

(2)介護問題リスト：基礎情報(データベース)を基に、患児・者の状況を客観的に捉え、患児・者や家族が望む療養生活のあり方にとって「何がどのように問題なのか」を考えて見出した介護問題をリストアップしたものである。

(3)介護計画：介護を必要とする人の問題を解決するための個別的なケアの計画を記載したものである。ケアの目標を設定し、課題別に介護計画を立案する。

　介護問題を解決していくために、最も有効となる解決方法を考え出し、それらを文章として明示する。まず、「介護目標」や「介護方針」を挙げた上で、その目標達成に向けた具体的プランを考える。

介護計画実施
　介護計画に基づいて援助を実施、記録をする。
　記録の留意点
　①介護問題リストに沿って要点をまとめて簡潔に記入する。
　②介護者が実施したこと、患児・者の言葉、行動、表情を記入する。
　③記録には正確さが求められ、記録者の感情、偏見など主観を交えた記録にならないように客観的な観察に基づく記録とする。
　④他の介助者の記録方法と一貫性のある表現法・専門的言語を用いる。

(4)実施後の評価、修正
　立案・実施された計画が介護問題の解決に向けて妥当であったかを介護記録を基に評価する。評価後は終了となる計画もあるが、計画の修正が必要な場合もあり、計画の継続や新たな計画の立案に繋げる。

表46 療養介助職　基礎教育計画

【目的】重症心身障害病棟の療養介助職としての役割を理解し人権を尊重した日常生活の援助ができる能力を習得する
【目標】1. 患者の安全安楽を考慮し、根拠に基づいた介護技術が実践できる
　　　 2. チームメンバーとしての役割を果たすことができる
　　　 3. 倫理的側面に気づくことができる

月日	到達目標	教育内容	方法
4月	重症心身障害児・者への理解を深め、介助職としての役割が理解できる	1. 重症心身障害児・者の概念と療養介助職の役割 　①療養介助職の目指すもの 　②療養介助職に求めるもの 2. 重症心身障害児・者の概念と療養介助職の役割 　①重症心身障害児・者の定義・概念 　②重症心身障害児・者おける療養介助者の役割	・講義(看護師長) 　重症心身障害児・者看護介護ガイドライン使用 ・療養介助職として自己の役割をまとめる ・療養介助職日常生活チェックリストの評価(自己・他者)
5月	重症心身障害児・者の特徴的症状を知り、報告する事の重要性がわかる	1. 重症心身障害児・者の人権と対応 2. 重症心身障害児・者のリスクマネジメント 　①安全管理 　②危険因子の理解と防止方法 　③事故発生時の対処方法 　④災害時の対応	・講義(看護師長) 　重症心身障害児・者看護介護ガイドライン使用 ・プリセプターが主となりOJT(職場内教育) ・日常生活の中で注意するポイントが言えるか倫理綱領にそって発問
6月	摂食機能訓練の必要性を理解し、障害の程度に応じた援助ができる	生活の質の向上 　①口腔機能について 　②摂食機能訓練について	・講義(研修担当者) ・口腔機能の必要性や障害の程度の理解について発問
7月	法律や福祉制度を理解し、社会資源の活用ができる	1. 重症心身障害児・者の福祉、児童福祉法、障害者自立支援法について 2. 個別支援プログラム及び今後の福祉の動向	・講義(療育指導室長) ・入院形態、特別支援計画・評価の必要性について発問
8月	1. コミュニケーションの重要性を理解し対応できる 2. 患者を一人の人間として人格を尊重した対応ができる	1. 重症心身障害児・者とのコミュニケーション 2. 重症心身障害児・者の人権と対応 　重症心身障害児・者に関するアドボガシー、発達評価	・プリセプターが主となりOJT(職場内教育)
9月	重症心身障害児・者は安全・安楽に生活が送れるように、事故につながる危険因子への理解を深め、予防・対応ができる	リスクマネジメント 　①重症心身障害児・者の安全管理 　②危険因子の理解と予防法 　③事故発生時の対処法 　④災害時の対応	・プリセプターが主となりOJT(職場内教育) ・緊急シミュレーションに参加 ・日常業務の中で危険因子について発問 ・事故及び災害時の対応について発問
10月	日常生活における質の向上の重要性が理解でき、日常生活の援助ができる	日常生活援助 　①食事の援助　②排泄の援助 　③清潔の援助　④衣生活の援助 　⑤移動の援助　⑥環境整備	・プリセプターが主となりOJT(職場内教育) ・療養介助職日常生活チェックリスト評価(自己・他者)
11月	療育の意義や、刺激を与えることにより反応を引き出す方法が理解できる	療育に関して 　①療育の意義とその方法 　②発達詳細 　③療育技法	・プリセプターが主となりOJT(職場内教育) ・療育の必要性について発問 　重症心身障害児・者看護介護ガイドライン使用
12月	重症心身障害児・者の個別な特徴「を理解し、観察・記録・報告ができる	介護過程について 　①重症心身障害児・者の観察 　②介護記録 　③報告・連絡・相談の意義とチーム連携	・プリセプターが主となりOJT(職場内教育) ・介護記録の記載内容を評価
1月	援助を通して自己を振り返り、今後の成長につなげる	倫理 　①プライバシーの保持 　②患者尊厳の理解	・講義(看護師長) 　重症心身障害児・者病棟に従事する職員のチェックリストをもとにレクチャー ・チェックリストに沿い発問
2〜3月	まとめ(次年度の計画立案)	1年間を振り返りまとめを行う	・チェックリスト等を活用し、療養介助職1年目において、残された課題を明確にし2年目の課題とする

第5章 施設と家族のつながり

Ⅰ. 家庭への働きかけ

入院生活が長くなると家族と共に過ごす時間が少なくなり家庭の中での重症心身障害児・者の存在が薄れることがある。近年保護者の高齢化や死亡にともない家庭での介護はますます困難となっている。そのため面会や行事への参加、外出、外泊などを通して重症心身障害児・者と家族が交流を図れるように援助していくことは、入院生活に変化をもたらし重症心身障害児・者の情緒の安定や成長発達につながる。個別支援プログラムに立案して保護者、兄弟、児童指導員、保育士、理学療法士、医師、看護師、療養介助員などが情報を交換し、計画的支援を行い、入院生活が充実するよう努める必要がある。

1. 面会

行事の参加や面会は重症心身障害児・者の情緒の安定を図り家族との絆を深めることができる。また衣類の整理など身の周りの環境を整えることは入院生活を快適に過ごすために必要である。面会を通して家族と職員が情報交換を行い入院生活を充実させていく。ただし、抵抗力の弱い重症心身障害児・者にとっては感染の契機ともなりうるため注意する。

2. 外出

家族との外出は重症心身障害児・者にとって喜びや励みになり社会との触れ合いの機会となる。日頃、ベット上での生活が多い重症心身障害児・者の外出にあたっては、まずは短時間でも離床の経験を増やすことから始め、少しずつ離床時間を増やし、離床範囲を広げていくなど、段階的な計画を立てていくことが、重症心身障害児・者本人、また介護する家族にとっても必要である。

方法
1. 事前に外出願を提出。
2. 許可は医師が決定。

3. 外泊

長期間に渡り病院生活を続けている重症心身障害児・者にとって、自分の家で家族と共に「暮らすこと」を経験することは、家族の絆を深め、情緒の安定を図ることへつながる。また、退院をして、在宅生活への移行の希望がある家族にとって、外泊は実際の在宅生活をイメージする良い機会となり、重症心身障害児・者にとっても病院とは異なる自分の家での生活に慣れる良い機会である。重症心身障害児・者の外泊に当たっては、重症心身障害児・者に必要な様々な処置の方法や手順を家族に教え、家族が不安なく重症心身障害児・者の介護ができる状態になってから、外出や一泊程度の短期間の外泊から進めていくことが必要である。

方法
1) 外泊の日程については家族の状況や希望により決定する。
2) 事前に家族が外泊願を提出する。
3) 外泊許可は重症心身障害児・者の身体状況により医師が決定する。
4) 日程が決まったら主治看護師が内服薬、必要物品、外泊日誌などを準備する。
5) 帰棟時に外泊中の様子を確認する。

Ⅱ. 保護者の会・守る会

1. 保護者（父母）の会

　障害者自立支援法の施行により療養介護病棟等は契約制度に移行したため、個々人と利用契約を結ぶこととなった。意志表示のできない利用者の代弁者として、保護者、身元引受人または成年後見人の存在は、きわめて大きな意義を持つこととなった。

　保護者や身元引受人の組織である保護者（父母）の会と、事業所（病院）との意見交換の場を定期的に開催しながら、より良い療養環境を作っていかなければならない。意見交換の場として、運営について懇談する病棟運営懇談会、利用者の預かり金について審議する金銭管理委員会等が挙げられる。これらの会議は今後の福祉施策の動向の中で家族や成年後見人らと事業者（病院）が一体となって利用者を支え、運営していく重要な会議となるので、どの事業所（病院）も定期的に開催することが望ましいと考える。下記に福岡病院の父母の会会則の例を付記する。

【父母の会　会則】

　父母の会組織は、会則を有しているが、目的、会員、役員、活動の例を記す。

　目的：この会は入院児者の人権を尊重し、幸福を求め、病院側と協力して療育訓練、日常生活の向上と融和を図ることを目的とする。
　会員：この会は、この病棟に入院する重症心身障害児者の保護者をもって組織する。従って、保護者は入院と同時に自動的に会員となる。
　役員：会長　1名、会計1名、書記1名、その他10名　　以上13名
　活動：活動方針は、年に1回以上の総会時に検討・決定する。

【病棟運営懇談会】

　入所利用者の保護者と施設の代表者が、定期的に運営について懇談会を開催することにより、施設と保護者の良好な協力関係の下に相互の信頼関係に基づいて、入院児・者の療育の向上を図り、施設運営の発展に寄与することを目的とする。懇談会は、年に3回程度開催し、協議内容は利用者概況、事業報告、保護者の要望、苦情対応、その他である。

【金銭管理委員会】

　利用者からの預かり金（預貯金、年金、小遣い）、利用負担金の収支報告、日用品費収支報告等について、その適切な管理及び運用を行うため審議することを目的としている。

　委員会は、利用者家族及び病院の代表者各3～4名で組織する。委員長は父母の会会長が行い、副委員長は施設側の代表者が行い委員長を補佐する。委員会は年4回（四半期毎）開催する。

2. 全国重症心身障害児・者を守る会

　「守る会」は、「もっとも弱いものを一人ももれなく守る」という理念のもとに、昭和39年に結成された。重症心身障害児・者をもつ親と、守る会に賛同するものを中心とする全国組織である。

　現在、支部を各47都道府県にもち、各支部に国立病院部会、公法人立部会、在宅部会を下部組織としてもつ組織である。重症心身障害児・者の施策に対する運動を展開していく、中心的な組織である。

　主な事業内容は、都立東大和療育センター、保健医療・福祉施設あしかがの森の運営や、全国の重症心身障害児・者の親がつながりを深め、より多くの人々に理解していただくために「両親の集い」を発行すること等が挙げられる。

　「守る会」は、会の「三原則」及び「親の憲章」を定め、親自らの責任を回避することなく、重い障害の子どもたちとその家族はもとより、すべての人びとが幸せになるように取り組んでいる。

第6章 在宅支援

I. 通所支援

　重症心身障害児・者の通所支援は、これまで重症心身障害児・者通園事業として補助事業で運営されてきたが、制度改正によって平成24年4月から法制化された。これにより、18歳未満の利用者については児童福祉法に基づく「児童発達支援」サービス（就学児童は「放課後等デイサービス」）、18歳以上の利用者については障害者自立支援法に基づく「生活介護」サービスにより対応することとなった（第1章、Ⅶ．1．社会資源の活用、表2を参照）[1)2)]。また、新体系へ移行後も重症心身障害児・者には従来の児者一貫した支援が継続でき、「児童発達支援」と「障害福祉サービス」を一体的に実施できるよう（多機能型）、特例的な取扱いができることとなった。

　新体系下での通所施設の利用にあたっては、利用者は行政機関への申請手続きが必要となり、施設との利用契約を締結しなければならない。また、利用者負担金の支払いも発生する。施設側には、サービス管理責任者（児童発達支援管理責任者）を配置し、利用者ごとの個別支援プログラムを作成した上で、プログラムの内容に沿った支援にあたることが必須となっている。

　重症心身障害児・者通所事業は重症心身障害児・者の在宅支援の一つの形態として生み出され、特別支援学校卒業生の生活の場として急速に増加してきた。現在では、日常的に医療的ケアを必要とする重症心身障害児・者も増加してきていることから、通所支援は重症心身障害児・者の在宅生活を支える大きな柱となっており、今後もその必要性は更に増していくと予測される。

■国立病院機構福岡病院における多機能型通所支援事業（平成24年4月現在）

1) 登録者数

　男性25名、女性23名、合計48名

2) 利用者の年齢層

　0～6歳は1名、7～18歳は3名、19～29歳は28名、30～39歳は15名、50～59歳は1名である。特別支援学校高等部卒業後の利用者が44名で、全利用者の9割を占める。

3) 利用頻度

　週3回が9名、週2回が9名、週1回が17名、月3回が3名、月2回が7名、月1回が1名であり、学校が長期休み期間のみの就学児童の利用者が2名である。

4) 利用者の大島の分類

　分類1が38名、分類2が1名、分類3が0名、分類4が3名、分類5が2名、分類8が2名、分類9が2名であり、全利用者の8割以上が狭義の重症心身障害児と定義される分類1から4に属する。

5) 利用者の医療度

　準超重症児が5名、超重症児が7名利用しており、全利用者の4割が常時医療ケアを必要である。

6) 職員構成

　専任職員として看護師6名、保育士4名、業務技術員8名、理学療法士1名、兼任職員として小児科医師、歯科医師、児童指導員、保育士、看護師、栄養士、理学療法士、作業療法士がいる。

7) 送迎

　送迎バス1台が運行しているが、乗車定員が3～4名と少なく、利用者の希望を充足できて

いない。

そのため、平成22年度より、福岡市独自の事業として「通所バス補助介護タクシーによる送迎が開始している。

8) 一日のスケジュール

　8：30　送迎バス出発
　10：00　通所、バイタルチェック、医師による診察
　10：30　朝の会、検査(該当者)
　11：00　療育(グループまたは個別)、リハビリテーション(該当者)
　12：00　昼食、摂食機能療法(該当者)
　13：30　療育(グループまたは個別)
　14：30　帰りの会、ジュースタイム
　15：00　送迎バス出発
　15：30　退所

Ⅱ．短期入所

短期入所は、介護を行う者の疾病その他の理由により、居宅において介護を受けることが一時的に困難となった重症心身障害児・者の身体その他の状況及びその置かれている環境に応じて、入浴、排せつ及び食事の介護その他の必要な保護を適切かつ効果的に行うことを目的としている。

短期入所利用内容は宿泊を伴う利用(医療型短期入所サービス)及び宿泊を伴わない時間利用、(医療型特定短期入所サービス)ともに、短期入所の受給者証で利用が可能である。重症心身障害病棟が療養介護に移行したので、短期入所の区分で療養介護と記載された場合の利用となる。

事業者は、短期入所の運営にあたって以下のことに留意しなければならない。

①利用者の身体その他の状況及びその置かれている環境に応じ適切に提供する。
②利用者又はその介護を行う者に対し、サービスの提供方法等について理解しやすいように説明を行う。
③提供する短期入所の質の評価を行い、常にその改善を図る。
④利用者の心身の状況に応じ、利用者の自立の支援と日常生活の充実に資するように、適切な技術をもって行う。

短期入所をご利用になる方が18歳以上の場合は、市町村の障害福祉担当窓口へ、18歳未満の場合は管轄の児童相談所へ「障害福祉サービス受給者証」を申請する。受給者証には、利用できるサービスの種類、サービスを利用するにあたっての自己負担上限額が記載されている。

「障害福祉サービス受給者証」が交付され、利用が決定された後に利用者本人および代理人が病院と障害福祉サービス利用契約を結ぶ。事前に利用者の状態像を把握するために必要な情報を記入していただく「短期入所用情報用紙」等を作成し、十分な受け入れ体制を取っておくことが望ましい。

実際に短期入所を利用する場合、地域医療連携室や療育指導室等を窓口として申し込み、利用を決定することになる。適切なケアの方法を把握するため、家族に付き添ってもらい、事前に病棟生活体験をすることも必要である。

サービス支給量と利用料にはそれぞれ上限が設定されており、上限額管理者が、月単位での負担額を集計した後、利用料金の納付を案内している。事業所(病院)はサービスを提供した際には、「サービス提供実績記録票」に必要事項を記入し、利用者または家族の確認を受ける。

また、事業者(病院)は、提供した具体的なサービスの内容等の記録、身体拘束等に係る記録、苦情の内容等の記録、事故の状況及び事故に際してとった処置についての記録等の整備に努めなければならない。

第7章 学校教育

I. 学校教育の歴史

1878年　京都盲唖院設立。日本の盲・聾教育の始まり。

1906年　東京、滝乃川学園設立。日本の知的障害教育の始まり。

1910年　千葉県、勝山に東京市養育院安房分院開設。日本初の身体虚弱・病弱児のための恒常的教育施設。

1941年　国民学校令施行規則に"養護"の記述により"養護学校"の名称広まる。

1947年　教育基本法・学校教育法公布。盲学校・聾学校就学の義務制。(施行は1948年度から)

1971年　養護学校学習指導要領改定に伴い、派遣教師制度及び柔軟な授業時間数、教科領域の統合が可能になり、重度・重複障害児の教育保障がなされ、国立の重症施設でも派遣教師による訪問教育がスタート。

1978年　初等中等教育局長通達。(309号通達)就学免除・就学猶予の原則廃止。

1979年　養護学校の義務化
　　　　厚生省児童家庭局福祉課長通達「精神薄弱者入所児童の処遇と就学機会の確保について」により、重度障害の子供でも教育を受けることができるようになる。

1997年　重症心身障害児の後期中等教育(高等部)の試行。2000年施行。

2006年　学校教育法等の一部改正。従前の盲・聾・養護学校が「特別支援教育」としてスタート。2007年より特別支援教育の実施。

　注)：「養護学校」の名称も「特別支援学校」等へと変更された。

II. 重症心身障害児・者教育のあり方

　重症心身障害児・者の教育は、障害の重さや複雑さばかりに目を向け障害児をどう教えるか、どう学ばせるかではなく、障害をひとつの個性として捉え、その子の主体性が尊重されながら、かけがえのない一人として限りなく成長・発達していくすべての過程において援助していく取り組みである。すなわち、障害児の考え方は[発達しない、あるいは遅れている子]ではなく、[特別な支援を必要としている子 (children with special needs)]として解釈されるようになってきた。重症心身障害児・者の場合、発達を阻害している要因は多いが、それらをいかに整理し関わっていくか、残存していたり遅れていたりする能力については、それらをいかに活用し磨いていくか、その子の持つ能力の限りない伸長にある。

　教育の実際に当たっては、『個別の支援計画・個別の指導計画』を策定し、教育目標は「○○ができるようになる」と外見的な自立を目指すのではなく、何を伸ばすことでその子がその子らしくあり、生活の質(Quality-Of-Life)が向上していくかという観点で捉えることが肝要である。教育内容については、健康の保持に関すること、感覚・知覚に関すること、コミュニケーションに関すること等幅広く多岐にわたっているが、一人ひとりに応じた教育的方法論が確立されることが期待される。重症心身障害児・者の教育はまさに、無限の可能性に向かう子どもと教育者の共同作業であるといえる。

Ⅲ. 学校との関係

　子どもは正しく教育されることによってその能力は開発され、自身に喜びや楽しみがもたらされることになる。このためには、医療と教育の連携(医教連携)は不可欠である。また、重症心身障害児には欠かせない医療的ケアについては解釈や教育現場での対応について様々な変遷があった。今後もこの状況は変わり得る。ここでは、医教連携と医療的ケアについて現状を述べる。

1)医教連携

　「医は教たれ、教は医たれ」といわれるように、医療従事者は患者の疾患や障害のみを診るのでなくその子の全人的発達を鑑み治療や看護に当たると共に、教育者は教育に当たる場合、その子の疾病や治療、看護方針を医療従事者から情報を得て、教育の参考にし、聞き、常に心にとめておかなければならない。そのためには、ケースについての話し合いの会議を持ったり、機会を捉えて情報交換を行ったりする必要がある。また時には、病状や治療によって、計画した学習内容の変更などもあり得る。すべては、子どものために今何をなすべきかを、医者、教育者が自転車に乗る子どもの前輪と後輪になり、共に協調しながら前進していきたいものである。

表48　医教連携の具体例

①医師による教師のための基礎研修講座の開催
　仮題「重症心身障害児の理解とその指導」
②学校は児童生徒の疾病の概要や医療機関での過ごし方や関わりを把握しておくこと。
③個々の児童生徒の医療目標、看護目標、および教育目標を医療スタッフと教員とで共通理解しておくこと。
④学校の年間行事、学習内容を医療スタッフも把握していること。
⑤日常の学習の仕方について確認事項を守る。
　(時間、場所、方法、新規学習内容については主治医などに承認を得るなど)
⑥学習時に予測される緊急時対応についてはマニュアルを作成し医療スタッフとで確認しておく。

(福岡病院と屋形原特別支援校)

　医教連携の具体的な例としては、**表48**のようなことがらが考えられる。

2)医療的ケア

　一般には、病院での(急性期の)治療としての「医療行為」とは異なるという意味で児・者にとって健康を維持していくために日常的に必要な行為を"医療的ケア"と呼んでいる。

　医師法第17条：医師でなければ、医業をなしてはならない(昭和23年法律第201号＝医師以外の医業の禁止)により、医療的ケアは非医療従事者には行えなかった。しかし、急性期の治療を終えた患者が退院して地域の養護学校に通ったり、家庭や病院内で訪問教育を受けたりするようになってくると、自ずと医療的ケアを必要とする児童生徒が増えてきた。1990年代前後には、医療機関や教育現場の有志によって「医療的ケア」の概念が再整理され、いくつかの自治体(都道府県)では、医師の指導・監督のもとで教職員がケアの一端を担う所もでてきた。2005年度には全都道府県で盲・聾・養護学校(287校)に看護師(約500名)が配置された。そのうち看護師のみが医療的ケアに対応しているのが26県、看護師と教員とが連携して実施しているところが21県であり、今なお医療ケアに対する対応は、自治体(都道府県)によっても異なり、また同じ自治体でも学校によっても異なるのが現状である。

3)医療的ケアの公的見解【最新】

○特殊教育における福祉・医療等との連携に関する実践研究：文部科学省(平成10〜14年度)
○養護学校における医療ケアに関するモデル事業：文部科学省(平成15〜16年度)
○盲・聾・養護学校におけるたんの吸引等の医学的・法律学的整理に関する取りまとめ平成16年度厚生労働科学研究費補助事業報告：平成16年9月
○盲・聾・養護学校におけるたんの吸引等の取り扱いについて(協力依頼)

厚生労働省医政局長：平成16年10月
○盲・聾・養護学校におけるたんの吸引等の取り扱いについて（通知）
　　文部科学省初等中等教育局長通達：平成16年10月

いわゆる医療3行為（たんの吸引、経管栄養及び導尿）の標準的手順と教員が行うことが許容される行為の標準的範囲が示された。

医療者以外で医療(的)ケアを教育者がどこまでできるかの基準は時代とともに変わってきている。たとえば食物、薬物、ハチなどによるアナフィラキシーショックの際に用いられるアドレナリン自己注射液（商品名エピペン）は本人のみならず傍にいる家族、教師、救急救命士が筋肉注射をしてもよいことになった。これから見ると学校における医療(的)ケアについては緊急の場合に行うことにほぼ問題はなくなったと考えられる。しかし、教育時間を保障するための医療(的)ケアを教師がどこまでしてよいのかは未だ明確ではない。

IV. 学校との会議

先に触れた医教連携を推進するに当たっては、学校と医療機関とで双方の運営方針等を確認し合うために定例で開催する会議と必要に応じて開く諸会議がある。

以下に福岡病院と屋形原特別支援学校の会議を例として挙げる。参加者は、医療機関と学校側からそれぞれ、会の目的に応じて医師、看護師長、看護師、リハビリスタッフ、指導員、保育士、学校管理職、教諭等が参加する。

1)定例会議
(1)重症心身障害会議（年12回。月1回）
　・毎月、双方の行事計画とその調整、行事終了後の報告を行う。
　・学校行事に伴う付添医療スタッフの依頼や確認を行う。
　・審議が必要な案件が生じた場合、協議する。
(2)担当者間会議　（年3回。5月、11月、3月）
　・個々の児童生徒について指導目標や指導内容について協議、確認をする。
　・指導の中間報告をし、指導の適正を図る機会とする。
　・年間指導経過の報告と残された課題について協議する。
(3)医教担当者会（年3回。学期1回）
　・双方の立場から成果や課題などについて意見交換を行う。
　・次年度の行事の持ち方などについて協議、検討する。
(4)医教連絡協議会（年2回。2月、3月）
　・医教連携を深め、連携教育の具現化を図るために行事の調整や内容を検討する。
　・2月に年間反省を行い、3月に次年度の運営方針を決定する。
　・病棟間、学習形態の異なる児童生徒の教育計画についても含めて検討、調整する。

2)必要に応じて開催される会議（適宜）
(1)新入生、転入生の連絡会
　・新入生や転入生について、疾病の概要や医療および看護目標について確認する。
　・教育で伸ばしたいこと、あるいは指導上の注意、禁忌事項などについて確認する。
(2)審議が必要な案件が生じた場合の会議

第8章 勤務者の健康管理

　重症心身障害児・者は感染に対する抵抗力が弱く、呼吸器感染は死に至る危険性が高いことを認識して、勤務者が感染源とならないように自己の健康管理に留意する。また、重症心身障害児・者を抱えての移動、体位交換など重労働が多く、オムツ交換や食事介助など連続的な動作・同一体位で介助することが多いため、頸腕症候群、腰痛症、腱鞘炎等を起こしやすいので注意する。

Ⅰ．腰痛対策

　重症心身障害児・者の年長化に従って体重の増加や変形・拘縮が進み、生活の援助場面で勤務者に負担がかかる場合が多く、腰痛を起こす原因になる。作業姿勢の基本および正しい姿勢を守り、また毎日予防体操を行い腰痛予防に努める。

1．作業姿勢の基本：ボディメカニクスの原理を活用する

1) 床上の人を抱え上げる姿勢
　(1) 相手にできるだけ近づく
　(2) 片足を前に出してしゃがむ
　(3) 抱えて身体に密着させる
　(4) 膝を伸ばして抱き上げる
　(5) 出来る限り2～3人以上で行う

2) 抱えて立っている姿勢
　(1) 相手にできるだけ近づく
　(2) 相手に正しく身体を向ける

2．予　防

1) 作業姿勢を整え、同一姿勢を長時間続けないようにする。
　(1) 中腰・腰を捻る等の腰部に負担がかかる姿勢の長時間の作業は避ける。
　(2) 立ち作業はできるだけ上体を垂直に保つ。

2) 患児・者を抱えての移送は、二人で互いに声をかけ合い、タイミング良く抱き上げる。

3) 食事介助や遊びなどで、長時間同一体位を保つ時は、背を壁またはベッドの柵等で支える。また、椅子を利用する等で腰部に負担をかけないようにする。

4) 勤務交代時の腰部X線撮影、ボディメカニクスを考えた作業姿勢の徹底、コルセットの着用、腰痛予防体操の励行が必要である。

Ⅱ．感染症に対する対策

　看護師は感染防止に関与する看護援助が多く、自らが感染を受ける危険性が大きいということを踏まえて、自分の健康管理に留意して安全対策に努める必要がある。

　1．各種感染症の知識、スタンダードプリコーション、看護について習得と実践。
　2．清潔・不潔の意識を持つ。
　3．手洗い（手指消毒）の励行
　　1) 一患児・者一手洗い
　4．適切なマスク（N-95・サージカルマスク等）の

着用
5. 患児・者ケア時は手袋の着用
6. 身だしなみ
   1) 白衣・予防衣・ガウンの正しい着用
   2) 履き物の区別
   3) 皮膚に傷をつくらないように注意する
7. 正しい看護技術の習得(リキャップしない等)
8. 定期的に健康診断を受ける
   1) ワクチン接種(インフルエンザワクチンなど)
9. 各種汚染物の取り扱いを習得しておく

公務災害・通勤災害
独立行政法人国立病院機構災害補償取扱規定

1. **事業場及び補償事務主任者**
   第2条　規則16-0第8条第1項に規定する補償事務主任者は、次表の左欄に掲げる事業場ごとに当該右欄に掲げる者とする。
   離職した職員については、離職当時の当該職員の属する事業場の補償事務主任者を補償事務主任者とする。

事業場	補償事務主任者
本部	総務部長
ブロック事務所	統括部長
病院	院長

2. **公務災害又は通勤災害の報告**
   第5条　補償事務主任者は、規則16-0第20条の規定により報告する場合は、災害報告書(別紙第1)に次に掲げる文書その他の物件を添えて国立病院機構の理事長又は委任を受けた者に提出するものとする。
   一　人事記録の写し
   二　現認証明書、事故証明書、供述書等災害を証明する書類
   三　次の事項を記載した負傷又は発病等の診断書
   　イ　負傷又は発病の年月日
   　ロ　傷病名
   　ハ　初診年月日
   　ニ　既往症歴
   　ホ　初診時の症状
   　ヘ　処置の概要
   四　災害が死亡に係るものについては、死亡診断書又は死体検案書及び補償を受けるべき者の戸籍謄本又は住民票の写し
   五　その他公務災害又は通勤災害と認定するために参考となる文書その他の物件
   　前項の災害報告書は、病院の職員に係るものにあたっては当該病院を所轄する統括部長を経由するものとする。

   統括部長は、前項の規定により災害報告書を接受したときは、理事長に意見を付して遅滞なく送付するものとする。

   ※詳細は管理課に問い合わせる

第9章 その他

Ⅰ．実習生の受け入れ

　重症心身障害児・者病棟では、福祉的・教育的役割が大きく各専門職種の役割も大きい。最も重要なのは重症心身障害児・者の尊厳であり、生きるためのより良い関わりや支援である。重症心身障害児・者と関わることは、学生にとって情意領域で特に有効である。学生には日常生活援助の重要性を見直し、個別性のある看護・介護介入を考えるきっかけになるよう指導する。

　実習では、重症心身障害児・者とその家族を受け持ち、生活全般にわたるケアや家族への介入、さらに、訪問教育・機能訓練をはじめとする保健・医療・福祉・教育の連携や他の専門職との連携を学ぶ。

　重症心身障害児・者病棟では、人工呼吸器装着、気管切開、経管栄養など常時医療処置を必要とし、一つひとつの看護行為がリスクを伴う可能性がある。学生には患児・者のケアを通して生きる意味、命の大切さを考える機会となるよう学ばせる。

1．看護学生

　超重症心身障害児・者病棟では看護学生の実習を受け入れている。小児や成人と幅広い領域での実習が行われており、その実習の目的や位置づけによって実習指導案を作成し指導を行っている。

　超重症心身障害児・者の看護はその特徴から、生命の維持が最優先され、常に侵襲的な治療・医療的ケアを受け、モニタリングされる状況下にある患児・者の苦痛を最小限にし、ADLを維持しQOLを高めるよう看護することが求められる。そのため呼吸管理や経管栄養をはじめとする生命の存続に直結した医療的な処置を安全に行う知識や技術、療育や教育、機能訓練を含む日常生活援助も重要となってくる。看護学生は主に日常生活援助を通して患児・者と接し、学んでいくが、その援助で必要となってくるのはコミュニケーションにおける信頼関係構築だが、患児・者の多くは精神発達遅滞により言語でのコミュニケーションが極めて困難であり、自己の欲求や思いを表出することも困難である。欲求や思いの表出方法は患児・者個々で様々であるため、ケアを通して患児・者を知り、観察し、過ごす時間を共有することで患児・者に合ったコミュニケーション方法を理解することが重要となる。表情や眼球の動き、身体の動きやバイタルサイン、皮膚の質感などの患児・者が出すサインを、五感を通して感じ取り、その感じ取った思いを患児・者に返すことで信頼関係を構築させ、また、自己の看護の評価に繋げることができるように指導する。また、学生が患児・者の看護ケアを通し、なぜその看護が必要なのか根拠を考え、患児・者の人権を守るために看護師としてどうあるべきかを考えられるよう指導する。

1) 意思表出困難な患児・者を理解するために、観察力と洞察力が重要であるということを、日常生活援助を通して学ばせる。
2) スキンシップをはじめとする五感を使った患児・者に合ったコミュニケーションを図ることで信頼関係を構築できるよう指導する。
3) 患児・者の生活に触れることで、ノーマライゼーションやアドボカシーの理念を学ばせる。
4) 療育の参加やコミュニケーションを通して、成長発達、機能の維持を促すとともに、QOLやライフワークを考えた取り組みが必要であると学ばせる。

5) 家族とのコミュニケーションを通して、家族への支援体制や家族の思い、家族のあり方について学ばせる。
6) 他職種との連携の重要性について学ばせる。
7) ともに看護行為を行い、情報を共有することでチームの一員であることを認識させる。
8) 実習を通して患児・者の人権や倫理について考える機会とし、自己の看護観を見出す機会とする。

2. 介護福祉士

　介護実習の目的としては、①個別ケアを理解しコミュニケーションの実践、介護技術の確認、他職種協働や関係機関との連携を通じて介護福祉士の役割を理解すること、②個々の生活リズムや個性を理解し、介護過程を展開し実習した知識や技術を総合して介護サービスの基本となる実践力を習得するとしている。主に非言語的コミュニケーションにより患児・者との触れ合いを通じて人間的な関わりの理解を深め、重症心身障害児・者の介護のニーズと人間としての尊厳を学び、介護の原則である自立支援を考えるきっかけになるように指導する。

　介護実習では、重症心身障害児・者1名を受け持ち、日常生活全般に介護のみならず医療、保育リハビリテーションなどの他職種との連携についても学ぶ。重症心身障害児・者病棟では、ADLの側面から日常生活における全般的な介護を必要としており、学内で学んだ知識や技術に基づき実践的な関わりを通して基本の介護技術を身につけ、さらに障害のレベルに応じた適正な介護を行うことで、その技術について学び介護の個別性についても学べるように指導を行う。

　また、疾患により言語でのコミュニケーションが難しく、自ら意思を表現することが難しいため、人権を尊重し倫理的視点をもち、人間としての尊厳を守る態度や受容と共感の態度を身につけることの大切さについても指導を行う。

　実習後半においては、記録の方法や介護計画の立案、実施、評価という介護過程についても助言、指導を行い、個人のニーズに適した介護計画が立案できるよう指導を行う。さらに、チームの一員としての役割や介護福祉士としての専門性について考えを深めることができるように指導する。

3. 社会福祉士

　実習の大きな目的は、社会福祉の現場で以下のことを学ぶことにある。障害のあることや環境上の理由により、日常生活を営むのに支障がある者への福祉に関する相談に応じ助言・指導を行うことや、福祉サービス関係者との連絡・調整について学ぶことを基本としている。

　医療型障害児入所病棟および療養介護病棟においては、平成18年10月より障害者自立支援法が施行され、ますます相談支援業務が増加しており、福祉部門の職員の役割は重要性を増しており、社会福祉士実習を受け入れは、障害児・者への理解を深めることや後継者の育成に繋がる業務として重要であると考えられる。

　医療型障害児入所病棟および療養介護病棟での実習内容として大きく3つの項目が挙げられる。①契約、行政機関との連携について、②院内各部門との連携のあり方、③個別（入所）支援計画の管理、サービス管理責任者（児童発達支援管理責任者）業務、の3点である。

1) 契約、行政機関との連携

　障害者自立支援法に定める療養介護等の契約について学ぶ。契約の必要事項として受給者証申請、障害程区分判定等の実際を知る必要があり、実際の状況を学ぶ。各担当市町村や児童相談所との連携についてもどのような連携が必要かを学ぶ。

2) 院内各部門との連携

　行政手続きとの関係で事務部門の中でも医事

部門との連携のあり方、利用料の直接徴収や日用品の使用状況の把握等の点については企画課との連携の必要性を学び、苦情や費用徴収等の問題点への対応にしてもどのように連携を取っているかという点を学ぶ必要が挙げられる。

3）利用者の個別の支援計画管理

契約内容として、個別支援プログラムは不可欠であるが、立案や個別の説明と同意の実際について学習し、モニタリングやケース会議の意義、あり方等、サービス管理責任者の業務について学習する。

社会福祉士現場実習は、大学の講義では得られない実際の利用者のニーズや状況を知り、どのように個別支援計画を立案し実施するか、どのように行政機関と連携をとり支援をしていくか、どのようにサービス管理責任者として全体の運営管理を行っていくべきかを知る貴重な学ぶ場所である。

4）実習指導者の資格要件

実習指導者については、3年以上の実務経験を有する社会福祉士であることに加え、実習指導者研修課程を修了することとされている。

4. 保育士

実習の目的は、第1に施設の概況や社会的役割、病棟での生活を知り、重症心身障害児および超重症児への理解を深めること、第2は保育士の仕事内容や役割、他の専門職種との連携について具体的、体験的に学ぶこと、第3には「個別支援プログラム」の実践について学ぶことである。

実習期間中は、重症心身障害児の「医療」「リハビリ」「福祉」「発達」など、各職種からの講義を受けられるように計画し、学生がより専門的な知識を得られるように配慮する。また、学生自身が目標をもって実習ができるように指導、助言を行うことが大切である。

保育士の役割は、日常生活支援であるが、特に療育支援において発揮される。療育関連の個別支援プログラムを基に「一人ひとりに応じた個別の支援」を実践すること、そのための療育技法などを学ぶ態度を養うことなど学習する必要がある。

日常生活場面では、食事、更衣、排泄、トイレ、入浴、歯磨きなど一人ひとりに合わせた援助方法を学ぶように指導・助言する。さらに、重症心身障害児の気持ちに沿った支援を通して共感性を養うこと、家族の思いを汲み取り長期にわたる入院生活が快適で楽しみの多いものにすること、そして何より重症心身障害児の人としての尊厳を守り、相手の立場で支援する姿勢を学んでほしいと考えている。

実習生を受け入れることは、後継者を育成することが主要なポイントであるが、それだけではなく、変化の少ない病棟生活に、新鮮な刺激と楽しい交流をもたらし、地域社会に重症心身障害児に対する良き理解者を増やすという使命がある。

従来、重症心身障害児・者病棟は、児童福祉施設として位置づけられていたため、保育実習を受け入れてきた。しかし、障害者自立支援法に基づく療養介護事業に移行後は、成人者に対しての保育実習は受け入れられなくなり、児童の人数がある程度入院している施設では受け入れが可能である。

II. ボランティアについて

1. 病院がボランティアを受け入れる意義と効果

利用者は、身体的な問題のみならず、心理的にも家族的にも社会的にも様々なニーズをもっている場合が多い。ボランティアは、そうした人たちのためにケアやサポートを行う欠かせない存在である。また、ボランティアが日常的に病院に出入りすることには、病院に地域コミュニティからの風をもたらし、病院を地域社会に対して広く理解したものにしてい

く機能がある[1]。ボランティア活動は、患児・者に対して行われるだけでなく、病院の雰囲気を和らげ、医療行為を行うだけという印象を大きく変える効果を持つ。

特に、長期入院を余儀なくされている患児・者にとって、病院の生活は社会との交流が少なく、狭いものになりがちである。ボランティアと関わることは、患児・者が新鮮な刺激を受け、より豊かな生活が送れることにつながると考えられる。職員にとっても、院内にボランティアという第三者がいることで、良い意味での緊張感が生じ、ボランティアからいろいろな気づきを与えられることで意識改革に繋がる。そして、職員が見落としていた事項を発見して業務改善を図ることができる。

病院の役割としては、地域の人々に活動の場を与え、その生きがい作りに協力するという社会的な役割を果たすことになる。

2. ボランティアの受け入れシステム

病院は単に医療行為を行うだけではなく、コミュニティの中で、きちんと社会貢献を行い、社会的責任を担っていく必要がある。それ故に、ボランティアを受け入れる際は、院内で作成した受け入れ要綱に従って、病院が責任をもって活動希望者の決定、承認を行い、活動時の内容および要望等を把握し管理することが求められる。そして、コーディネーターが、ボランティアとの窓口となり、活動が的確に行えるようにマネジメントすることが重要である。

1) 受け入れ手順
①ボランティアより連絡を受けたら、面接を実施し、本人の意向を聴き、病棟見学を行う。
②オリエンテーション後、活動申込の記入を行い、病院に提出する。
③病院は、ボランティアの決定を行い、活動の承認を通知する

2) オリエンテーション
コーディネーターは、ボランティア活動に入る前に必ずオリエンテーションを実施し、ボランティアをする際の必要事項と安全管理に対する説明を行う。
①病院の要綱、受け入れ体制、活動内容、活動記録などを説明する。
②患児・者の病気、障害について説明し、患児・者に対する理解を深める。
③事故防止、感染予防、個人情報の保護について説明する。
④必要に応じて、車椅子の操作方法を説明し、実際に操作してもらい危険防止に努める。

3) コーディネーターの役割
コーディネーターは、ボランティアの動機やニーズを丁寧に聴き、人と人、人と組織との調整をはかり、活動意欲が高まるような環境を作るなど大切な役割をもつ。
①ボランティアの受け入れ手続きと面接を行う。
②ボランティアにオリエンテーションを行う。
③ボランティア活動への助言や意見交換を行う。
④その他関連事項の調整を行う。

4) 活動内容
①患児・者と直接接しない活動
・縫製
②患児・者と直接接する活動
・遊び、生活援助
・催し物の提供(音楽・ダンスなど)
・行事の援助

5) 受け入れ承認後の取り消し
ボランティアが受け入れ要綱に反した場合は、院長により承認を取り消される。

3. ボランティアへの感謝

ボランティアの継続や定着には、ボランティアへの感謝や労いが必要である。日頃から機会を捉えて感謝の思いを伝え、病院内にボランティア活動の情報を発信することで、感謝の気持ちを表すことにつながる。また、感謝の会を開催し、病院職員、患児・者、家族との交流を持つことが大切である。

Ⅲ. 施設見学について

1) 見学前準備

施設見学の希望があった場合は、見学の日時、目的、見学者の職種人数等を確認し、事前に文書で送付してもらうようにする。院内の周知を行い、対応の準備を整える。

見学の目的に沿って、重症心身障害への理解を十分に深められるように資料を準備する等、配慮する。なお、伝染性の疾患流行時や感冒罹患児・者の見学はご遠慮願う。

2) 見学者説明

対応者：見学の目的によって、院長、療育指導科長、事務部長、看護部長、病棟師長、療育指導室長等が対応する。

説　明：説明内容は、見学目的や見学者の職種や背景により選択し、資料の準備を行い、説明者を決めておく。

時　間：見学日程については、見学者の都合を確認して、前もって時間配分を示しておく。

3) 説明事項

①医療型障害児入所病棟、療養介護病棟について
②利用者概況
③職員配置
④看護の特殊性について
⑤療育、行事、日課について
⑥病棟構造、設備の特殊性について
⑦在宅支援について
　・多機能型通所事業(生活介護、児童発達支援、放課後等デイサービス)の概要
　・短期入所事業
⑧面会・外泊
⑨父母の会・重症心身障害児・者を守る会
⑩ボランティア

Ⅳ. 重症心身障害児・者看護エキスパート研修

国立病院機構九州ブロック主催の「重症心身障害児・者看護エキスパート研修」を5日間の日程で実施している。各施設より課題をもった看護師が参加し、活発な情報交換の機会となっている。

1) 研修目的

重症心身障害児・者看護の質の向上を図るために、患児・者個々に応じた専門的なアセスメント及び看護実践ができる能力を育成する

2) 対象

国立病院機構九州ブロック所属病院に勤務する看護師で重症心身障害児・者看護に経験2年目以上の者

3) 研修要領(表49)

次ページ表49参照

Ⅴ. 重症心身障害児・者看護の認定制度の構築について

国立病院機構の担う政策医療の一つに重症心身障

害児・者医療がある。国内病床における国立病院機構の病床は、約4割で機構の果たす役割は大きい。重症心身障害児・者看護には、専門的な知識と確実な実践能力が求められている。国立病院機構では、平成23年10月国立重症心身障害協議会の事業研究として、目的を看護実践の質の向上とレベルの一定化と質の向上として「重心プロフェッショナルナース育成カリキュラム検討委員会」が立ち上げられた。現在、カリキュラムを検討しテキストの作成に向けて活動している。

また日本重症児福祉協会では、重症心身障害認定看護師制度について平成21年4月「重症心身障害看護専門研修委員会」が組織された。平成21年5月「東京都重症心身障害プロフェッショナルナース育成研修」を開講、研修期間を断続的な2年間として各ブロックで開催され、日本重症児福祉協会が認定をしている。ちなみに九州ブロックでは、平成25年7月より、福岡県(7施設)と長崎県(3施設)が参加し研修開講の予定である。

VI. 福岡県内重症心身障害児・者施設間交流について

福岡県では、国立病院機構病院と公法人立重症児施設が参加し、年2回(6月・12月)福岡県重症心身障害児施設協議会が開催されている。国立病院機構の動向、公法人立重症施設の動向、各施設の情報交換、福岡県重症心身障害児・者を守る会からの報告などを行い情報共有している。開催場所は各施設の持ち回りとなっており、会議終了後に施設見学を行うこともあり、自施設の運営に活用している。

福岡県重症心身障害児施設協議会
【参加施設】
社会福祉法人パブテスト心身障害児(者)を守る会
　重症心身障害児施設・久山療育園重症児者医療療育センター
社会福祉法人慈愛会　聖ヨゼフ園
社会福祉法人杏和会　やまびこ学園
社会福祉法人方城福祉会　方城療育園
北九州市立総合療育センター
社会福祉法人高邦福祉会　柳川療育センター
社会福祉法人　ゆうかり医療療育センター
独立行政法人国立病院機構福岡東医療センター
独立行政法人国立病院機構大牟田病院
独立行政法人国立病院機構福岡病院

VII. 福岡県在宅重症児連携会議について

平成23年2月、福岡県重症心身障害児施設協議会の中の看護部門を中心として、重症児在宅支援看護部門が立ち上げられた。目的はMSWとともに施設間連携を強化し地域で生活する重症児とその家族を支援することで、会議では各施設の紹介と問題提起を行っている。現在は、短期入所・日中一時支援データーベースの統一、食事形態の統一を図っている。今後とも継続し在宅支援施設の連携を強化していく。

表49 重症心身障害児・者看護エキスパートナース研修要項（例）

	講義名	目標	内容	方法	時間	講師
第1日	重症心身障害児・者の過去・現在・未来	重症心身障害児・者とその医療の歴史について理解できる	1)重症心身障害児・者医療の歴史 2)障害者自立支援法及び在宅通園事業	講義	9:30〜11:00	名誉院長
	重症心身障害児・者病棟における看護の役割	重症心身障害児・者の看護の専門性と責任を理解し、今後の看護のあり方を考えることができる	1)重症心身障害児・者と看護 2)エキスパートナースに求められるもの	講義	11:00〜12:00	看護部長
	重症心身障害児・者の看護	重症心身障害児・者の特徴と看護上の問題点・看護援助が理解できる	1)超重症心身障害児の主な特徴と看護 2)チーム医療の中での看護師の役割	講義	13:00〜14:30	看護師長
	在宅通園について	在宅通園における看護が理解できる	1)在宅通園をする重症心身障害児・者の看護について	講義	14:30〜15:00	看護師長
	重症心身障害児・者医療の現状と課題	特徴的な基礎疾患及び呼吸管理を中心に医療の実際や今後の課題が理解できる	1)重症心身障害児・者の医療の現状と課題 2)重症心身障害児・者の主な特徴と超重症児の代表的な疾患	講義	15:00〜17:15	小児科医師
第2日	病棟見学	看護の実際を見学し、自己の看護に活かすことができる	1)看護の実際	見学	8:30〜10:30	看護師長 副看護師長 他
	重症心身障害児・者の療育の意義、目的と方法、福祉制度	重症心身障害児・者医療と療育の関連が理解できる 重症心身障害児・者を取り巻く福祉制度が理解できる	1)重症心身障害児・者の倫理 2)療育の意義、目的と方法 3)自立支援法とサービス提供	講義	10:30〜12:30	児童指導員 療育指導室長
	療育の実際	療育の実際を経験し、看護実践に活かすことができる	1)行動障害児（者）の療育	実習	13:30〜15:00	児童指導員
	重症心身障害児・者の口腔機能の特徴と効果的な口腔ケア	重症児（者）の口腔機能に応じた効果的な口腔ケアができる	1)重症児の口腔機能の特徴と障害 2)口腔機能障害と関連症状 3)効果的な口腔ケア	講義	15:00〜17:15	歯科医師 歯科衛生士
第3日	看護倫理	重症心身障害児・者の看護倫理について理解することができる	1)看護倫理とは 2)倫理的問題と対処	講義	8:30〜10:00	小児看護専門看護師
	重症心身障害児・者の栄養管理の実際	口腔機能に応じた食事形態と摂食方法が理解できる	1)重症心身障害児・者の嚥下機能と食事形態 2)食事形態に応じた摂取方法	実習	10:00〜11:00	栄養管理室長 管理栄養士
	口腔機能の評価と摂食機能訓練のすすめ方	口腔機能の評価と摂食機能訓練のすすめ方を理解できる	1)摂食機能評価の必要性 2)摂食機能訓練の実際	実習	11:00〜13:00	理学療法士
	ポジショニングとリラクゼーション・呼吸リハビリテーション	重症児（者）におけるポジショニングとリラクゼーション・呼吸リハビリの理論と実際について理解できる	1)ポジショニング・リラクゼーション・呼吸リハの目的、方法と実際	実習	14:00〜16:00	理学療法士
	グループワーク	自己課題整理し、問題解決の方策を考えることができる	1)自己課題を発表 2)グループ内での討議やタスクからの助言をもとに現状分析し、問題の原因を整理する	GW	16:00〜17:15	看護師長 副看護師長 他
第4日	重症心身障害児・者のリスクマネジメント	重症心身障害児・者のリスクマネージメントについて理解を深める。	1)重症心身障害児病棟におけるリスク管理 2)緊急時・災害時の対応	講義	8:30〜9:30	医療安全係長
	病棟実習	重心看護の実際を見学体験し、自己の看護に活かすことができる。	1)口腔機能評価　2)摂食訓練 3)入浴・食事介助　4)口腔ケア 5)超重症児の日常生活の援助 6)呼吸管理の実際	実習	9:30〜15:00	看護師長 副看護師長 他
	グループワーク	自己課題の問題解決にむけての具体的な方策を明確にできる	1)問題の原因となっている事象について討議しさらに問題解決の糸口を見出す 2)グループ内での討議やタスクからの助言をもとにる問題解決の方策を導き出す	GW	15:00〜17:15	看護師長 副看護師長 他
第5日	病棟実習	重心看護の実際を見学体験し、自己の看護に活かすことができる	1)口腔機能評価　2)摂食訓練 3)入浴・食事介助　4)口腔ケア 5)超重症児の日常生活の援助 6)呼吸管理の実際	実習	8:30〜12:00	看護師長 副看護師長 他
	研修のまとめ	講義及び実習の学びを通して、自己課題の整理と解決への方策をまとめることができる	1)講義・実習及びグループワークでの学びから自己課題を整理する	自習	13:00〜14:00	副看護部長
	研修成果発表会	講義及び実習の学びを通して、自己課題の整理と解決への方策を述べることができる	1)講義・実習及びグループワークでの学びから自己課題を整理し発表する 2)質疑応答 3)講評	全体討議	14:00〜16:00	副院長 看護部長 他

文　献

第1章

1) 江草安彦監修：重症心身障害療育マニュアル（第2版），医歯薬出版株式会社，2008
2) 重症心身障害の分類について：「横地分類（改訂大島分類）」記載マニュアル」
（http://www.seirei.or.jp/mikatahara/oozora_center/744.html）
3) 鈴木康之ら．超重症児の判定について－スコア改訂の試み－．日本重症心身障害学会誌33：303-9．2008
4) 社会福祉法人全国重症心身障害児（者）を守る会：両親のつどい644：60-70．2010
5) 障害自立支援法第5条，第43条，第44条
6) 平成17－18年度　厚生労働省　精神・神経疾患研究「重症心身障害児（者）医療と施設の今後のあり方研究班」報告書
7) 障がい者制度改革推進会議総合福祉部会：障害者総合福祉法の骨格に関する総合福祉部会の提言－新法の制定を目指して，2011
8) 社会福祉法人福岡県社会福祉協議会福岡県障害者福祉情報センター：福岡県障害者福祉情報ハンドブック2010，2010
9) 社会福祉法人全国重症心身障害児（者）を守る会：両親のつどい650：14-6．2011
10) 江草安彦監修：重症心身障害通園マニュアル（第2版），医歯薬出版株式会社，2004
11) 厚生労働省：パンフレット「障害者自立支援法　～使ってみよう新しい制度～」，2008
（http://www.mhlw.go.jp/bunya/shougaihoken/jiritsushienhou19/index.html）
12) 厚生労働省／全国社会福祉協議会：パンフレット「障害者自立支援法のサービスの利用について」，2008（http://www.mhlw.go.jp/bunya/shougaihoken/dl/9.pdf）
13) 社会福祉法人福岡県社会福祉協議会福岡県障害者福祉情報センター：福岡県障害者福祉情報ハンドブック2008，2008
14) 福岡市ホームページ：福岡市の障害福祉
（http://www.city.fukuoka.lg.jp/hofuku/sesakusuishin/life/fukuokasi-syougaifukusi/index.html）
15) 北住映二．重症心身障害児者への支援について－「権利条約」と関連しての課題など．社会福祉法人全国重症心身障害児（者）を守る会　両親のつどい645：2-5．2011
16) 障害者の権利に関する条約（日本政府仮訳文）
（http://wwww.dinf.ne.jp/doc/japanese/rights/adhoc8/convention.html）
17) 社会福祉法人全国重症心身障害児（者）を守る会：両親のつどい644：2-17．2010
18) 社会福祉法人福岡県社会福祉協議会福岡県障害者福祉情報センター：福岡県障害者福祉情報ハンドブック2010，2010
19) 福岡家庭裁判所：成年後見申立ての手引．2010
20) 障がい者制度改革推進会議総合福祉部会：障害者総合福祉法の骨格に関する総合福祉部会の提言－新法の制定を目指して，2011
21) 厚生労働省社会・援護局障害保健福祉部障害福祉課地域移行・障害児支援室：市町村・都道府県における障害者虐待の防止と対応，2012

第2章

1) 医学書院；小児臨床看護各論小児看護学［2］
2) アメリカ精神遅滞学会：Amerikan Association on Mental Retardation
3) 新井　清三郎訳：新発達診断学　日本小児医事出版
4) 今川忠夫，発達障害児の新しい療育　こどもと家族とその未来のために　三輪書店，2001：72-76
5) 岩崎清隆，岸本光夫，発達障害と作業療法　実践編　三輪書店，2000：157-169
6) 筋疾患百科事典　http://www.jmda.or.jp/6/hyakka/
7) 江草安彦監修：重症心身障害療育マニュアル（第2版），医歯薬出版株式会社，2008
8) 細木興亜，長尾みづほ，藤澤隆夫，宇理須厚雄．重症心身障がい児（者）と気管支喘息．日本小児アレルギー学会誌　2010；第24巻：675～84．
9) 宇理須厚雄，岡田邦之，河野陽一，佐藤一樹，多田羅勝義，長谷川久弥，藤澤隆夫，細木興亜，本荘　哲，宮野前健．補遺1　日本小児アレルギー学会重症心身障がい児（者）の気管支喘息診療における注意点：濱崎雄平，河野陽一，海老澤元宏，近藤直実監修．小児気管支喘息治療・管理ガイドライン2012：協和企画；2011．p279-85．
10) 平山義人：重症心身障害児（者）診療上の問題疾患・

合併症・特異な兆候．黒川　徹，他編著：重症心身障害医学研究における最近の進歩，日本知的障害福祉連盟，東京，p92-102，1999
11) Caruso, A.J. and Max, L.：Effects of aging on neuromotor precesses of swallowing. Seminer in speech and language, 18(2)：181-192, 1997
12) 大塚義顕ら：障害児の摂食・嚥下障害の診断と対応マニュアル／千葉県健康福祉部健康づくり支援課　千葉県歯科医師会，2009
13) Leopold, N.a. and kagel, M.C.：Swallowing, ingestion and dysphagia；A reappraisal, archphys Med Rehabil, 64：371-373, 1983.
14) 金子芳洋：食べる機能の障害—その考え方とリハビリテーション／医歯薬出版株式会社
15) 中島知夏子．摂食コミュニケーション．オフィスSAKUTA，2004.
16) 金子芳洋　監修，尾本和彦　編．障害児者の摂食・嚥下・呼吸リハビリテーション．医師薬出版株式会社，2005.
17) 有馬正高．障害者医療の現状と問題点．日歯麻誌，2003；31：103-106.
18) ヴァージニア・ヘンダーソン（湯槇ます他）．看護の基本となるもの．日本看護協会出版会1995；14.
19) 森崎市治郎ら．障害者歯科ガイドブック．医歯薬出版，1999：126-127.
20) 平岡俊章ら．重症心身障害者入所施設における口腔ケアの効果—発熱日数を指標として—障害者歯科学会誌　2008；29：126-132
21) 米山武義．口腔ケアとインフェクションコントロール．Medicament News　2011；2041
22) 中川義信ら．長期入院重症心身障害児・者の口腔内状態．IRYO　62(4)，2008：197-203
23) 内藤浩美ら．長期栄養管理者における口腔環境に関する検討—唾液分泌量について—．障歯誌2006；27：23-27
24) 野村圭子ら．重症心身障害者施設における歯科的健康管理—巡回診療11年間のまとめ—．障歯誌1996；17：149-159
25) 健康日本21
26) 寺田ハルカら．知的障害者における歯磨き反復指導の効果に関する研究．障歯誌1998；19：16-23
27) 寺田ハルカら．知的障害者における歯磨き指導．障歯誌1995；16：180-185
28) 高井経之．経管栄養を施された重症心身障害者の口腔管理に関する研究．愛院大歯誌　1999；37：207-218
29) 河合利方ら．重症心身障害者の歯肉増殖に影響を及ぼす要因の検討-第2報　数量化Ⅱ類による分析-．障歯誌2004；25：531-541
30) 河合利方ら．重症心身障害者の歯肉増殖に影響を及ぼす要因の検討—第1報　フェイトインとバルプロ酸との関連—．障歯誌2003；24：96-102.
31) 緒方克也編著．歯科医院で診る障害者の歯科医療．地域で診る障害者歯科　第1版　医歯薬出版，東京．1996；174-175,
32) 渡辺美佐ら．精神薄弱児(者)の生活環境と口腔衛生状態について．障歯誌1987；8：67-72
33) 森　貴幸ら．障害者歯科重心患児(者)が常用する薬剤に関する実態調査—顎口腔領域に影響する副作用および相互作用の可能性について—障歯誌2006；27：566-574
34) 高木啓子．重症心身障害児(者)における歯肉増殖症に関する臨床的研究—歯肉増殖と関連する臨床所見および歯周病関連細菌の検出—愛院大歯誌2008；46：67-79
35) 五十嵐清治ら．小児歯科臨床ヒント集　第1版　クインテッセンス出版株式会社，東京．
36) 森崎市治郎ら．障害者歯科ガイドブック．医歯薬出版，1999
37) 小林美加．口腔機能と口腔ケア．MB Med Reha, No.88：2008：9-19

第3章

1) 日本看護科学学会学術用検討委員会1995年
2) 福岡病院　重症心身障害児(者)看護マニュアル
3) 新刊　介護技術(2007年度版)　新版　介護福祉士養成講座／第2版　介護技術Ⅱ2003.
4) 小原仁ら：平成19年度財団法人制作医療振財団助成金研究　筋ジストロフィー及び重症心身障害児(者)を対象としたNST活動のあり方に関する研究．2007：46
5) 口分田政夫：体重管理．臨床栄養2010．9：260-265
6) 馬場輝実子，本山和徳：重症心身障害児の体格と基

文 献

礎代謝について．医療1988；42：813-816,
7) 中村博志ら：重症心身障害児の栄養管理マニュアル．1996.3：74-76
8) 厚生労働省「日本人の食事摂取基準」策定検討会報告書：日本人の食事摂取基準2010年版
9) 江草安彦　重症心身障害療育マニュアル第2版　2008：P102
10) 久貝忠男　気管腕頭動脈瘻4例の検討　日血外会誌13：2004　P44
11) (財)全国心身障害児福祉財団，日本財団図書館 http://nippon.zaidan.info/seikabutsu/2006/00318/contents/0005.htm
12) 道又元裕・木下佳子・杉澤　栄・米山多美子　監修「やってはいけない！　人工呼吸管理50　第2版」(株)日本看護協会出版会　2008.11.1
13) 道又元裕・小谷　透・神津　玲　エキスパートナース・ガイド　人工呼吸管理実践ガイド　(株)照林社　2009.7.5

第4章
1) 介護福祉士養成講座「介護過程」　中央法規

第5章
1) 江草安彦監修：重症心身障害療育マニュアル(第2版)，医歯薬出版株式会社，2008

第6章
1) 障がい者制度改革推進会議総合福祉部会：障害者総合福祉法の骨格に関する総合福祉部会の提言－新法の制定を目指して．2011
2) 社会・援護局障害保健福祉部障害福祉課／地域移行・障害児支援室：障害保健福祉関係主管課長会議資料．2011
3) 江草安彦監修：重症心身障害療育マニュアル(第2版)，医歯薬出版株式会社，2005

第9章
1) 安立清史：「アメリカの病院ボランティア・システム」　社会保険旬報2004年8.1号

重症心身障害看護・介護ガイドライン2013

2013年3月27日　第2版第1刷発行

- ■監修　　　　　　岩永　知秋／井手野　由美子
- ■作成　　　　　　国立病院機構福岡病院看護ガイドライン作成委員会
- ■編集・制作・発売　株式会社協和企画
　　　　　　　　　〒105-0004　東京都港区新橋2-20-15
　　　　　　　　　電話　03-3575-0244
- ■印刷　　　　　　株式会社恒陽社印刷所

Ⓒ 無断転載を禁ず
ISBN978-4-87794-156-7 C3047 ¥4000E
定価：4,200円　本体4,000円